Vero come la finzione

Matteo Balestrieri

Stefano Caracciolo • Riccardo Dalle Luche
Paolo Iazzetta • Ignazio Senatore

Vero come la finzione

La psicopatologia al cinema

Volume 1

Con il contributo di
Vittorio Volterra

Sotto l'egida della
Società Arte, Musica, Cinema, Teatro e Mass Media in Psichiatria
Sezione Speciale Società Italiana di Psichiatria

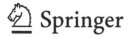 Springer

Matteo Balestrieri
Professore di Psichiatria
Università degli Studi di Udine
Udine

L'utilizzo del titolo "Vero come la finzione", che riprende quello del film omonimo, è stato autorizzato da Mandate Pictures

ISBN 978-88-470-1539-5   e-ISBN 978-88-470-1549-4

DOI 10.1007/978-88-470-1549-4

© Springer-Verlag Italia 2010

9 8 7 6 5 4 3 2 1

Layout copertina: Ikona S.r.l., Milano

Impaginazione: Ikona S.r.l., Milano
Stampa: Arti Grafiche Nidasio, Assago (MI)
Stampato in Italia

Springer-Verlag Italia S.r.l., Via Decembrio 28, I-20137 Milano
Springer fa parte di Springer Science+Business Media (www.springer.com)

Prefazione

Quest'opera è frutto del lavoro di diversi autori, tutti psichiatri appassionati di cinema. Ci ha guidato l'idea di realizzare un lavoro originale, che da un lato fosse testimonianza della sterminata cinematografia in cui si ritrae la sofferenza psichiatrica e dall'altro potesse offrire un metodo per apprendere la psicopatologia.

Durante la stesura abbiamo cercato di fornire una chiave di lettura precisa, ai nostri occhi l'unica possibile: quella che si propone di capire cosa c'è dietro e oltre la trama di un film, che si trova recensita nei pur validi dizionari dei film di Mereghetti, Morandini, Farinotti eccetera. Il nostro ambizioso obiettivo era suggerire al lettore fruitore di cinema uno sguardo nuovo, arricchito di conoscenze.

I rischi del progetto erano chiari fin dall'inizio, ci muovevamo su un sentiero incerto, in delicato equilibrio tra due diverse tentazioni. Da una parte la lettura dei film in chiave psicoanalitica, un metodo già piuttosto praticato, che ha dato contributi importanti sia alla teoria cinematografica (valga per tutti Christian Metz) sia all'esegesi delle singole opere; dall'altra il metodo puramente oggettivante, che rimanda la presenza di uno o più sintomi/comportamenti a una determinata diagnosi. Questo metodo è spesso utilizzato in occasione delle proiezioni di film ai convegni di psichiatria e psicologia. Il percorso che abbiamo scelto è stato invece quello di analizzare l'intera sceneggiatura del film, ponendo certamente grande attenzione ai sintomi e non sfuggendo a interpretazioni sui meccanismi psichici profondi, ma allo stesso tempo valorizzando la *clinica* in tutti i suoi aspetti. Abbiamo perciò cercato, nei ristretti limiti dello spazio di ogni scheda, di evidenziare gli elementi salienti della storia individuale dei personaggi, del contesto socioculturale, delle relazioni interpersonali e anche del non detto, vale a dire ciò che è solo accennato o appena intuibile nella diegesi del film.

La necessità di sintesi ci ha indotto a tralasciare alcuni elementi propri della critica cinematografica: i rimandi letterari, il background storico, lo stile e il genere del film, l'interpretazione degli attori, la visione del regista, il collegamento con altri film e altro ancora. Sappiamo tuttavia, essendo i confini tra critica cinematografica e analisi psicopatologica non così netti, di avere in questo modo rinunciato ad alcune informazioni utili. Il lettore interessato a questi aspetti troverà tali infor-

mazioni su internet (anche in siti gestiti da alcuni di noi o a cui contribuiamo), oltre
che su volumi e articoli citati. La nostra passione cinematografica ha dovuto
comunque confrontarsi in diversi casi con la frustrazione della rinuncia, oltre che
con il rammarico di non aver trattato ulteriori film: sappiamo bene di aver omesso
pellicole interessanti, e in molti potranno chiederci le ragioni dell'esclusione.

L'opera ha intenti prevalentemente didattici, che riteniamo utili sia per la fruizione personale, sia per la formazione professionale e culturale. Sotto questo profi-
lo, *Vero come la finzione* ha dovuto confrontarsi con il noto testo di Wedding, Boyd
e Niemec del 2005, *Movies and mental illness. Using film to understand psychopathology*. Crediamo di aver prodotto un'opera diversa e complementare. Innanzitutto
abbiamo scelto di non privilegiare alcuni film a discapito di altri: operazione che ha
permesso di affrontare diversi aspetti e sfumature della psicopatologia attraverso
l'approfondimento di un numero elevato di pellicole. Inoltre abbiamo dato rilievo
alla cinematografia europea e internazionale, differenziandoci dall'orientamento
decisamente americano di Wedding e colleghi. In particolare, abbiamo inserito
molti film italiani che raccontano della sofferenza psichica e del modo in cui è stata
ed è affrontata nel nostro Paese: trattiamo sessantacinque film (più di un quinto
delle schede) prodotti o coprodotti in Italia.

Ogni scheda contiene i *credits*, la trama, una critica psicopatologica, la descrizione di alcune scene significative e le indicazioni sull'anno e il Paese di produzione
dell'opera cinematografica. I film sono stati suddivisi in capitoli dedicati ad aree psicopatologiche specifiche. La catalogazione è frutto di una scelta che ha privilegiato
il ruolo della psicopatologia di un personaggio o di una situazione. Inevitabilmente
molti film hanno contenuti collocabili in capitoli diversi: si vedano per esempio le
sovrapposizioni tra le sezioni dedicate ai contesti di cura e alle psicosi, quelle tra i
disturbi di personalità e i serial killer o i disturbi post-traumatici, quelle tra i disturbi affettivi e la suicidalità.

La struttura di ciascun capitolo dedicato a un'area diagnostica è opera di un singolo autore, ma le schede all'interno dei capitoli sono redatte da diversi autori, come
specificato nelle sigle corrispondenti[1]. Ogni autore è responsabile dell'impostazione
e della stesura del proprio capitolo, ma non delle schede siglate da altri. D'altronde,
riprendendo il noto concetto della multideterminazione del sogno, ogni film può
essere letto in modo diverso e a vari livelli di complessità. Qualora non si fosse trovato un accordo sulle attribuzioni psicopatologiche, come nel caso emblematico del
film *L'Avversario* (nomen est omen), si è deciso di tenere traccia della discussione
tra gli autori, non tanto per evidenziare le differenze, quanto per mostrare come,
attraverso i paradigmi di una scienza come la psichiatria, non si possa leggere in
modo univoco e meccanicistico un'opera cinematografica dotata di codici propri.

L'opera è divisa in due volumi. Nel primo è inclusa la filmografia attinente alle
aree dei disturbi organici, le psicosi, i disturbi ansioso-fobici, i somatoformi e le rea-

---

[1] *MB*: Matteo Balestrieri; *SC*: Stefano Caracciolo; *RDL*: Riccardo Dalle Luche; *PI*: Paolo
Iazzetta; *IS*: Ignazio Senatore.

zioni allo stress. Il secondo prende in esame i film rilevanti per le aree dei disturbi affettivi, il suicidio, i discomportamenti alimentari e da abuso di sostanze e infine il vasto ambito delle alterazioni del carattere e della personalità.

La realizzazione è stata possibile grazie all'incontro tra gli autori nella Società Scientifica Arte, Musica, Cinema, Teatro e Mass Media in Psichiatria, sezione speciale della Società Italiana di Psichiatria, voluta da Vittorio Volterra, a cui dobbiamo un gentile contributo presente in questo volume. Lungo sarebbe l'elenco delle persone da ringraziare per i contributi che hanno dato alle nostre conoscenze cinematografiche. Voglio però ricordare Anna Pellegrino per il prezioso lavoro finale di editing.

Affido ora ai lettori il giudizio conclusivo.

Udine, dicembre 2009   **Matteo Balestrieri**

Indice

Elenco degli Autori xiii

Parte I Cinema e psicopatologia 1

1 Emozione e comprensione cinematografica 3
Stefano Caracciolo, Matteo Balestrieri

   1.1   Introduzione 3
   1.2   Il cinema come storia narrata 4
   1.3   Le strutture della narrativa 6
   1.4   Le modalità della fruizione cinematografica 7
   1.5   Empatia e condivisione emotiva 9
   1.6   Stereotipi e stigma 11
   1.7   Conclusioni 12
   Bibliografia 13

2 Lo psicopatologo al cinema 15
Riccardo Dalle Luche

   2.1   Introduzione 15
   2.2   Critica della visione ingenua 16
   2.3   Il linguaggio del cinema 19
   2.4   Critica della diagnosi psichiatrica al cinema 20
   2.5   Il cinema è psichico 21
   2.6   La visione *après coup* 24
   2.7   Dall'impressione di realtà alla visione vera e propria 25
   Bibliografia 27

3   Lo psichiatra nel cinema 29
Vittorio Volterra

Bibliografia 34

**4   Traiettorie dello sguardo. Dal buio della sala cinematografica
alla stanza della terapia** 35
Ignazio Senatore

4.1   Introduzione 36
4.2   Dal buio della sala cinematografica alla stanza della terapia 36
4.3   Traiettorie dello sguardo 37
4.4   Conclusioni 38
Bibliografia 39

5   Il cinema nella didattica medica 41
Matteo Balestrieri, Stefano Caracciolo

5.1   Introduzione 41
5.2   Basi teoriche: la medicina narrativa 42
5.3   L'analisi di un film 43
5.4   Gli approcci didattici 44
5.4.1 Approccio nosografico 44
5.4.2 Approccio psicopatologico narrativo 45
5.4.3 Approccio incentrato sui contesti di cura e i trattamenti 46
5.4.4 Approccio anti-stigma 47
5.4.5 Approccio incentrato sulla professione 47
5.4.6 Approccio incentrato sulle attivazioni personali 48
5.5   Conclusioni 49
Bibliografia 50

Parte II Filmografia 51

**6   Disturbi pervasivi dello sviluppo, ritardo mentale e disturbi
mentali organici** 53
Paolo Iazzetta

6.1   La rappresentazione dei disturbi al cinema 53
6.2   Schede filmiche 55

7 Psicosi 67
Riccardo Dalle Luche

7.1   La rappresentazione delle psicosi al cinema 67
7.2   Schede filmiche 69
7.2.1 Psicosi schizofreniche 69
7.2.2 L'esperienza paranoide 81

8 Disturbi ansioso-fobici e ossessivo-compulsivi 103
Matteo Balestrieri

8.1   La rappresentazione dei disturbi d'ansia al cinema 103
8.2   Schede filmiche 105

9 Disturbi post-traumatici 123
Ignazio Senatore

9.1   La rappresentazione dei disturbi post-traumatici al cinema 123
9.2   Schede filmiche 124

10 Disturbi somatoformi e dissociativi 137
Stefano Caracciolo

10.1   La rappresentazione dei disturbi somatoformi
       e dissociativi al cinema 137
10.2   Schede filmiche 139

11 Reazioni psicologiche alle malattie 149
Stefano Caracciolo

11.1   La rappresentazione delle reazioni psicologiche alla malattia
       al cinema 149
11.2   Schede filmiche 152

12 I contesti di cura 161
Riccardo Dalle Luche

12.1   La rappresentazione dei contesti di cura nel cinema 161
12.2   Schede filmiche 163

Indice delle schede filmiche per capitolo 179

Indice alfabetico dei film 185

Elenco degli Autori

Matteo Balestrieri
Dipartimento di Patologia e Medicina SC
Cattedra di Psichiatria
Università degli Studi di Udine
Udine

Stefano Caracciolo
Sezione di Psicologia Generale e Clinica
Facoltà di Medicina e Chirurgia
Università degli Studi di Ferrara
Ferrara

Riccardo Dalle Luche
Servizio Psichiatrico Diagnosi e Cura
ASL 1 Massa Carrara
Massa

Paolo Iazzetta
Unità Funzionale Salute Mentale Adulti
(UFSMA)
Massa Marittima
ASL 9 Grosseto
Grosseto

Ignazio Senatore
Dipartimento di Neuroscienze
Università Federico II di Napoli
Napoli

Vittorio Volterra
Istituto di Psichiatria
Università di Bologna
Bologna

Parte I
Cinema e psicopatologia

Emozione e comprensione cinematografica

1

S. Caracciolo, M. Balestrieri

1.1
Introduzione

Del rapporto tra cinema e sogno e cinema e immaginazione si è scritto molto. Metz (1980) ha indicato tre grandi differenze che il film presenta rispetto al sogno: la consapevolezza del soggetto rispetto a quello che sta per fare, la presenza di un materiale percettivo reale, e infine il testo molto più logico e costruito. Metz rileva che ci capita raramente di ritrovare davanti a un racconto filmico quell'impressione di assurdità autentica comunemente provata davanti al ricordo dei nostri sogni. Se infatti il contenuto manifesto di un sogno fosse riportato pari pari sullo schermo, darebbe luogo a un film realmente inintelligibile.

Più sottile è invece il rapporto tra film e immaginazione. La visione di un film o la produzione di una fantasticheria condividono l'utilizzo dei meccanismi mentali della veglia (l'elaborazione secondaria), in uno stato però di abbassamento della vigilanza. Questo determina un attenuarsi delle capacità critiche con un effetto di "sospensione dell'incredulità" (Biondi, 2007). Con una metafora, "se il sogno appartiene alla notte, il film e la fantasticheria sono più adulti e appartengono al giorno, ma non al pieno giorno: alla sera, piuttosto" (Metz, 1980).

La principale differenza che il film presenta rispetto alla fantasticheria è quella della materializzazione delle immagini e dei suoni. È però proprio su questa differenza che si fonda il fascino del cinema. Se l'affinità tra fantasie personali e rappresentazioni filmiche non è mai garantita "quando il caso la concede a un livello sufficiente, la soddisfazione deriva da un effetto, raro per natura, che può definirsi come la rottura provvisoria di una solitudine. È la gioia specifica che si prova nel ricevere dall'esterno immagini abitualmente interiori, immagini familiari, nello scoprire in esse qualcosa di irrealizzabile che era inatteso" (Metz, 1980). Tutto ciò è all'origine della cinefilia, ma anche dell'impatto che i contenuti filmici hanno sulla cultura e sulla nostra conoscenza del mondo.

Vero come la finzione. Matteo Balestrieri
© Springer-Verlag Italia 2010

1

Queste riflessioni sono rilevanti anche all'interno di un'opera che si occupa di cinema non tanto come *significante* (il cinema in sé), quanto come *significato* (i contenuti dei film). Sono rilevanti perché sono alla base della stesura del libro stesso. Se, infatti, gli autori non credessero che il cinema abbia in sé una capacità particolare di evocare emozioni e stimolare pensieri, utile a fini di un accrescimento delle conoscenze – in questo caso di tipo psicopatologico –, non avrebbero intrapreso il presente lavoro. Perché dunque proporre un'opera di psicopatologia cinematografica? Perché il cinema è un mezzo espressivo ampiamente condiviso nelle nostre società, di cui tutti usufruiamo. Ignorarlo sarebbe come non riconoscere che al giorno d'oggi molte relazioni interpersonali nel mondo (e, sembra, in particolare in Italia) si costruiscono attraverso i cellulari, soprattutto con gli SMS. Il cellulare è sia una memoria aggiuntiva al proprio cervello (contiene indirizzi, agenda, messaggi, e-mail, foto eccetera) sia una modalità sensoriale che integra i sensi classici, aggiungendo a udito e vista la dimensione spaziale della distanza. La novità non sta nel fatto che si telefona (il telefono fisso esiste da decenni, come la televisione), quanto nel fatto che il nostro corpo può telecomunicare in ogni momento, dato che il cellulare è, in linea di massima, sempre a pochi millimetri dalla nostra superficie corporea. Anche con il cinema siamo molto vicini a un diffuso utilizzo *prêt-à-porter*. Si pensi al rapporto strettissimo che soprattutto le giovani generazioni hanno con internet, la televisione satellitare, l'iPod e la videotelefonia mobile. E si pensi al fatto che per diverse persone sarebbe impossibile immaginare una discussione su tematiche culturali o ludiche senza fare riferimenti, diretti o indiretti, a film visti o di cui si è sentito parlare. Il cinema è un mezzo transizionale che le persone utilizzano, quando comunicano, per esprimere emozioni e aspetti profondi del sé. Come per il cellulare, la novità non è che questo avvenga, ma il grado di estensione della pratica, la quantità enorme di persone che coinvolge. Il punto allora è che se il cinema (il significante) è, assieme alla televisione e a internet che si rimandano reciprocamente, il principale veicolo culturale odierno, i messaggi che vi sono contenuti (il significato) sono di grande rilevanza per la costruzione di una cultura della salute mentale. Dobbiamo perciò essere in grado di selezionare dalla finzione filmica gli aspetti veritieri, criticando invece i messaggi fuorvianti che stigmatizzano il paziente psichiatrico.

Riccardo Dalle Luche, coautore di questo volume, nel 2002 ha osservato che: "La magica ambiguità dell'immagine cinematografica non nasce tanto dal situarsi tra realtà e fantasia/sogno, tra reale e irreale, tra realtà e delirio, né tra vero e falso, quanto nella capacità di far apparire, di rivelare la verità dalla finzione: perché un film abbia veramente un senso e non sia spettacolo di intrattenimento deve avere una ricaduta sul reale, deve divenire uno strumento per conoscere il reale".

1.2
Il cinema come storia narrata

Da cosa deriva l'impatto che il cinema ha sulla nostra cultura, intesa come modo di guardare alle vicende umane? La vita di una persona cambia quando si imbatte in

una storia. La sua attenzione può essere attirata (una *storia incredibile*) oppure cala-
re fino a scomparire (una *storia noiosa*), la sua memoria può essere stimolata a
ricordare (una *storia memorabile*), la sua tendenza a immedesimarsi o a distanziar-
si dal personaggio – partiamo da questa generica definizione operativa – può scat-
tare in modo più o meno imperioso, le sue capacità decisionali iniziano a valutare
le possibili scelte che compirebbe se fosse quel personaggio.

Naturalmente la storia di cui ci stiamo occupando è la storia del paziente, e in
particolare le storie dei pazienti come ci vengono raccontate dalle immagini proiettate sullo schermo del cinema: film che raccontano storie di medici e di pazienti.
L'arte di vedere un film comprende un "complesso gioco di incastri, spesso anno-
dati fra loro, delle funzioni dell'immaginario, del reale e del simbolico" (Metz,
1980) in cui è necessario "scambiarsi" con il personaggio della storia.

Nel parlare di *storia*, però, intendiamo anche riferirci a tutto l'insieme, vario e
differenziato, delle modalità narrative, antiche come le culture umane e radicate nel
biologico (Gottschall e Wilson, 2005): la storia raccontata dal protagonista, narrata
da un testimone, letta in un libro, ascoltata alla radio, vista a teatro, in televisione,
al cinema, su internet, in quel continuum storico-culturale che parte dalla tradizione orale e, passando per la carta stampata, arriva fino al digitale. Per così dire, da
Omero passando per Gutenberg fino a YouTube e all'iPod.

Il libro, la canzone, il film che, raccontando una storia, hanno segnato o addirittura cambiato la vita di una persona possiedono un ruolo del tutto speciale nella
memoria, rappresentano un punto di riferimento che diventa imprescindibile.
Spesso questo si traduce in una sorta di *impronta* indelebile che resta nella persona, tanto da modificarne opinioni, credenze, pensieri e comportamenti, e che si
esprime talvolta persino in un soprannome che l'individuo assume (*Rambo* o
Rocky) o nel nome che dà a un figlio, in una specie di passaggio del testimone di
stampo narcisistico, come una prosecuzione immaginaria del Sé: "Sei mio figlio, e
quindi sarai l'eroe che anch'io avrei voluto essere, e per questo ti chiamerò come
lui"; basti pensare a quanti Kevin (Costner) e quante Diana (principessa di Galles)
sono stati registrati all'anagrafe, in ossequio all'antico adagio di Plauto *nomen est
omen*. Questo meccanismo del resto è ben noto agli studiosi di marketing nel
campo cinematografico (Albert, 1998; Elberse, 2007).

Le storie narrate entrano dunque nella vita delle persone. Ma, vedendo la questione dal lato opposto, anche la vita delle persone entra nelle storie narrate. A questo proposito, alcuni studiosi (Andringa e Scheier, 2004) ci aiutano a distinguere
due grandi tradizioni di ricerca: il filone che si riferisce alle modalità con cui i lettori sono coinvolti da un testo nel corso della sua ricezione e il filone che studia gli
effetti della ricezione. In questa ultima linea di ricerca si può fare una distinzione
ulteriore a seconda che gli effetti si riferiscano a un cambiamento nei comportamenti di vita del soggetto o che invece gli effetti esercitino una conseguenza che
rimane sul piano socioculturale.

La storia vera delle persone viene infatti ispirata e trasformata da una storia
esemplare, così come le storie del cinema si ispirano alle storie di persone realmente esistite. Questo incrocio di rimandi è con grande evidenza dimostrato dal *disclai-
mer*, cioè dalla precisazione che compare nella maggior parte dei film: "Ogni rife-

1

rimento a fatti realmente accaduti o a persone realmente esistite o esistenti è puramente casuale". L'avviso cerca – inutilmente – di ritrattare un solido punto fermo di ogni storia narrata sullo schermo del cinema: il fatto che sono proprio i fatti e le persone vissuti e conosciuti nella propria vita che inducono gli sceneggiatori, i registi, gli attori, i tecnici di montaggio, postproduzione eccetera a mettere nella loro opera quella quota di verità che, volta per volta, stupisce, entusiasma, atterrisce, sconcerta, diverte. Proprio per questo motivo gli spettatori sono avvinti, catturati, appassionati da storie che sono o comunque appaiono vere, anche se si tratta soltanto di giochi di luce su un telo bianco.

Le emozioni, allora, fanno vivere le storie, e attraverso le storie si vivono emozioni. Questo semplice meccanismo è il motore del cinema e del suo mercato, e il principale motivo per cui vedere un film a puro scopo di divertimento è già di per sé un formidabile strumento di apprendimento, nel senso del *social modeling* di Bandura (1986; 2001).

È chiaro, a questo punto, che l'interesse del presente contributo si concentra specialmente sulla cinematografia a sfondo medico e psichiatrico e su quanto essa possa influenzare, più che lo spettatore generico, quanti hanno un preciso bisogno di arricchire le nozioni teoriche con un'esperienza diretta: gli studenti delle lauree sanitarie. Potenziare e orientare le emozioni evocate dalla visione di un film, focalizzando l'attenzione dello spettatore su temi di particolare rilevanza scientifica e clinica, rappresenta infatti un collaudato approccio alla didattica universitaria e alla formazione post laurea del medico (McNeilly e Wengel, 2001), specie psichiatra (Hyler e Moore, 1996), e delle altre professionalità sanitarie.

1.3
Le strutture della narrativa

Why we read fiction? Perché dunque leggiamo storie? Questo interrogativo dà il titolo a un interessante saggio (Zunshine, 2006) in cui viene esplorata l'intersezione fra le teorie narrative del campo letterario e le moderne acquisizioni teoriche della psicologia cognitiva. La tesi, sostenuta da evidenze empiriche e da dati di ricerca, è che la capacità di credere a una storia, e quindi di esserne più profondamente coinvolti, è funzione della *teoria della mente* di ciascun individuo fruitore, cioè della tendenza ad assumere che la mente dell'altro funzioni come la propria e che sia dunque possibile prevederne le reazioni. Secondo questa prospettiva, il racconto non è che un *incontro di menti* (*a meeting of the minds*): quella dell'autore, quella del fruitore e quelle – artificialmente create o riprodotte – dei personaggi.

In questo senso molte delle trame cinematografiche, non potendo mostrare per intero e in tempo reale le vicende e dovendo necessariamente condensarle, lasciano spazi vuoti (chiasmi) che vengono colmati dallo spettatore sulla base delle proprie caratteristiche di personalità. Sapere, però, che un film è "tratto da una storia vera" fuga ogni dubbio sulla credibilità e chiede al lettore di sospendere il proprio giudizio e lasciarsi andare al coinvolgimento. Si riduce così l'effetto di cinismo e di esame di realtà ("è soltanto un film"), che si verifica invece nei momenti di lucidità di un sogno, quando la coscienza critica emerge per riportare alla realtà il sognatore, consentendogli di uscire dall'angoscia dell'incubo attraverso il pensiero "tanto si tratta di un sogno". In questo senso il rapporto fra sogno e cinema come modalità narrativa si fa molto stretto (Costa, 1991; Brunetta, 2006): basti pensare a certe sequenze felliniane, o ancora più esplicitamente alla sequenza del sogno di *Io ti salverò* (*Spellbound*) di Hitchcock curata da Salvador Dalí, oppure al cinema surrealista e a Buñuel.

Narrando una vicenda complessa, attraverso i meccanismi dell'intreccio e con il frequente ricorso all'inspiegato, all'incredibile, come descritto da Forster (2000), si suggerisce allo spettatore di accettare la dinamica del *mistero*, in attesa di un'eventuale spiegazione: si tratta della tecnica della *suspense*, cioè, letteralmente, della sospensione del giudizio in attesa che il mistero si sciolga con la *soluzione finale* (se arriva).

In questo senso, il mistero è un espediente con cui il narratore stuzzica la curiosità del lettore (perché succede un evento? Chi ne è responsabile?), costringendolo a lasciare una parte del cervello concentrata su elementi già narrati, tenendola in sospeso (suspense) mentre nuovi eventi vengono raccontati. Questo meccanismo, portato al massimo grado nelle storie poliziesche o nei thriller, contribuisce ad allentare le difese della critica e del giudizio applicandole, se mai, solo al tentativo di anticipare la soluzione (come va a finire la storia), e vivendo nel contempo la vicenda con la massima partecipazione emotiva. Proprio per questo motivo la reazione emotiva dello spettatore viene influenzata e guidata attraverso una serie di elementi, fra cui la colonna sonora, sia per le musiche che per il suono, le tecniche di ripresa e i movimenti della macchina da presa, l'uso narrativo delle voci fuori campo (Mayne, 1994).

1.4
Le modalità della fruizione cinematografica

Che cosa si prova guardando un film? Questo è l'interrogativo di partenza che si sono posti già tanti psicologi, ed è stato affrontato in particolare, assieme a molti altri, in *Emozioni in celluloide*, un interessante saggio a più mani (Baroni et al. 1989) che a quasi vent'anni dalla pubblicazione resta ancora attuale. Gli Autori hanno preso in esame una serie di indici psicofisiologici durante la visione di un film, confermando il dato di letteratura che le scene di paura e quelle comiche sono di solito correlate ad attivazione neurovegetativa (reazione del sistema simpatico) mentre scene di violenza o di tristezza si accompagnano a reazioni più complesse o miste, ma generalmente caratterizzate da inibizione (reazione del sistema parasimpatico), anche se è stato dimostrato che manipolando le istruzioni di partenza si possono modificare le risposte fisiologiche.

D'altra parte, una serie di fattori interpersonali o extra personali influenzano grandemente le reazioni emotive alla visione di un film.

Primo fra tutti il *luogo*, nelle sue varianti ambientali e fisiche (temperatura, umidità, grado di oscurità), che differenzia in modo radicale la visione in sala cinema-

tografica, al buio e con pochissimi stimoli interferenti, rispetto alla visione dome-
stica in cui l'impatto emotivo può essere fortemente ridotto dalla ridondanza di stimoli ambientali e dall'allentamento dei meccanismi attentivi.

Un altro fattore fondamentale è rappresentato dal *gruppo* di spettatori che condividono la visione, con una serie di differenze fra una visione individuale, o con
sconosciuti, come al cinema, e quella di coppia o di gruppo. Il clima emotivo cir-
costante diviene infatti una variabile decisiva, basti pensare all'esperienza di un
film dell'orrore visto con persone atterrite o insieme a un gruppo che ride sganghe-
ratamente di fronte alle immagini in cui il sangue scorre a fiumi. Questo fenomeno
appare assai interessante perché esprime la tendenza al *social modeling* già durante la visione di un film e spiega come la proiezione a scopo formativo possa ampli-
ficare l'effetto sulla ritenzione dei comportamenti osservati proprio grazie alla
dinamica del gruppo e alla condivisione di emozioni e atteggiamenti.

Un altro aspetto di grande rilevanza dal punto di vista della visione didattico-
formativa è quello della *motivazione*: un gruppo di spettatori-studenti che subisce
forzatamente e svogliatamente un filmato a lezione reagisce – e impara! – in maniera molto diversa rispetto a un gruppo con una forte motivazione che si riunisce su
base volontaria e con uno spirito di intensa collaborazione.

Gli aspetti della *memoria* nella fruizione del film sono assai complessi e molto
differenziati su base individuale, e dipendono da variabili come il sesso, l'età, la personalità, il grado di attenzione e l'attivazione emotiva, per cui ciascuno tenderà a
vedere, capire o ricordare cose diverse di fronte allo stesso film, in modi non facilmente prevedibili e che risentono anche del filtro interpretativo della percezione, che
coglie elementi differenti pur partendo dagli stessi dati sensoriali. La *percezione
delle immagini* è legata all'esplorazione saccadica dello schermo nei suoi aspetti iniziali, ma appare poi guidata da altri fattori più complessi di ordine cognitivo e moti-
vazionale (d'Ydewalle et al. 1998), e si ricollega a una percezione globale che comprende anche meccanismi di integrazione con i suoni e i rumori del film, che influenzano in modo sistematico la percezione della vicenda narrativa (Vitouch, 2001).

La *comprensione della storia* dipende quindi dal complesso dei dati sensoriali
raccolti passati attraverso il filtro interpretativo dell'attenzione selettiva e della percezione individuale, classificati e persino modificati dalla struttura di personalità dello
spettatore (Wilson, 1976). In questo ambito è necessario tenere presente che si svilup-
pano peculiari meccanismi psicologici di funzionamento mentale (Freud, 1936), specialmente utilizzati a scopo difensivo, come la proiezione, la regressione e l'identificazione. Quando si verificano fenomeni di *proiezione*, nel personaggio e nella vicenda percepiti vengono inseriti inconsciamente a scopo difensivo aspetti che in realtà si
originano nella storia individuale e nella personalità dello spettatore. La *regressione*
rende conto dell'abbandono alle vicende; è favorita dalle condizioni ambientali della
sala cinematografica con la deprivazione sensoriale esterna ed è collegata a un particolare stato mentale di abbandono passivo e acritico che può essere accostato a certe
condizioni di trance ipnotica o di stato crepuscolare della coscienza (Mastronardi,
2005). A proposito dell'*identificazione*, nella letteratura sui mezzi di comunicazione
di massa (Hoffner e Buchanan, 2005) si specifica come il fenomeno di sentirsi nei
panni del protagonista del film, smarrendo la propria identità, può avvenire in modo

profondo ma transitorio durante la visione del film (fenomeno cosiddetto della *capture*: "Certe volte mentre guardo un film ritengo di essere davvero un personaggio della storia") oppure può estendersi a lungo termine, oltre la fase della visione ("Vorrei davvero essere quel personaggio del film"). Ma il tema dell'identificazione introduce quello del processo empatico, che merita un discorso a parte in quanto elemento fondamentale dell'identità professionale medica e psichiatrica.

1.5
Empatia e condivisione emotiva

L'empatia appartiene al campo generale delle emozioni e dei sentimenti che l'individuo prova di fronte a stimoli esterni. Essi gli trasmettono una sorta di vibrazione e risonanza emotiva che colpisce e pervade la sua mente cosciente. Si tratta di un processo relazionale e multimodale complesso, che comprende aspetti cognitivi e aspetti affettivi (Bonino et al. 1998). È evidente che esiste comunque una forma non del tutto conscia di empatia, lungo un continuum che va dalla parte della mente che contiene materiale totalmente inconscio a quella che comprende il vissuto del tutto conscio. Essa può essere descritta come una sensazione tutta interiore, che non si traduce necessariamente in comportamenti o in espressioni verbali, anche se talvolta può farlo, che insorge all'improvviso e che, quando arriva alla coscienza, si rende all'istante percepibile dal soggetto che la sperimenta con un senso misto di stupore e di commozione (Bolognini, 2002). La metafora della vibrazione e della risonanza rende bene l'idea di ciò che è insito nella natura dell'empatia e ci aiuta a chiarire, sgombrando il campo da equivoci e da dubbi, che l'empatia non è solidarietà, non è compatimento, non è simpatia, non è identificazione.

L'empatia non è solidarietà per il senso urgente e improvviso con cui si dispiega, anche se alla solidarietà può offrire un punto di partenza quando sfocia in comportamenti prosociali o altruistici, e perché si può verificare anche in presenza di emozioni di gioia, di rabbia, di vendetta.

L'empatia non è compatimento o simpatia (*syn*, "insieme" e *pathos,* "sofferenza") perché in questi due fenomeni si provano nella relazione sentimenti di condivisione sul piano cosciente, ma con caratteristiche di superficialità e in assenza di movimenti emotivi profondi. La simpatia si colloca infatti nel campo delle relazioni amicali, basate su una certa condivisione nella valutazione di giudizi, opinioni e punti di riferimento comuni. Al contrario, l'empatia si sviluppa necessariamente in assenza di vincoli amicali perché si struttura a partire da un'estraneità che permane e, anzi, tende a ristabilire il proprio assetto dopo la sperimentazione dell'empatia.

Secondo Black, che si è occupato cosciente e ad avere un più epidermico carattere di temporanea superficialità. in modo specifico della simpatia con un orientamento teorico di tipo psicodinamico (Black, 2004), sotto il termine simpatia sono compresi – e spesso confusi – due diversi fenomeni. Il primo fenomeno è la capacità di sperimentare in modo spontaneo le sensazioni degli altri. Questa simpatia come capacità (la chiameremo *simpatia I*) di fatto rappresenta una componente che ritro-

1

viamo anche nell'empatia e costituirebbe il tratto iniziale comune ai due processi, che avrebbe le sue radici in quegli "affetti vitali" che Daniel Stern ha descritto nella relazione madre-bambino nei suoi momenti più precoci. Il secondo fenomeno (*simpatia II*) è invece la simpatia intesa come attenzione premurosa per le sensazioni dell'altro. Secondo Black, l'empatia e la simpatia II hanno come comune origine la simpatia I in quanto capacità di percepire le sensazioni degli altri, ma interagiscono con essa con meccanismi complessi influenzati dalla personalità dell'individuo e dalla presenza di disturbi psicopatologici, poiché derivano dal processo di sviluppo precoce del Sé e quindi da fattori di natura materna, ambientale, educativa.

Nel caso dell'antipatia invece, il prefisso *anti-*, che significa "contro", e la radice *pathos* danno origine alla parola che assume il significato di sentimento contrario e, come la simpatia, ha più di frequente a che fare con le caratteristiche esteriori della persona, oltre che appartenere più spesso al piano cosciente e ad avere un più epidermico carattere di temporanea superficialità.

Inoltre, l'empatia non è identificazione, perché l'identificazione è un meccanismo inconscio e automatico, mentre l'empatia nasce proprio da un passaggio, per utilizzare di nuovo i termini della teoria topica, dal preconscio al conscio, e pertanto si può prevalentemente sperimentare in modo cosciente.

Il senso di vibrazione viene in genere associato a ogni sensazione emotiva intensa e improvvisa, ed è legato alla percezione sinestesica delle modificazioni somatiche (cardiovascolari, cutanee, respiratorie). La valenza al contempo corporea ed emotiva di questa reazione psicosomatica è evidente, ma la qualità sintonica dell'empatia dipende dalla capacità di creare risonanza solo quando la corrente empatica trova elementi sensibili, in grado quindi di vibrare in sintonia, con la stessa lunghezza d'onda. Tale risonanza fa appunto *vibrare* elementi profondi del mondo interno del soggetto che sono già presenti e tendono a riattivarsi proprio in seguito alla percezione dell'empatia, fenomeno che è da molti autori ritenuto il meccanismo alla base di ogni capacità empatica. In campo medico e sanitario l'empatia è una particolare modificazione della capacità di condivisione delle emozioni, dal momento che prevede, accanto alla possibilità di sentirsi nei panni dell'altro (componente del *perspective taking*) e a quella della partecipazione emotiva (*empathic concern*), anche una particolare capacità di distacco, assente nella normale reazione empatica, che si associa invece a una sofferenza percepita (*personal distress*), e consente di mobilitarsi con più facilità in operazioni di aiuto concreto (Weiner e Auster, 2007).

La capacità empatica è collegata quindi alle capacità percettive di decodifica della situazione dell'altro. Secondo le recenti acquisizioni della neurofisiologia, la comprensione dell'azione dell'altro è strettamente collegata alla percezione delle sue sensazioni attraverso il sistema dei *mirror neurons* (i neuroni specchio descritti da Rizzolatti e Craighero, 2004). La condivisione empatica ha quindi una base neuroanatomica: un sistema per cui, come in uno specchio, si attivano le stesse aree in chi sperimenta una sensazione, poniamo, di dolore, e in chi assiste percependone segnali visivi o acustici.

È evidente che questo meccanismo, presente nell'incontro con il paziente, si può verificare anche nella visione cinematografica o comunque di filmati in cui il soggetto percepisce la sofferenza dell'altro. Molti studi neurofisiologici, spesso condotti con la fMRI, utilizzano infatti dei filmati prodotti ad hoc per evocare la risposta neuronale voluta e valutare l'attivazione dei neuroni specchio. Esistono chiare evidenze che un danno cerebrale in area prefrontale possa diminuire le capacità empatiche, e che in sindromi di tipo autistico, come la sindrome di Asperger, in cui le capacità mnestiche e di sistematizzazione sono esaltate, l'empatia è gravemente danneggiata. In linea con questi dati, Baron-Cohen (2003) ha ipotizzato che esista una differenza legata al genere, per cui le capacità di razionalità sistematica sono più tipiche del cervello maschile e quelle di partecipazione empatica alle emozioni sono più tipiche di quello femminile. Questa teoria trova supporto nella maggiore tendenza empatica degli individui di sesso femminile, mentre spiegherebbe i deficit di empatia di alcuni disturbi dello sviluppo di tipo autistico, in cui si verificherebbe una situazione di *extreme male brain* ad altissima capacità sistematica.

1.6
Stereotipi e stigma

Attraverso i meccanismi sin qui descritti, il cinema interagisce con le convinzioni personali dello spettatore. Per esempio è stato dimostrato che l'atteggiamento della persona comune nei confronti delle persone sofferenti di un disturbo mentale è più fortemente influenzato dalle rappresentazioni offerte dal cinema e dai media in generale che dalle impressioni derivanti da un contatto diretto con i malati (Philo, 1997). Poiché il cinema tende a rappresentare vicende umane salienti – perché eccezionali, paradigmatiche, esemplari – finiamo spesso per trovare sullo schermo storie di persone con tratti e sintomi psicopatologici. Un recente studio sistematico su 134 film commerciali americani contenenti rappresentazioni della malattia mentale ha rilevato la presenza di disturbi di ogni area psicopatologica (Tarolla et al. 2006). I più rappresentati erano i pazienti con disturbi depressivi (25%), con disturbi d'ansia (16%), con disturbi di personalità (13%) e con disturbi psicotici (11%). I disturbi d'ansia e quelli depressivi erano rappresentati in maniera più realistica, e in generale si è osservata una maggiore accuratezza nella raffigurazione di disturbi relativamente poco gravi. Al contrario, i disturbi più gravi erano rappresentati in modo più spettacolare che realistico.

Il cinema commerciale non d'autore mette in scena storie che appartengono a generi codificati. Per meglio inquadrarli si usano i termini di genere horror, poliziesco, drammatico, commedia, avventura, western, spionaggio, gotico, noir e altri ancora. A ognuno di questi generi corrisponde una cifra stilistica differente. In parziale corrispondenza a questi diversi stili, esiste una rappresentazione della malattia mentale che si basa su stereotipi caratterizzanti. È stato rilevato, per esempio, che la cinematografia americana rappresenta il paziente psichiatrico secondo sei tipologie (Hyler et al. 1991): lo spirito libero ribelle (*Francis, Qualcuno volò sul nido del cuculo*), il maniaco omicida (*Psycho, Shining*), la seduttrice (*Lilith, la dea dell'amore*), il membro illuminato della società (*Una splendida canaglia*), il parassita narcisistico (*Tutte le manie di Bob*) e l'esemplare dello zoo (*Bedlam*).

1

Altri stereotipi si riferiscono alla eziopatologia dei disturbi psichiatrici (Hyler, 1988). Il primo di essi, probabilmente il più frequente, stabilisce che le malattie mentali hanno un'origine traumatica. Corollario a questo stereotipo è il concetto secondo cui risalire alla causa prima porta alla risoluzione della malattia. Il secondo stereotipo è quello dei genitori schizofrenogeni. Infine, il terzo stereotipo si riferisce al ruolo della psichiatria come garante del controllo sociale. In questa ottica, persone eccentriche ed esuberanti (lo spirito ribelle di cui sopra) hanno iniziato a manifestare veri e propri comportamenti devianti perché forzosamente rinchiuse in ospedale.

La rappresentazione di questi stereotipi non è peregrina, e non possiamo certo attribuire colpe specifiche ai registi che li hanno utilizzati. Essi infatti hanno ripreso teorie psichiatriche molto popolari in precise epoche storiche. Il primo stereotipo si riferisce al grande equivoco di fondo sulla psicoanalisi, derivante dalla banalizzazione del concetto per cui "rendere conscio ciò che era inconscio" è sufficiente a guarire. Quello della *madre schizofrenogena* era poi un paradigma teorico forte negli anni Sessanta-Settanta. Il terzo stereotipo fa riferimento alla critica verso le istituzioni psichiatriche totalizzanti. Quest'ultimo contiene evidentemente una buona quota di verità. Il punto è però che non si tratta di disconfermare la critica allo psichiatra che fa il carceriere, quanto di far capire che la pratica della psichiatria è profondamente cambiata.

Infine, altri stereotipi si riferiscono ai trattamenti. In genere è molto più rappresentata la pratica psicoterapeutica di quella psicofarmacologica. Per una disamina sulla rappresentazione, e misrappresentazione, della prima si rimanda al ben noto volume di Gabbard e Gabbard (1999). L'argomento psicofarmaci è invece stranamente sottorappresentato rispetto al dibattito sempre vivo sul loro uso ed eventuale abuso. In genere, gli psicofarmaci sono visti, similmente all'elettroshock, come un impedimento alla creatività e all'intelligenza, così che discontinuarli è liberatorio (Wedding et al. 2005). Esistono però eccezioni, riportate anche in questo volume, a questa visione demonizzante degli psicofarmaci.

1.7
Conclusioni

Il cinema avvince emotivamente e interagisce con le convinzioni personali. Esso rappresenta un veicolo espressivo con il quale le convinzioni dei registi, e del mondo cinematografico in senso lato, hanno l'opportunità di diffondersi ampiamente attraverso un effetto volano. Insieme alle canzoni, ma con maggiore profondità, il cinema rappresenta la forma artistica con maggiori possibilità di accesso a tutti.

Gli psicoanalisti, a parte la contrarietà di Freud, da diversi decenni hanno trovato nel cinema molto materiale di riflessione. Negli ultimi anni psichiatri e psicopatologi hanno sviluppato un profondo interesse per i contenuti filmici. È importante che questo interesse continui, perché psichiatri e psicopatologi sono tali proprio per il loro contatto continuo con le modalità di espressione del pensiero umano e con la cultura espressa dalla società.

Bibliografia

Albert S (1998) Movie stars and the distribution of financially successful films in the motion picture industry. Journal of Cultural Economics 22:249–270

Andringa E, Scheier M (2004) How literature enters life: an introduction. Poetics Today 25:161–170

Bandura A (1986) Social foundations of thought and action. Prentice Hall, Englewood Cliffs

Bandura A (2001) Social cognitive theory of mass communication. Media Psychology 3:265–299

Baron-Cohen S (2003) The essential difference. Penguin Books, London

Baroni MR, Cornoldi C, De Beni R et al. (1989) Emozioni in celluloide. Come si ricorda un film. Raffaello Cortina, Milano

Biondi T (2007) La Fabbrica delle immagini. Cultura e psicologia nell'arte filmica. Edizioni Magi, Roma

Black DM (2004) Sympathy reconfigured: some reflections on sympathy, empathy and the discovery of values. Int J Psychoanal 85:579–596

Bolognini S (2002) L'empatia psicoanalitica. Bollati Boringhieri, Torino

Bonino S, Lo Coco A, Tani F (1998) Empatia. I processi di condivisione delle emozioni. Giunti, Firenze

Brunetta GP (2006) Il cinema nei territori della psiche. In: De Mari M, Merchiori E, Pavan L (a cura di) La mente altrove. Cinema e sofferenza mentale. Franco Angeli, Milano

Carlo Carena (1987) Paluto. Le commedie. Einaudi, Torino, p 712 (v 625)

Costa A (1991) Un sogno, molti sogni. In: Onirikon. Tutti i sogni del cinema. Cinema & Cinema 18:5–14

Dalle Luche R (2002) Il cinema autocosciente. Atti della prima conferenza tematica nazionale psichiatria e massmedia

d'Ydewalle G, Desmet G, Van Rensbergen J (1998) Film perception: the processing of film cuts. In: Underwood G (ed) Eye guidance in reading and scene perception. Elsevier, Oxford, pp 357–367

Elberse A (2007) The power of stars: do star actors drive the success of movies? J Mark 71(4):102–120

Forster EM (2000) Aspetti del romanzo. Garzanti, Milano

Freud A (1936) The Ego and the mechanisms of defense. In: The writings of Anna Freud, vol. 2. International Universities Press, New York

Gabbard K, Gabbard G (1999) Psychiatry and the cinema. American Psychiatric Press, Washington DC

Gottschall J, Wilson DS (eds) (2005) The literary animal. Evolution and the nature of narrative. Northwestern University Press, Evanston

Hoffner C, Buchanan M (2005) Young adults' wishful identification with television characters: the role of perceived similarity and character attributes. Media Psychol 7:325–351

Hyler SE (1988) DSM-III at the cinema. Madness in the movies. Compr Psychiatry 29:195–206

Hyler SE, Gabbard GO, Schneider I (1991) Homicidal maniacs and narcissistic parasites: stigmatization of mentally ill persons in the movie. Hosp Community Psychiatry 42:1044–1048

Hyler SE, Moore J (1996) Teaching psychiatry? Let Hollywood help! Suicide in the cinema. Acad Psychiatry 20:212–219

Mastronardi VM (2005) Filmtherapy. I film che ti aiutano a stare meglio. Armando, Roma

Mayne J (1994) Picturing spectatorship. In: Phelan J, Rabinowitz PJ (eds) Understanding narrative. Ohio University Press, Columbus, pp 136–156

McNeilly DP, Wengel SP (2001) The "ER" seminar. Teaching psychotherapeutic techniques to medical students. Acad Psychiatry 25:193–201

Metz C (1980). Cinema e psicanalisi. Il significante immaginario. Marsilio, Venezia

Philo G (1997) Changing media representations of mental health. Psychiatr Bull R Coll Psychiatr 21:171–172

Rizzolatti G, Craighero L (2004) The mirror-neuron system. Annu Rev Neurosci 27:169–192

Tarolla E, Tarsitani L, Brugnoli R et al. (2006) La rappresentazione della malattia mentale nel cinema. Uno studio sistematico. Giornale Italiano di Psicopatologia 12:244–250

Vitouch O (2001) When your ear sets the stage: musical context effects in film perception. Psychology of Music 29:70–83

Wedding D, Boyd MA, Niemec RM (2005) Movies and mental illness. Using film to understand psychopathology. Hogrefe & Huber, Cambridge

Weiner SJ, Auster S (2007) From empathy to caring: defining the ideal approach to a healing relationship. Yale J Biol Med 80:123–130

Wilson G (1976) Film, perception and point of view. Centennial issue: responsibilities of the critic. MLN Bull 91:1026–1043

Zunshine L (2006) Why we read fiction? Theory of mind and the novel. Ohio University Press, Columbus

Lo psicopatologo al cinema

2

R. Dalle Luche

2.1
Introduzione

Un numero sempre maggiore di psichiatri e psicoterapeuti è attratto dal cinema: alcuni divengono veri e propri cinefili, altri cultori estremamente raffinati, quasi tutti si trovano spesso a discutere dei film nelle sedute con i loro pazienti. Negli ultimi anni la grande facilità di reperire film su supporti riproducibili ha consentito di utilizzare la loro visione con finalità didattiche, per realizzare esercitazioni, discussioni, vere e proprie sessioni congressuali. Da cosa nasce questo tropismo dei cosiddetti operatori "psi" per il cinema, questa loro particolare sensibilità, soprattutto di fronte a certi film? Lo psichiatra al cinema è diverso dagli altri spettatori? Il suo è un esercizio proiettivo oppure un vero e proprio percorso conoscitivo più approfondito di quelli, più canonici, sviluppati dalla critica e dagli spettatori colti in genere? Insomma, uno psichiatra può dire qualcosa di nuovo e di diverso su certi film rispetto allo spettatore comune? E infine la domanda più generale: questo può aiutarci a capire che cosa accade quando si vede un film, e che cosa si vede quando si guarda un film? Nel corso di molti anni[1] di riflessione e di lavoro concreto sul materiale filmico ho cercato di dare risposte a questi quesiti; del resto ogni film significativo è in qualche modo, come dice Aumont (1996), la riposta a un problema, ed è compito dello spettatore capire quale sia il problema e se la soluzione adottata è per lui giusta. Ogni film è un

---

[1] Mi occupo di rapporti tra cinema e psicopatologia ufficialmente dal 1991 quando, con Carlo Maggini, effettuammo un'analisi approfondita di *Picnic a Hanging Rock*, un film che, a dire il vero, aveva colpito soprattutto lui (Maggini e Dalle Luche 1992). In Italia siamo stati forse i primi psichiatri a intuire che vedere davvero certi film *d'anima* e rapportarsi con le manifestazioni e i vissuti dei nostri pazienti erano operazioni fortemente affini. Eravamo stati anticipati in questo da alcuni psicoanalisti, molti dei quali attratti però quasi esclusivamente da come venivano trattati la psicoanalisi e gli psicoanalisti nel cinema, per lo più hollywoodiano.

Vero come la finzione. Matteo Balestrieri
© Springer-Verlag Italia 2010

problema, quindi la visione non è disgiungibile dalla riflessione, dall'attivazione di processi psichici che, per definizione, non possono che essere, al cinema, sia cognitivi sia affettivi: un film va capito, ma questo può avvenire solo se lo spettatore è tenuto per mano dall'autore del film, altrimenti il film è non fruibile. Un film che non suscita emozioni, o che non interessa, non suscita attese, che è indifferente, o ordinario, o inverosimile, non viene visto. Al contrario, i film che più capiamo e che più ci fanno capire, sono *amati*, e se capita invece di odiare un film, o di provare di fronte a esso uno dei vari sentimenti repulsivi, possiamo sempre chiedercene la ragione.

In questi stessi anni si è consumata la grande rivoluzione che ha portato il cinema a costituire un corpus facilmente consultabile, ad assimilare cioè un film a un libro, a un quadro e a ogni altra forma artistica fruibile un numero illimitato di volte. Un film è diventato un oggetto che può essere rivisto all'infinito, smontabile, studiabile da chiunque. Questo ha consentito di realizzare un enorme progresso sia nelle competenze specifiche (ciascuno può vedere un numero di film impensabile per le generazioni precedenti e divenire a proprio modo un esperto "storico del cinema"), sia nell'elaborazione teorica sui processi della visione e della comunicazione emotiva tra autore e spettatore. Le pubblicazioni che trattano di cinema e di autori si sono moltiplicate, divenendo un settore non indifferente e un genere editoriale. Sono comparsi i dizionari dei film e alcuni di essi vengono aggiornati e rieditati annualmente. Su un singolo genere di film o su un singolo autore oggi si possono reperire decine di volumi. Perfino le edicole sono colme di edizioni cinematografiche e anche alcune pubblicazioni sulla programmazione televisiva sono divenute dei piccoli manuali. Infine il web, la nuova rivoluzione: vi si può trovare di tutto, con un po' di pazienza, anche film rarissimi e non commercializzati. Tecniche e canali digitali nel giro di pochi anni verosimilmente sostituiranno del tutto l'originario circuito distributivo e l'industria cinematografica non potrà che adeguarsi. Insomma, mai come nell'epoca della crisi delle sale cinematografiche questa "invenzione senza futuro", come erroneamente la consideravano i Lumière, è divenuta perfino troppo popolare e diffusa, pervade i nostri spazi domestici, occupa molto del nostro tempo.

2.2
Critica della visione ingenua

Il punto di partenza per ogni considerazione psicologica sulla visione di un film è la presa di distanza dall'illusione cinematografica, che ha tre componenti: la prima è che il cinema sfrutta in effetti un deficit percettivo dell'occhio, non in grado di distinguere più di ventiquattro immagini al secondo, difetto che attribuisce continuità a dei fotogrammi che fisicamente sono separati; il secondo, più importante per il nostro discorso, è *l'effetto di verosimiglianza* (o *impressione di realtà*), cioè l'illusione che sullo schermo cinematografico ci sia qualcosa che riproduce degli elementi reali, che consente i processi identificativi primari (dell'occhio dello spettatore con l'occhio della macchina da presa) e secondari (dello spettatore con questo o quel personaggio o situazione); il terzo punto è che ciò che si vede sembra comunque vero anche se di fatto è irreale: limitandosi ai film del tutto realistici, basti pensare che gli interni borghesi sono sempre perfetti, il caminetto è costantemente acceso, anche se nessuno lo accudisce, negli esterni la pioggia scrosciante lascia spesso intravedere, molto spesso a distanza, le ombre di un sole a picco, perché evidentemente la produzione non poteva aspettare gli opportuni cambiamenti atmosferici. Sono questi solo piccoli esempi di incongruenze tipiche della verosimiglianza filmica, talmente piccole che l'occhio dello spettatore non le coglie, attratto com'è dal seguire le situazioni e le vicende narrative *come se* ciò che si vede fosse tutto vero. Il cinema è insomma una trappola per la mente in cui è talora piacevole e spesso emozionante cadere.

È illusorio anche considerare la visione di un film un fatto esclusivamente *visivo*. Ciò poteva valere al momento della sua invenzione, quando i film erano proiettati muti e senza alcun commento sonoro; sono venuti poi il commento sonoro dal vivo (convenzionale e teso ad accentuare le emozioni visive), poi il sonoro con i dialoghi, che hanno trascinato il cinema verso il teatro e il teatro verso il cinema, e il commento musicale, divenuto un ulteriore livello significante o addirittura il principale elemento della pellicola (nel genere musical). Un film è diventato quindi un prodotto *multimediale* per eccellenza in grado di attivare contemporaneamente numerosi canali sensoriali in modo da aumentare l'effetto di verosimiglianza e di riproduzione del reale.

La *visione elementare* o *ingenua* di un film fa prendere ciò che si vede per vero e quindi fa reagire lo spettatore come se osservasse una situazione reale. È stato del resto questo il primo modo di vedere un film, ben esemplificato dal timore degli spettatori del film dei Lumière di essere investiti dalla locomotiva inquadrata mentre andava incontro alla macchina da presa. Questo meccanismo che suscita tutte le emozioni elementari al cinema è sfruttato soprattutto nei generi thriller o horror per suscitare paura, orrore o ripugnanza, nei generi fantasy e fantascienza per creare meraviglia, nella pornografia per provocare eccitazione sessuale e così via. Il meccanismo illusorio primario del funzionamento del cinema come dispositivo, macchina per suscitare emozioni è esemplificato forse nella maniera più radicale dal cinema di animazione e nei *cartoons*, dove non c'è proprio nulla di reale, e talora neppure di verosimile sulla pellicola, eppure il dispositivo narrativo, grazie alla conservazione di alcune strutture percettive elementari (come il rispetto delle coordinate spaziali e della forza di gravità) e l'antropomorfizzazione dei personaggi e degli ambienti, consente i processi identificativi, come nei film che, con attori e scenografie, rimandano direttamente al reale.

La digitalizzazione dell'immagine, caratteristica strutturale del cinema degli ultimi dieci anni, ha portato inoltre ulteriori complessità nell'identificazione del *riferimento* dell'immagine: è diventato impossibile distinguere sequenze di fiction e documentaristiche, anche perché, come per esempio nei coinvolgimenti storici di Forrest Gump nell'omonimo film di Zemeckis, può anche essere impossibile distinguerle. L'immagine è divenuta estremamente ambigua, il suo referente non è più né il reale, né l'immaginario, ma l'irreale e il virtuale tout court. Qual è il riferimento delle immagini di un film come *Matrix* (1999)?

La visione elementare di un film è quella che sottostà a un'analisi centrata sulle situazioni e i personaggi, le loro scelte, le loro opportunità: si discute del film come se si trattasse di una situazione reale verso cui proviamo consenso o dissentiamo, sulla quale esprimiamo opinioni o punti di vista. Questo avviene anche per molti film che trattano di ambienti o condizioni psichiatriche e che quindi sono considerati, a ragione, come film di pertinenza psichiatrica e sono talora utilizzati per visioni ed esercitazioni didattiche: non c'è dubbio che molti di questi film, per esempio quelli ambientati negli ambienti manicomiali di epoche diverse (da *Bedlam*, 1946 a *Qualcuno volò sul nido del cuculo*, 1975) ci insegnino molto, in maniera più o meno attendibile, su quegli ambienti.

L'effetto di verosimiglianza è un processo essenziale e ineliminabile perché quando ciò che scorre sullo schermo *non è verosimile*, la semitrance ipnotica (Metz, 1989) che tiene legato lo spettatore allo schermo si interrompe: lo spettatore si rende conto che *sta vedendo un film*, che quello che vede non solo non è vero, ma che non esiste. La percezione dell'inverosimiglianza di ciò che si vede è del resto uno dei motivi di *selezione negativa*, cioè di rifiuto del film da parte dello spettatore. Bisogna tuttavia ricordare che verosimiglianza non significa realtà: lo spettatore sospende il giudizio di realtà rispetto a quanto vede fin dall'inizio. Questa sospensione consente di rappresentare sullo schermo cose che non sarebbero accettate nella realtà, cioè di estendere i confini del percepibile e del rivivibile: questa proprietà rende lo spazio della visione cinematografica più ampio di quello della vita comune, cosa che rappresenta una delle caratteristiche e dei motivi di attrazione di questo mezzo.

Quanto è giustificata una visione ingenua, a parte le interessanti informazioni che può fornire? La risposta è semplice: poco, sempre meno. Infatti un film, per quanto si sforzi di rappresentare la realtà, non è mai realistico perché propone una rappresentazione che è filtrata da un'ottica e da una prospettiva (dimensione spaziale), che è organizzata temporalmente in maniera non naturalistica attraverso il montaggio (i film in tempi naturali, come per esempio quelli sperimentali di Andy Warhol, sono noiosissimi e invedibili) e utilizza sostituti del reale (attori, scenografie) che, per quanto somiglianti, sono solo simulacri del reale. Inoltre la sceneggiatura, lo *script*, dà il taglio che vuole alle vicende narrate e così via. Quindi anche il film più realistico ("il cinema come lingua scritta della realtà", nella dichiarazione di Pier Paolo Pasolini, e in generale nella poetica realista e didattica di Rossellini) è un film di finzione che, pur mirando a rappresentare la realtà dei fatti, ne propone un'interpretazione, una visione artificiale. Si arriva al punto in cui un film composto dal montaggio di autentici materiali d'archivio, come *Un'ora sola ti vorrei* (2002) di Alina Marazzi, in realtà parla molto più dell'autrice del film, dei suoi interrogativi, delle sue scelte, dei suoi bisogni, di come intenda il cinema e di come il cinema domestico si sia sviluppato dagli anni Trenta agli anni Ottanta del secolo scorso, di quanto invece non chiarisca la storia *oggettiva* a cui fa riferimento.

Bisogna quindi tenere sempre a mente che è il congegno riproduttivo artificiale nella sua interezza, il cosiddetto *dispositivo filmico*, a fare in effetti il film, a renderlo fruibile (cioè a trainare l'attenzione e la partecipazione della mente dello spettatore), più dei fatti narrati in sé. Il cinema può narrare qualsiasi cosa, reale o inverosimile, oppure addirittura fantastica o fantascientifica; si possono realizzare falsi documentari oppure prendere per falsi dei documentari veri (come qualcuno suppose quando in Unione Sovietica vennero diffuse le immagini dei campi di sterminio nazisti), si possono rappresentare dei sogni e dei sogni nei sogni, talora impedendo ogni discriminazione tra il sogno e il reale, come in molti film di Buñuel. Il contenuto di un film, la collocazione storica, i personaggi, le vicende eccetera sono rilevanti in quanto tali, ma non per la realizzazione del film in quanto film: chi realizza il film (il regista, lo sceneggiatore eccetera) sa che qualsiasi cosa voglia far vedere o narrare deve farlo in modo tale da *far funzionare il film*. In certi casi la storia narrata in un film non è altro che, come sostiene Greenaway, un *pretesto*. Hitchcock più di ogni altro è stato consapevole di questo girando film il cui apparente realismo era inverosimile al vaglio del giudizio di realtà[2].

In questo senso il cinema si qualifica come arte in modo non diverso dalle altre arti figurative, sebbene i suoi mezzi e il suo linguaggio siano enormemente più ricchi e complessi.

2.3
Il linguaggio del cinema

Il cinema è linguaggio solo in senso metaforico e il cinema ha un linguaggio, che però presuppone solo alcuni elementi essenziali (relativi alle singole componenti, come l'inquadratura, il montaggio, la sceneggiatura eccetera), ma certamente non ha un dizionario. È un linguaggio in senso metaforico, in quanto comunica ed è fruibile attraverso l'integrazione di stimoli multisensoriali che coinvolgono la sfera percettiva, cognitiva, linguistica e affettiva: in pratica si può dire, in attesa di una conferma sperimentale con strumenti come la PET, che la quasi globalità delle funzioni psichiche sono impegnate nella visione di un film.

Ciascun fotogramma, cioè una singola immagine, non è di per sé un segno perché *mostra*, non significa di per sé. Se mai, come afferma Aumont (1996), l'immagine "pensa" in quanto è impostata per dare una particolare rappresentazione del reale, quindi, come il linguaggio, produce idee. Il fatto che ogni inquadratura sia frutto di una scelta ha fatto dire a Jean Luc Godard che "ogni inquadratura è una questione morale". La vera significazione nasce dalle relazioni tra le immagini (Mitry, 2001), organiz-

---

2 In questo senso il suo film più perfetto, un vero testamento teorico, è *La finestra sul cortile*, nel quale tutto quello che si vede è possibile, ma altamente improbabile: il fotoreporter che vive giorno e notte alla finestra, senza mai neppure andare in bagno e farsi una doccia; le finestre dei condomini quasi sempre spalancate, in modo da consentirgli di spiare ciò che vi accade dientro; le sfilate di moda che gli fa intorno il personaggio interpretato da Grace Kelly, la cui bellezza sfolgorante e la cui estrema sensualità lo lasciano poco più che indifferente; la stessa modalità con cui viene realizzato il delitto che lui scopre e così via; tutto, proprio tutto, è falso ma lo spettatore non se ne accorge, preso com'è dalla doppia identificazione con la macchina da presa e con gli occhi del fotoreporter-voyeur con i quali Hitchcock fa spesso coincidere l'inquadratura.

zate poi in sequenze e spezzoni significanti sempre più complessi[3]. I generi, per esempio, hanno delle regole di organizzazione delle immagini, e si qualificano proprio per il rispetto di tali regole, tanto che infrangerle porta alla dissoluzione dei generi. I generi, inoltre, si moltiplicano a vista d'occhio, rispetto a quelli classici di commedia, western, pornografia eccetera. La stessa storia del cinema, oltre a trasformare i generi, secondo la naturale evoluzione dovuta all'evitamento o al rifacimento del già visto, tende a mescolarli, a lavorarli ironicamente, parodisticamente e così via. Ogni film, oggi, ha in sé una specie di memoria di tutti i film già fatti, e ogni autore porta avanti un proprio percorso fatto di riproposizioni e autocitazioni. Inoltre il cinema ha un potenziale enciclopedico di riferimenti, nel senso che può intrattenere rapporti con la letteratura, il teatro, la pittura, l'architettura, i fumetti e non solo. C'è poi un filone di film (nati con *Otto e ½* di Fellini ed *Effetto notte* di Truffaut, *Lo stato delle cose* di Wenders, *All That Jazz* di Bob Fosse eccetera) che parla del processo stesso e del significato di fare film. Tutto questo giustifica l'affermazione di Ghezzi che durante un programma radiofonico, *Fuori Orario*, qualche anno fa ha detto che oggi non esiste il cinema ma molti "cinemi", ma soprattutto che esistono film che non si differenziano più tanto per l'argomento o il genere, quanto per il loro livello di complessità e di rimandi, per le stratificazioni di significati che veicolano, per quanto queste pellicole "pensano" e quindi danno da pensare. Di questo si sono accorti anche gli intellettuali che fino a pochi anni fa tendevano a considerare i film come prodotti meramente commerciali e oggi invece come materiali culturali complessi analizzabili nel contesto delle discipline più disparate, secondo direttive ermeneutiche eterogenee (Dalle Luche e Barontini, 1997), dalla semiotica, alla filosofia, alla sociologia (Stam, 2005; Curi, 2000). Le ultime direzioni della critica devono forzatamente riconoscere che un film è quasi sempre "un ipertesto" (Stam, 2005), cosa che peraltro è evidente dal fatto che molti film in DVD-ROM escono con contenuti extrafilmici riferiti agli autori/interpreti o ai fatti storici e culturali delle vicende narrate nel film e così via.

2.4
Critica della diagnosi psichiatrica al cinema

La visione ingenua sorregge un uso ancora più ingenuo del cinema in psicopatologia: quello didattico che lo impiega come esemplificativo di situazioni patologiche ai fini di una diagnosi. Ovviamente questo uso è improprio, in primo luogo perché salvo casi rari e dichiarati, l'autore di un film non intende esemplificare una patologia, ma al massimo narrare una storia che finisce nella follia. In questo senso il focus è centrato sulla verosimiglianza del percorso narrativo, dei meccanismi relazionali o degli stressor emotivo-affettivi e degli altri fattori patogeni, cioè sulla concatenazione degli effetti che conducono al finale. Per questo un lungometraggio è spesso uno strumen-

---

[3] Per comprendere la complessità del linguaggio cinematografico basti pensare che un lungometraggio medio di 100' è composto da 24x60x100, cioè 14.400 fotogrammi.

to adatto a far comprendere allo spettatore che cosa può accadere nella mente di un personaggio che diviene folle: si vedano esempi come la trilogia paranoide di Polanski (*Repulsion*, 1965, *Rosemary's Baby*, 1968; *L'inquilino del terzo piano*, 1976), *Adele H* (1975) di Truffaut, *Interiors* (1978) di Allen e molti altri tra i numerosi film di questo genere trattati nella presente opera. Non si può però pretendere che tali opere raccontino la genesi di un determinato disturbo; si può dire che la storia narrata sfocia nella psicosi, ha come esito il suicidio o la melanconia, ma si tratterà sempre di un'asserzione generica. Del resto le sceneggiature non raccontano i fatti di una persona (la quale peraltro anche nella pratica clinica risulta sempre irriducibile alle sue caratteristiche), ma piuttosto gli accadimenti legati a uno o più personaggi, filtrati dalla sensibilità degli autori del film (sceneggiatori, registi, ecc.). Un personaggio, rispetto alla persona, è una specie di tipo ideale del quale si mettono in risalto solo alcuni elementi[4], pertinenti ai fini della narrazione. Ai tratti del personaggio, nei film si sovrappone l'apporto dell'attore: non possiamo immaginare Trelkowsky se non con la faccia di Polanski, Adele H se non con le fattezze di Isabelle Adjani, Aguirre senza il ghigno di Kinski. Certo, la bravura dell'attore consiste soprattutto nella capacità di *scomparire* come maschera rispetto al personaggio, e farlo risaltare di per sé, ma questo è un fine-limite in realtà impossibile da raggiungere[5].

Insomma, comunque lo si osservi, c'è sempre ben poco di vero e di reale al cinema; ci si trova comunque di fronte a un dispositivo artificiale di rappresentazione che vive di regole proprie, ben diverse da quelle che governano i processi del reale, compresi quelli irrazionali. Il fatto che uno psichiatra o uno psicopatologo vi possano rintracciare degli elementi pertinenti alla propria materia è un dato occasionale, che talora travalica persino le intenzioni dell'autore del film, ma che trae origine dalla straordinaria capacità del cinema di far rivivere, jaspersianamente, ciò che un dato personaggio vive e prova.

2.5
Il cinema è psichico

La consapevolezza che il materiale cinematografico ha un forte isomorfismo col materiale psichico, cioè, parafrasando Shakespeare, che i film sono fatti della stessa stoffa della mente, è storia vecchia. Già Jean Epstein (1921) diceva che "il cinema è psichico" e Eisenstein (1947) che "il cinema ara la mente dello spettatore". Il cinema è molto più un doppio della mente di quanto non sia un doppio della realtà (Morin, 1956), ne riflette, elabora e rende consapevole il funzionamento.

---

[4] Non si entra qui nella questione che nel cinema la riduzione a personaggio a volte avviene con le modalità caricaturali del *tipo di genere* (per esempio il *duro*, il *bruto*, il *timido*), per non parlare della riduzione a *macchietta* tanto cara alla commedia e ai cosiddetti B-movies.

[5] Vi sono del resto delle maschere attoriali difficili da togliere, che portano a spostare l'equilibrio personaggio/attore a favore di quest'ultimo: si pensi, per fare esempi diversi, a Bela Lugosi, Vittorio Gassmann, Klaus Kinski, Roberto Benigni.

Come la mente, lo schermo cinematografico è una sorta di membrana semiper-meabile tra interno ed esterno; la possono occupare eventi esterni o interni, fatti reali o immaginari, situazioni attuali, passate o future. Il fatto che la visione di un film *funzionante* attivi una semitrance ipnotica e isoli lo spettatore dal contesto (sala cinematografica o salotto di casa che sia) chiarisce come la visione si com-ponga di un movimento osmotico di rappresentazioni, sensazioni, affetti ed emo-zioni. Studi psicologici (Musatti 1945-1971), semiologici (Barthes, 1995), semio-logico-psicoanalitici (Metz, 1989) e filosofici (Deleuze, 1983; 1985) hanno sottoli-neato questo isomorfismo. Lo stesso linguaggio comune del resto vi rinvia quando afferma che "il cinema è sogno", oppure, riferendosi a un sogno, parla di "scena del sogno", dove il palcoscenico a cui pensava Freud oggi è sostituito dal set cinema-tografico, o forse anche solo dalla consolle di montaggio.

Questo è d'altronde vero per ogni opera, tanto che un regista raffinato come Luigi Bazzoni (cit. in Grossini, 1984) ha potuto affermare che "qualsiasi opera dice sempre qualcosa sulla psiche, questa misteriosa sconosciuta continuamente cangiante e così difficilmente penetrabile. Come d'altronde ogni sogno, bello o brutto che sia".

La visione è una *simbiosi* tra flusso del film e flusso psichico (Morin, 1956), è un oggetto intermedio, una costruzione proiettiva e identificativa allo stesso tempo che genera un'esperienza edonica (piacere, dispiacere, eccitazione) sulla base del *senso* (Dalle Luche e Barontini, 1997).

Non si può dubitare che certi autori abbiamo più o meno consapevolmente sfrut-tato le potenzialità psicomimetiche del cinema per l'urgenza di mettere in scena (o, meglio, sullo schermo) se stessi, la propria esperienza interiore, trasfigurata e con-cretizzata in una sequenza di immagini più o meno narrative, in maniera il più pos-sibile indipendente da condizionamenti sociali e commerciali. La critica e il pubbli-co sanno bene che questo è il vero contenuto di buona parte delle opere di autori introversi, melanconici, ossessivi, visionari e talora un po' perversi come Bergman, Buñuel, Fellini, Antonioni, Ferreri, Malle, Resnais, Truffaut, Fassbinder, Rohmer, Allen, Bellocchio, Moretti, Bertolucci, Polanski, Wenders, Greenaway, Cronenberg, Abel Ferrara, von Trier e moltissimi altri. Tali autori si addentrano in modo più o meno esplicito o metaforico nei territori più problematici ed enigmatici di accadi-menti psichici personali che sfiorano, alludono o coincidono con quelli stessi che gli operatori del campo "psi", psichiatri e psicoterapeuti soprattutto, affrontano nel loro lavoro quotidiano. La vicinanza di tanto cinema d'autore alle atmosfere e agli acca-dimenti che gli psichiatri devono affrontare professionalmente riflette quella di mol-tissimi scrittori (da Dostoevskij a Kafka, Pessoa, Gadda e tanti altri). Questo fa pen-sare che tali artisti abbiano conosciuto, forse toccato o attraversato esperienze limi-te per l'identità personale come quelle legate agli accadimenti psicopatologici, con il loro carico traumatico ed estraniante, al punto di averle dovute sottoporre nella tra-sformazione alchemica in un'opera d'arte. Una condizione di questo tipo appare necessaria, anche se non sufficiente, per fare di un cineasta un cineasta *d'anima*, e della sua opera una sorta di "percorso di autoanalisi" e uno "spazio della propria tra-sformazione" (Schillirò, 1993; 1995). Ripercorrere con attenzione alcune filmogra-fie d'autore consente di apprezzare con chiarezza l'importanza dei processi creativi

di messa in forma e di contenimento simbolico quali elementi trasformativi di evenienze psicopatologiche, e di capire quanto l'autore necessiti di uno spettatore in
grado di comprenderli in maniera empatica.

Solo la qualità del coinvolgimento affettivo di uno spettatore di fronte alle vicende di un film può definirne il valore di *film d'anima*: cioè quando la fruizione di un
film si trasforma da semitrance ipnotica in vera relazione d'oggetto. Come scrive
Metz (1989), un film può piacere o dispiacere, raramente lascia indifferenti, e non
solo per motivi estetici: perché il film piaccia è necessario che sia garantito un certo
appagamento pulsionale, ma entro determinati limiti, altrimenti scattano l'angoscia
e il rifiuto. Del resto, soprattutto oggi, di fronte alla pletora di immagini filmiche presenti sugli schermi domestici, vi è tolleranza zero per la visione che suscita indifferenza: il programma o il supporto del film vengono immediatamente sostituiti.

Lo spazio/tempo della fruizione cinematografica (che peraltro è spesso troppo
lungo per i nostri ritmi di vita, tanto che un film su supporto, in ambiente domestico, in molti casi viene visto in due o tre spezzoni) deve quindi essere riempito da
una relazione affettiva, mediata dal gioco delle identificazioni preconosce e inconsce, delle identificazioni proiettive e dalla complessa capacità di comprensione sin-
cronica e sintonica dello spettatore con le immagini che scorrono sullo schermo. È
in questo magico processo che, quando il rapporto film/spettatore funziona, si genera un'attenzione appassionata che di fatto lega la mente del realizzatore della pellicola con il suo fruitore. Come accade in tutti i processi di rispecchiamento empatico, l'interpretazione diviene coincidenza intenzionale, realizzazione di un dialogo
generatore di coscienza, medium di quel fenomeno fondamentale per ogni estetica
che è il "godimento comprendente" (Jauss, 1985) (Fig. 2.1).

Da questa prospettiva è ovvio che i *film d'anima* non si identificano necessariamente con i film di ambientazione psichiatrica o che mostrano casi psichiatrici o
che sono di genere psicologico; sono piuttosto quelli che mirano alla *mise en abîme*
del funzionamento mentale più autentico e originario attraverso la messa in scena

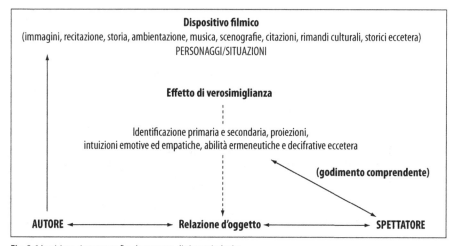

Fig. 2.1 La visione cinematografica da un punto di vista psicologico

di personaggi che riflettono parti della mente dell'artista, ma sono anche individua-te dallo spettatore come proprie. Nello spazio garantito della visione, nel quale i normali criteri censori sono sospesi in virtù dell'indifferenziazione tra reale e immaginario, lo spettatore diviene osservatore partecipe di eventi umani di ogni genere che attivano risonanze emotive, catturano parti di sé altrimenti inesprimibi-li, attivano esperimenti virtuali o potenziali. Un film ha quindi uno speciale interes-se psicopatologico quando è in grado di trascinare lo spettatore dentro i vissuti psi-copatologici dei personaggi, consentendo una straordinaria vicinanza empatica.

Ogni film seleziona il suo spettatore. Questo significa che, volutamente o invo-lontariamente, la produzione di un film ha un suo target, che la mente dello spetta-tore è già *inclusa* nel processo di produzione (Casetti, 1986). Ma questo vale soprattutto per la produzione commerciale, mentre la visione privata è spesso estre-mamente idiosincrasica e non prevedibile dalla produzione[6].

Su questi presupposti l'occhio dello psicopatologo non identifica soltanto una abilità di analizzare e *diagnosticare* fatti psichiatrici nelle vicende narrative di un certo film, o le motivazioni perturbanti o oscure che hanno motivato la loro rappre-sentazione, ma soprattutto la capacità di porre in risalto la sensibilità particolare con cui un autore può averle affrontate e rappresentate, magari camuffandole in forme narrative di generi molto diversi (come per esempio film comici o di fanta-scienza). Lo psicopatologo, cioè, finisce per essere quello spettatore che, instauran-do un dialogo con le motivazioni più intime dell'autore, ha la possibilità di fare da un lato da mediatore col grande pubblico, dall'altro di *apprendere* qualcosa di nuovo rispetto a quanto sapeva prima della visione, in una sorta di ricorsività erme-neutica autore/spettatore (Dalle Luche e Barontini, 1997).

Questo configura un esempio della legge generale per cui un film d'autore (ogni film che non sia puro intrattenimento) è tale perché, attraverso un dispositivo di finzio-ne, produce nello spettatore delle ricadute altamente significative sul piano del reale.

2.6
La visione *après coup*

La visione di un film è un evento così complesso e coinvolgente per i processi psi-chici che difficilmente si conclude all'uscita della sala o allo spegnimento dello

---

[6] Un esempio è il film come *Indagine di un cittadino al di sopra di ogni sospetto*, di Elio Petri, pen-sato e prodotto principalmente con motivazioni di ordine politico. Quest'opera vive oggi di vita propria grazie alla complessa e avvincente caratterizzazione psicologica del protagonista, che uti-lizza il proprio potere per imporsi agli altri anche quando è proprio agli altri che ha deciso di con-segnarsi per punirsi. Lo stesso discorso può valere per *Videodrome* di David Cronenberg, un film di fantascienza dai moltissimi risvolti interpretativi, che può essere visto anche come la storia di uno sviluppo psicotico schizofrenico. Gli esempi sarebbero infiniti: bisogna ammettere che a volte le opere, come i figli, vivono di vita propria e non sempre nella direzione pensata per loro da chi le ha create.

schermo. Quando non cade nell'oblio, un film ritorna in mente nei giorni successivi o anche più tardi, viene valutato di nuovo, capito meglio. Per capire e giudicare un film è spesso necessario lasciarlo decantare nella nostra mente e riviverlo a distanza di tempo. Dopo anni ci ricordiamo di "aver visto tempo fa un film" che ora per i motivi più vari ci sollecita una revisione. Anche il giudizio su un film non è mai immediato e tanto meno definitivo; ci sono film che, entrando in risonanza con la nostra vita nel corso del tempo, capiamo davvero solo dopo molti anni, e andiamo così a rivedere.

La visione è dunque un processo esteso nel tempo, in questo assomiglia alla nostra stessa vita ogni qualvolta, come in analisi, vi riflettiamo e, quando la andiamo a riesaminare a distanza di tempo, assume valori e significati diversi. La revisione e la rivisitazione, sono quindi processi inerenti alla visione, e rappresentano un'altra prova dell'isomorfismo tra cinema e mente autocosciente.

Così come la vita è uno strano equilibrio tra staticità e mutamento, tra identità e cambiamento, a volte una successiva visione della stessa opera ci mette a confronto con l'immodificabilità della nostra sensibilità e della nostra percezione estetica. Alcuni film non ci piacciono fin alla prima visione, ne riconosciamo i difetti che interrompono la magica trance garantita dalla verosimiglianza e così via; anche se spesso si tratta di film famosi e osannati da pubblico e critica. Capita di rivederli dopo decenni e vi ritroviamo gli stessi difetti, ci meravigliamo di come a volte il tempo passi e noi, anche a test molto precisi come la visione di uno stesso film, ci ritroviamo *completamente identici*.

La comprensione di un film a volte è egodistonica, nel senso che nasce dalla visione di un'opera che non piace, o che infastidisce, o di cui non condividiamo i contenuti. Ciononostante non possiamo non ripensare al film, oppure il film avvia associativamente delle riflessioni nostre, che portano a sviluppare una catena di pensieri. Certi film *risvegliano* dalle abitudini e dal torpore mentale e intellettuale, sono "sassi nelle scarpe", secondo la dizione di Lars von Trier (nel suo film *Epidemic*), qualcosa che come un pungolo ci porta verso una nostra verità.

2.7
Dall'impressione di realtà alla visione vera e propria

Rinviando alle opere specifiche (per esempio i testi di Aumont, 1996 e Stam, 2005 e diverse annate delle riviste di cinema come *Segnocinema* e *La linea dell'occhio*, così attratte da questioni teoriche da sembrare talora riviste di psicologia cognitiva), l'approfondimento delle questioni teoriche sul definitivo sfrangiamento teorico e metodologico delle correnti di analisi del testo filmico, possiamo differenziare tra diverse modalità di visione e fruizione di un film, in riferimento agli aspetti psicologici di interesse in questa sede:
a) la produzione media, commerciale, che privilegia l'impressione di realtà, la verosimiglianza, la linearità della narrazione, l'identificazione secondaria coi

personaggi, l'azione, il carattere meramente effettistico e stupefacente degli effetti speciali;

b) il cinema d'arte, che può lavorare sull'impressione di realtà fino a sospenderla, privilegia spazi-tempi narrativi non lineari, la qualità delle immagini, l'identificazione primaria con la mente dell'autore piuttosto che con i personaggi, l'esplorazione della vita mentale, la proposizione di contenuti del tutto svincolati dalla morale corrente;

c) le produzioni sperimentali o *postmoderne* che si svincolano sempre più dagli obblighi narrativi (così come la pittura si è svincolata dal figurativo) a vantaggio di inventiva e originalità del dispositivo, della riflessione sulle possibilità espressive del cinema, dall'enciclopedismo dei rimandi culturali filmici ed extrafilmici, per dedicarsi invece all'ibridazione con altre forme espressive (realtà virtuale, fumetti, videogiochi, eccetera), e alla metacognizione di ciò che significa fare film.

Oggi vedere un film è quasi sempre un'operazione che va al di là della comprensione delle vicende; analizzare un film ha senso solo se l'opera dice qualcosa in più o di altro rispetto a un racconto (Aumont, 1996). L'oggetto di analisi di un film, il motivo per cui funziona o meno, ci piace o no, lo amiamo o lo odiamo, lo ricordiamo e lo rivisitiamo nella nostra mente oppure lo dimentichiamo del tutto, non consiste più tanto nel contenuto di un'opera, quanto nelle soluzioni che gli autori hanno adottato per rappresentare determinati contenuti. Riproponendo una vecchia questione estetica, già sollevata anche per le opere narrative, si può dire che determinati contenuti sono fruibili esclusivamente in virtù della forma con cui sono presentati: *la forma del contenuto è ciò che fa un film e lo caratterizza*[7].

Se il cinema pensa, e una vera visione è sempre più svincolata dall'impressione di realtà a vantaggio dell'*adesione comprensiva alla logica dell'opera* (un processo che il cinema ha in comune con le altre forme di arte contemporanea), il criterio estetico generale non è tanto se un film è bello o brutto (per esempio se abbia delle belle immagini o meno, degli attori bravi o no), quanto se un film funziona, nel senso di essere in grado di catturare l'attenzione dello spettatore avvincendolo attraverso le emozioni e immettendo in lui dei germi per una riflessione non sul cinema, bensì sul reale, magari su se stesso.

Il cinema che noi consideriamo (anche in questo libro) non è mero intrattenimento, ma un'arte che produce dispositivi finzionali in grado di avere una ricaduta reale sullo spettatore. Per lo psicopatologo vale la seguente legge: *un film ha pertinenza psicopatologica quando accresce la consapevolezza e le competenze di chi, per lavoro, deve affrontare e confrontarsi con la psicopatologia.* Questo può

---

[7] Qui si ripropone un'altra affinità della visione cinematografica con la psicopatologia: la psicopatologia fenomenologica, anticipata da Griesinger, si basa sulla constatazione che determinati comportamenti o contenuti mentali hanno rilevanza patologica solo per il modo con cui vengono attuati, presentati, espressi. Si veda come esempio la discussione infinita relativa all'impossibilità di definire un delirio esclusivamente in relazione ai suoi contenuti.

avvenire sui vari piani già menzionati, ma la forma più interessante è quello di un film che entra in risonanza con problematiche reali (dello spettatore oppure, per esempio, di un determinato paziente) stimolando riflessioni innovative che possono essere proposte in uno spazio mentale condiviso anche a fini didattici.

Bibliografia

Aumont J (1996) A quoi pensent les films Séguier, Paris

Aumont J, Bergala A, Marie M, Fernet M (1984) Esthétique du cinéma. Nathan, Paris

Barthes R (1995) I segni e gli affetti nel film. Vallecchi, Firenze

Casetti F (1986) Dentro lo sguardo, il film e il suo spettatore. Bompiani, Milano

Curi U (2000) Lo schermo del pensiero. Cinema e filosofia. Raffaello Cortina, Milano

Dalle Luche R, Barontini, A (1997) Transfusioni. Saggio di psicopatologia dal cinema di David Cronenberg. Baroni, Viareggio

Deleuze G (1983) Cinema 1. L'immagine-movimento. Ubulibri, Milano

Deleuze G (1985) Cinema 2. L'immagine-tempo. Ubulibri, Milano

Eisenstein S (1947) The film sense. Harcourt Brace, San Diego

Epstein J (1921) Bonjour Cinema. Sirene, Paris

Grossini G (1984) Cinema e follia. Stati di psicopatologia sullo schermo (1948-1982). Dedalo, Bari

Jauss HR (1985) Apologia dell'esperienza estetica. Einaudi, Torino

Maggini C, Dalle Luche R (1992) *Picnic a Hanging Rock* e l'evidenza enigmatica del mito. In: Betti M, Marchi E, Zanda G (eds) Esperienze psichiatriche in video. Maxmaur, Bagni di Lucca

Metz C (1989) Cinema e psicoanalisi. Il significante immaginario. Marsilio, Venezia

Mitry J (2001) Esthétique et psychologie du cinéma. Cerf, Paris

Morin E (1956) Cinema ou l'homme imaginaire. Editions du Minuit, Paris

Musatti C (1945-1971) Libertà e servitù dello spirito. Diario culturale di uno psicoanalista. Boringhieri, Torino

Sabbadini A (2003) The couch and the silver screen: psychoanalytic reflections on european cinema. Routledge, Hove

Schillirò C (1993) La visione dell'anima. Il viaggio iniziatico. In: Fino alla fine del mondo, parte I. Rivista di psicologia analitica 47:143–178

Schillirò C (1995) La visione dell'anima. Il viaggio iniziatico. In: Fino alla fine del mondo, parte II. Giornale storico di psicologia Dinamica XIX (37):37–92

Stam R (2005) Teorie del film. Audino, Roma

Lo psichiatra nel cinema 3

V. Volterra

Cinema e psicoanalisi sono nati nello stesso anno, 1895, il primo con il celebre film dei fratelli Lumiére, la seconda con gli *Studi sull'isteria* di Freud e Berger. In seguito queste due tecniche-arti si sono sviluppate contemporaneamente, influenzandosi a vicenda, fino a diventare parte integrante della nostra cultura e dell'immaginario collettivo. Freud, però, non amava il cinema e aveva nei suoi confronti un diffidente distacco. Si ricordano, a tal proposito, una sua dichiarazione ironica a Ferenczi ("Il cinema è oggi di moda, come i capelli alla maschietta, ma io non mi faccio tagliare i capelli alla maschietta"); la non adesione alle richieste del produttore Goldwin di sceneggiare in chiave psicoanalitica alcune celebri storie d'amore (la prima doveva riguardare Antonio e Cleopatra), nonostante un'offerta economica assai vantaggiosa; sia, infine, il rifiuto al regista Pabst di coadiuvare la sceneggiatura psicoanalitica di un film, *I misteri di un'anima*, che era impostato sulla genesi traumatica e il successivo trattamento di una sindrome fobico-ossessiva. A tal proposito, Freud si arrabbiò con i suoi allievi-collaboratori, Abraham e Sachs, che invece si assunsero tale onere, e si riappacificò con loro solo una volta appresa la notizia di una grave malattia di Abraham, che morì poco dopo.

Tali avversioni e diffidenze erano motivate dal fatto che Freud riteneva non traducibile in corretti termini cinematografici la metapsicologia analitica; e anche perché all'epoca della proposta di Pabst stava ripudiando la teoria del trauma (nei film tuttora quasi sempre indicato come causa di ogni disturbo psichico) per concentrarsi sull'analisi del transfert; considerava il cinema una sorta di *baracconata*, tanto più che in alcuni dei più noti film dell'epoca (*Il Gabinetto del dottor Caligari* e *Il dottor Mabuse*), gli psichiatri facevano una pessima figura ed erano rappresentati come mentecatti o criminali; e, infine, perché forse prevedeva che gli psichiatri e soprattutto gli psicoanalisti sarebbero stati prima o poi maltrattati dal cinema.

Invero, il cinema sembra essere stato sempre affascinato dalla psichiatria e dalla psicoanalisi, anche se marginalmente ai tempi del muto, dato che le persone affette da patologia mentale e le loro cure sono stati temi ricorrenti nella sua storia ed evoluzione. Allo stesso modo, quasi tutti gli psichiatri sono stati interessati ai film, tanto più che molti studiosi li hanno esplorati con metodologie di tipo psicoanalitico.

Vero come la finzione. Matteo Balestrieri
© Springer-Verlag Italia 2010

3

   Ciò nonostante, la maggior parte delle pellicole ha fornito quasi sempre un'immagine stereotipata degli psichiatri e degli psicoterapeuti rappresentati per lo più con raffigurazioni semplificate e schematiche, per necessità pratiche della trama o del genere, o come personaggi di moda di una certa epoca.

   Secondo Gabbard e Gabbard (1999) la quasi completa assenza di professionisti della salute mentale nei film dei primi tre decenni del secolo scorso è stata dovuta all'incompatibilità con le sceneggiature del cinema muto e all'isolamento di Hollywood rispetto all'establishment psicoanalitico. In seguito, invece, quando i produttori hanno cercato testi per i film sonori, si sono accorti che un'ampia serie di libri e copioni rifletteva il fascino crescente esercitato dalla psichiatria sul pubblico e che, rimaneggiando in vario modo le trame per adattarle ai vari gusti, era compatibile con i generi polizieschi, gialli, avventurosi, romantici eccetera. Gli psichiatri cinematografici, allora, soprattutto come psicoterapeuti o consiglieri della mente, contribuivano a fornire quelle conclusioni consolatorie che caratterizzavano quasi tutti i film dell'epoca negli anni Trenta e Quaranta del secolo scorso. Nello stesso tempo, la complessità della professione permetteva anche di presentarli sotto aspetti diversi e contrapposti per cui nei diversi film, o anche nello stesso, a ogni psichiatra sensibile, competente, seduttivo e carismatico, se ne alternavano altri incapaci, aggressivi, ciarlatani o disonesti; a ogni psicoterapeuta corrispondente all'ideologia culturale condivisa, se ne contrapponevano altri che la disconfermavano, per cui il pubblico riceveva un messaggio ambivalente e spesso contraddittorio nei loro confronti. Anche l'affermazione inquietante della psicoanalisi sulla non completa consapevolezza delle motivazioni che guidano la vita, in contrasto con l'immagine di un mezzo psicologico positivo di aiuto e di cura, ha fatto sì che la sua raffigurazione filmica spingesse frequentemente gli spettatori su polarità opposte.

   Seppure siano state poche le professioni, i gruppi etnici e le classi sociali immuni da un processo di stereotipizzazione cinematografica, è certo che gli psichiatri, nelle loro incarnazioni nelle pellicole, hanno occupato un posto preminente sia a livelli prestigiosi sia infimi. All'inizio, dopo i ciarlatani dei primi anni, sono stati rappresentati come professionisti meravigliosi dell'"età dell'oro" (Gabbard e Gabbard, 1999), il cui lavoro era considerato strepitoso ed emozionante, anche se impegnativo, in quanto potevano fornire legittimazione a temi sessuali, interpretazioni a eventi sovrannaturali, salvezza ad anime tormentate o a individui incompresi, spiegazioni a comportamenti misteriosi, soluzione a crisi interpersonali e sociali.

   Le necessità dei generi cinematografici nei vari periodi sono state infatti determinanti nella caratterizzazione degli psichiatri e degli psicoterapeuti, per cui, negli anni Trenta-Sessanta, salvo rare eccezioni, sono stati idealizzati quasi come figure eroiche in grado di dare a tutti aiuto per superare le problematiche esistenziali, mentre in seguito, sono stati calati anche in personaggi incompetenti, stravaganti, pazzi, disonesti, criminali, perversi, oppressori degli spiriti liberi eccetera.

   Ora, se pur è vero che il cinema commerciale non ha finalità scientifico-didattiche, tuttavia certe deformazioni e forzature hanno creato nel pubblico pregiudizi e stigma sia nei confronti dei malati mentali sia di psichiatri e psicoterapeuti. Ciò, soprattutto, se si tiene presente che proprio i film che hanno avuto maggior successo (*Io ti salverò*, *Qualcuno volò sul nido del cuculo*, *Rain Man*, ecc.) sono intrisi di improprietà non indifferenti, anche se inserite in un prodotto di ottima confezione.

La prima apparizione di uno psichiatra nel cinema risale a un film americano del 1906, *Dr. Dippy's Sanatorium*. Questo film riprendeva gli stereotipi sugli istituti psichiatrici e sui matti già descritti in *The Escaped Lunatic* (1904) che trattava le avventure di un folle, che s'immaginava di essere Napoleone, fuggito da un manicomio. Con i primi film sonori il cinema creava un'immagine dello psichiatra demedicalizzato, competente, affascinante e premuroso, che svolgeva però il suo lavoro al di fuori di ogni confronto con gli aspetti scientifici della psichiatria, anche perché, in maniera semplicistica, la malattia mentale veniva presentata come dovuta a traumi (e si risolveva immediatamente con la loro rievocazione catartica) o a carenze affettive da parte di un genitore o di un partner insensibili e veniva curata, semplicisticamente, da un viaggio, da un successo in carriera, da un nuovo amore eccetera (ma *mutatis mutandis*, le stesse cose capitano anche oggi). Nella *Fossa dei serpenti*, è stato rappresentato, forse per la prima volta, uno psichiatra che aveva a che fare con le inadeguatezze degli istituti statali, il sovraffollamento della struttura, l'autoritarismo degli infermieri e l'incompetenza degli amministratori. Per quanto bravo, questo psichiatra doveva subordinare i trattamenti alle decisioni del consiglio di amministrazione, spiegare al marito della sua paziente che, dato il poco tempo a disposizione, doveva utilizzare "mezzi rapidi", e che i superiori gli avevano fatto pressione perché dimettesse quanto prima la malata, perché c'erano troppi pazienti in ospedale. Il film esprimeva inoltre una certa ambivalenza nei confronti della psichiatria e dell'elettroshock (rappresentato come una barbarie e contemporaneamente come uno strumento utile), e un profondo contrasto tra le scene psicoterapeutiche quasi *educative* e quelle sui reparti, che rilevavano gli aspetti orrendi, crudeli e terrifici del manicomio, proponendone, come sola finalità, il dominio sull'altro e la sua umiliazione con interventi sadici e normativi.

In seguito, altri film hanno messo a confronto gli istituti caotici statali inseriti in un contesto urbano con pazienti assai gravi (*Uno scandalo per bene, Il giorno del vino e delle rose, Giorni perduti*), con le piacevoli case di cura private situate in ameni luoghi di campagna dove venivano presi in cura soggetti in genere meno disturbati (*Cattiva, Ragazze interrotte*). Questi film riconoscevano quindi la necessità del trattamento psichiatrico per individui malati con bisogno di aiuto, ma mettevano in discussione le modalità con cui questo si realizzava.

Un aspetto utile di tali rappresentazioni è stato di familiarizzare gli spettatori con temi complessi e difficili, e di ridurre la distanza fra normalità e follia, intaccando lo stereotipo del *pazzo* come persona totalmente *altra* e priva di umanità (Pavan, 1995) e di equiparare l'aggressività degli psichiatri e della gente verso i malati mentali al conformismo razzista e all'intolleranza (*David e Lisa*).

Dopo gli anni Sessanta, durante i quali gli psichiatri erano ben rappresentati nei film, grazie alla loro disponibilità ad assumersi un compito di *difesa della società tradizionale*. Quando questa e i suoi paradigmi hanno cominciato a vacillare e a crollare nel mondo occidentale, anche gli psichiatri nei film si sono trovati esposti ad attacchi violenti, la loro figura è stata demitizzata, e si è arrivati a rappresentarli con caratteristiche negative opposte, spesso eccessivamente enfatizzate. Negli psichiatri dei film è apparsa allora una mescolanza di tratti positivi e negativi, tipica di ogni essere umano, e si è cercato di cogliere, comprendere e risolvere in loro una realtà caratterizzata da scelte difficili, e da un lavoro impegnativo temperato magari da un'ironia autosarcastica e da una satira garbata (*Zelig*). Alcuni film hanno poi introdotto l'immagine di uno psichiatra che, pur in grado di dare il benessere agli altri, non riesce a mettere armonia nella propria vita, e che si trovava a collegare vicende private con il proprio lavoro; un individuo, quindi, con problemi e reazioni comuni riconoscibili, ma anche più insicuro e dubbioso (*Le manie di Bob*).

Nel cinema, in genere, le donne sono ritenute poco efficaci come psicoanaliste nel caso in cui non siano realizzate come donne, ma se emotivamente coinvolte, vengono considerate superiori agli psichiatri maschi. Le une e gli altri spesso si innamorano dei rispettivi pazienti e questa circostanza, anziché una malpratica, viene considerata in genere una soluzione "terapeutica"/esistenziale felice (*Tenera è la notte*, *Girandola*).

Talora, nel cinema, la cura della parola ha fatto sì che i disturbi di alcuni personaggi siano stati individuati e trattati più con un lavoro da detective che da psichiatra. Questa circostanza viene accolta con grande favore nei film gialli e noir. Gli angoli più oscuri della mente responsabili dei comportamenti irrazionali sono così svelati e resi noti nei rapporti del trattamento attraverso lo svelamento di una serie di enigmi affrontati con tecniche in gran parte indistinguibili da quelle poliziesche (*Sherlock Holmes: soluzione sette percento*).

Negli ultimi decenni il cinema ha cercato di focalizzare la professione psichiatrica in modo più corretto. Tuttavia, in alcune pellicole sono apparsi psichiatri malvagi, delinquenti, perversi e sono state rappresentate terapie scioccanti, che hanno reso un cattivo servizio al pubblico, dato che un film che suscita paure nei confronti degli psichiatri e delle cure da loro prescritte è crudele nei confronti dei pazienti e dei loro congiunti, e in più rafforza l'idea, già presente nell'immaginario collettivo, di una psichiatria punitiva e persecutoria (che ha ben poco a che fare con la cura), oltre lo stigma e i pregiudizi.

Tralasciando i film, soprattutto comici, in cui gli psichiatri sono rappresentati più pazzi dei pazzi, si può dire che nessuna dissocialità o perversione sia stata loro risparmiata: dal travestitismo (*Vestito per uccidere*) alla pedofilia (*Happiness*), dal cannibalismo (*Il silenzio degli innocenti*) al sadismo (*Le ali della libertà*) e all'omicidio (*Scissors*) praticato addirittura da supervisori (*Perversione mortale*). In altri film sono stati descritti sia gli psichiatri con una visione quasi romantica dei malati (*Per le antiche scale*, *Don Juan De Marco, maestro d'amore*), sia quelli, invece, complici dell'emarginazione e dell'annichilimento dei pazienti (*Arancia meccanica*). In altri infine è stata evidenziata la loro incompetenza diagnostica (*Schegge di paura*, *M'ama non m'ama*).

Gli interventi psicoterapeutici sono stati poi presentati in modo molto contraddittorio (elogiativo, critico, ironico eccetera). D'altra parte solo l'estesa rappresentazione di una relazione terapeutica (*Diario di una schizofrenica*, *Gente comune*) ha potuto dare una visione verosimile, anche se spettacolarizzata, di un processo di cambiamento, così come la sottolineatura di alcuni errori negli interventi (*Transfert pericoloso*, *La stanza del figlio*) ha messo in evidenza la malpratica di chi non riesce a controllare il proprio controtransfert. Un capitolo a parte meriterebbe, a tal proposito, il transfert erotizzato, cinematograficamente molto amato dal pubblico (*Io ti salverò*, *Il principe delle maree*, *Mr. Jones*, *Henry a pezzi*), largamente utilizzato negli happy end. Senza contare come spesso la professione degli psicoterapeuti venga presa in giro (*Alta tensione, Ciao pussycat, Terapia e pallottole, Equilibrium (Eros), Caruso Pascoski, What Women Want, Tutti pazzi per Mary, Tu la conosci Claudia?*).

Talora è stata rimarcata la venalità degli psicoterapeuti (*Quando la moglie è in vacanza*) e, a tal proposito, è simpaticamente sarcastica l'affermazione di uno di loro (*Confidenze a uno sconosciuto*), a cui un commercialista si rivolge avendo incontrato, per errore, una paziente che ha scambiato i loro studi: "In fondo c'è una certa somiglianza tra i nostri lavori, dato che i clienti che abbiamo di solito denunciano qualcosa e nascondono qualcos'altro". Infine, anche gli stessi fondatori della psicoanalisi (Freud e Jung) sono stati rappresentati in biografie romanzate piuttosto piatte, o utilizzati in modo pretestuoso in trame approssimative, o romantiche (*Freud, passioni di una mente, Prendimi l'anima*).

Pochi sono stati invece i film che hanno illustrato le riforme degli ultimi anni e l'impegno degli psichiatri contro l'emarginazione manicomiale o le coercizioni e gli abusi talora esercitati in passato sui malati mentali (*Matti da slegare, Manila Paloma bianca, La meglio gioventù, Colpo di luna*), e pochi sono quelli che si sono occupati, e non sempre in maniera adeguata, degli psichiatri forensi (*Pazza, La visione del sabba*).

In conclusione si vuole segnalare che nei film:
a) gli psichiatri e gli psicologi psicoterapeuti sono spesso confusi e non chiaramente distinti, come tuttora accade frequentemente, almeno in Italia, tra la popolazione;
b) li psichiatri e gli psicologi psicoterapeuti che usano la parola per curare sono rappresentati con miglior professionalità e carisma rispetto agli operatori della salute mentale che impostano la terapia basandosi sui farmaci (*Blue Sky, Il genio della truffa* eccetera) e, peggio ancora, sull'elettroshock (*Francis, Piano solo*) e sui coma insulinici (*A Beautiful Mind*) sempre filmati in modo truculento e somministrati con più o meno esplicite intenzioni sadiche e punitive, e ancor più sulla lobotomia, presentata in genere come un rimedio estremo, ma "semplice, per il bene del paziente" (è bene comunque ricordare che il professor Moniz ha vinto a suo tempo il premio Nobel per questo intervento e non per l'angiografia cerebrale da lui introdotta in medicina);
c) nelle rappresentazioni del rapporto terapeuta-paziente proposte dal cinema, gli psichiatri di scuola organicista sono considerati meno attenti ad ascoltare il malato e a confrontarsi con il disagio psichico. La cura con farmaci, talora confusa con le *droghe*, magari da somministrare di nascosto (*Notorious*) è stata spesso trattata in modo fuorviante. Per contro, gli psichiatri interessati all'aspetto psicologico o psicodinamico della sofferenza mentale sono di solito rappresentati come competenti e accurati nel vagliare, caso per caso, i metodi di cura. Questo tipo di rappresentazione finisce per consolidare una sorta di stereotipo e di rigida categorizzazione poco aderente alla realtà. Infatti, tale rappresentazione semplificata e la distinzione netta tra due schieramenti contrapposti (da un lato, gli psichiatri sadici che usano l'elettroshock, la camicia di forza, gli psicofarmaci e rinchiudono i pazienti, dall'altro quelli buoni, che usano il dialogo, la psicoanalisi e che aprono le porte dei reparti) può determinare assurdi e spiacevoli pregiudizi, tanto più gravi se si pensa che non è corretto separare in modo netto la psichiatria organi-

cista da quella psicodinamica, dato che trattamenti medici e psicologici sono in genere integrati nella maggioranza dei casi (Arcuri, 1995). A tal proposito, ricorda Jervis (1993) da un punto di vista storico, per molti anni la psichiatria più decisamente orientata in senso psicoanalitico ha fatto largo uso del coma insulinico e dell'elettroshock, convinta della loro utilità nel rendere più accessibili al dialogo i gravi psicotici. A sua volta, la cosiddetta antipsichiatria italiana, negli anni Sessanta e Settanta, ha impiegato psicofarmaci ad alte posologie per permettere ai pazienti di convivere in strutture aperte, e ha sostanzialmente ignorato le tecniche psicoterapeutiche sia individuali sia di gruppo;

d) la difficile e controversa definizione dell'identità dello psichiatra ha fatto sì che a questi professionisti si attribuissero non solo devianze di ogni tipo, ma che ne emergessero figure contrapposte, da un lato intelligenti, capaci, competenti, salvifiche, generose, oblative, carismatiche, dall'altro pazze, sciocche, stravaganti, ridicole, incapaci, disoneste, scellerate, criminali e perverse. Non è un caso che sia emersa anche in vari film l'ambiguità del compito dello pischiatra, da un lato proteso a concedere al malato un'esistenza piena e totalmente riconosciuta, dall'altro volto al controllo della devianza e all'emarginazione dell'anormalità, e che sia stato evidenziato come la relazione col malato spesso non sia solo coinvolgente, ma anche travolgente (*Analisi finale, La stanza dei giochi*);

e) è certo comunque che gli psichiatri e gli psicoterapeuti continueranno a essere personaggi affascinanti per i cineasti, pur con impostazioni interpretative più o meno corrette e attente[1]. Se nel cinema l'attore potrà sublimare il proprio esibizionismo, lo psichiatra, nell'intimità del suo studio, potrà sublimare i propri interessi voyeuristici. Per quanto apparentemente diversi quindi, psichiatria e cinema offriranno entrambi uno sguardo sulla psiche umana. Entrambi indatti sono collegati alla doppia direzione dell'esibizionismo e della scopofilia insita in ciascuno di noi, per cui, come affermano Gabbard e Gabbard (1999), tale convergenza manterrà indissolubilmente legati questi due improbabili "compagni" anche per gli anni a venire, si spera con reciproca soddisfazione.

Bibliografia

Arcuri L (1995) Ruolo dei mass media nella rappresentazione della malattia mentale. In: De Mari M, Marchiori E, Pavan L (eds) Psiche e Immagine. Lavia-Kendall, Padova

Gabbard GO, Gabbard K (1999) Psychiatry and the cinema. American Psychiatric Press, Washington

Jervis G (1993) Presentazione. In: Valenstein ES, Cure disperate. Giunti, Firenze

Pavan L (1995) La psichiatria attraverso il cinema. In: De Mari M, Marchiori E, Pavan L (eds) La mente altrove. Franco Angeli, Milano

---

[1] Nel 1998 gli Oscar per il migliore attore protagonista e per quello non protagonista sono andati a un paziente psichiatrico (interpertato da Jack Nicholson) e a un terapeuta (interpretato da Robin Williams).

Traiettorie dello sguardo. Dal buio della sala cinematografica alla stanza della terapia

4

I. Senatore

Sono sempre stato affascinato dal problema della cecità. Uno dei miei progetti più cari era quello di fare un film ambientato in una casa di ciechi. Là avrebbero dovuto esserci persone che andavano a sbattere di continuo nei muri tentando di afferrare oggetti che non potevano vedere. Credo che sarebbe stato interessante tentare un confronto con questo genere di problema con un mezzo, il cinema, che per sua natura è il solo che si occupa di ciò che è visibile.

Douglas Sirk

C'è questo tizio, in Germania, Fritz qualcosa, non lo so, o forse mi pare Werner, comunque... La sua teoria è che se vuoi verificare qualcosa scientificamente, i pianeti che girano intorno al sole, di cosa sono fatte le macchie solari, perché l'acqua esce dal rubinetto, devi osservare il fenomeno. Ma, il semplice guardare, alcune volte, il guardare cambia il fatto e tu non puoi sapere cosa sia successo nella realtà o che cosa sarebbe successo se tu non avessi ficcato il tuo grosso naso. Perciò non ha senso chiederci cosa è successo. Il semplice guardare cambia il fatto. Si chiama principio d'indeterminazione. Sembra un'idea bislacca ma anche Einstein l'ha presa in considerazione. La scienza, la percezione, la realtà, il dubbio, il ragionevole dubbio. Sto dicendo che alcune volte più guardi e meno conosci.

L'uomo che non c'era, Joel Coen

Le angolazioni sono i pensieri del regista. Le illuminazioni sono la sua filosofia. Dirò di più: il cinema l'ha mostrato molto prima che Wittgenstein e alcuni miei contemporanei imparassero a diffidare del linguaggio come autentico medium e interprete della realtà. Così ho imparato a fidarmi dei miei occhi più che della vacuità delle parole.

Douglas Sirk

Il cinema è una scuola di disattenzione: si guarda senza vedere, si ascolta senza sentire.

Robert Bresson

4

4.1
Introduzione

"Non c'è nessuna forma d'arte come il cinema per colpire la coscienza, scuotere le emozioni e raggiungere le stanze segrete dell'anima". Fedele a questa affermazione di Ingmar Bergman, in questo scritto affronterò i temi complessi legati alla psicoterapia, prendendo a prestito alcune affermazioni di registi sullo specifico filmico, e lasciandomi cullare dal fascino di certe pellicole tra le più suggestive prodotte negli ultimi anni.

4.2
Dal buio della sala cinematografica alla stanza della terapia

Con il suo poetico *Confidenze troppo intime* (2003), Patrice Leconte narra di Anna, una donna smarrita e spaesata che decide di rivolgersi a uno psicoanalista per tentare di incollare i cocci della propria vita. Anna centra il piano giusto, il sesto, ma sbaglia porta e si trova a raccontare le proprie "confidenze intime" a William Faber, un grigio e solitario fiscalista. L'equivoco è svelato, ma i due decidono di proseguire il *trattamento*. Il film, raffinato e delicato, narra di passioni sopite, di sguardi languidi e trattenuti, di gesti silenziosi e interrotti. Al regista francese non interessa proporre una parodia della psicoanalisi, ma raccontare la vicenda di due persone sole e svuotate che sono alla disperata ricerca di qualcuno che le ascolti. L'elemento intrigante di tutta la vicenda è la scoperta precoce di Anna che Faber non è un'analista. Ma perché lei non fugge? Leconte lo lascia intuire immediatamente: Anna si affida al fiscalista perché sente che William, un uomo solo e disperato quanto lei, è in grado di ospitare, in silenzio, le sue riflessioni e i suoi tormenti, e di ascoltarla in maniera calda e accogliente.

Tae-suk è uno strano ragazzo che ama abitare le case vuote degli altri. Sempre in sella a una moto e in compagnia di un'inseparabile mazza da golf, si introduce nelle abitazioni temporaneamente lasciate vuote dai proprietari e le vive come fossero sue. Si lava, si prepara da mangiare, ripara bilance e orologi, innaffia le piante, fa il bucato e ama immortalarsi con un autoscatto davanti alle foto dei proprietari degli appartamenti. Più che un ladro sembra una specie di angelo custode. In una di queste peregrinazioni diurne, entra in un appartamento e incappa in Sun-kwa, una donna sposata e appena picchiata a sangue dal marito. Senza battere ciglio, la ragazza lo seguirà nelle sue peregrinazioni, fino al giorno in cui verranno scoperti. Il ragazzo andrà in carcere, ma quando ne uscirà si aggirerà "come un fantasma" nella casa della sua amata Sun-kwa. La vicenda si chiude con una scritta chiarificatrice: "Difficile dire se il mondo in cui viviamo sia realtà o sogno". Il film è *Ferro tre. La casa vuota* (2004) di Kim Ki Duk, che passerà alla storia del cinema per i dialoghi talmente scarni che i due protagonisti non pronunciano una sillaba per tutta la durata del film. E la bellezza del film consiste proprio in questo magnetico silenzio che avvolge i due giovani protagonisti. Non è forse vero che Tae-suk ha imparato a farsi vedere solo da chi lo ama? Abitare uno spazio vuoto e renderlo vivo, caldo, accogliente e abitabile: non è forse questo uno dei nostri compiti in seduta?

Seppur con alcune sostanziali differenze sul piano stilistico, i due film citati narrano della capacità d'ascolto e di accoglimento come di due qualità indispensabili per la presa in cura del paziente.

Wim Wenders (1992), in merito allo spazio filmico, sembra suggerirci dell'altro:

> Esistono film che sono come spazi chiusi: non lasciano il minimo spazio vuoto tra le singole immagini, non permettono di vedere ciò che è rimasto "fuori" dal film, non consentono agli occhi e ai pensieri di muoversi liberamente. In questo genere di shock visivi lo spettatore non può riversarvi nulla di proprio, nessun sentimento, nessuna esperienza. E si esce dal cinema con un senso di delusione. Solo i film che lasciano spazi vuoti tra le immagini raccontano una storia, ne sono convinto, perché una storia si produce anzitutto nella testa dello spettatore o dell'ascoltatore. E gli altri film, quelli a sistema chiuso, fingono solo di raccontare una vicenda. Seguono la ricetta della narrazione ma usando ingredienti senza gusto.

Il regista tedesco sembra consigliare che in terapia non dobbiamo posizionare la nostra mente in direzioni precise, ma lasciarla vagabondare senza meta; solo così potremo lasciare degli spazi *aperti* al paziente affinché possa elaborare emotivamente l'esperienza della terapia.

4.3
Traiettorie dello sguardo

Per Jean Luc Nancy (2004):

> Essere all'ascolto significa essere disposti alla prima scalfittura del senso, a un intaglio ... Può essere uno sfregamento, uno stridore di denti prodotto da un movimento della gola, un gorgoglio, uno scricchiolio, una materia mormorante pensante... il grido nascente, la nascita del grido, appello o pianto, canto, spiegazzamento di sé fino all'ultimo mormorio. Ed è così che risuona, al di qua di un dire, un "voler dire" al quale non bisogna dare subito il valore di una volontà.

Lo studioso francese sembra ricordarci che in seduta, più che puntare al materiale verbale del paziente, dobbiamo porre grande attenzione a quegli impercettibili e impalpabili segni che egli ci porta sottotraccia, e con queste affermazioni pare rimandare a quanto Freud (1976) evidenziava in un suo scritto:

> Molto tempo prima ch'io potessi sentir parlare di psicoanalisi venni a sapere che un esperto d'arte russo, Ivan Lermolieff aveva provocato una rivoluzione nelle gallerie d'Europa rimettendo in discussione l'attribuzione di molti quadri ai singoli pittori,

4

insegnando a distinguere con sicurezza le imitazioni dagli originali. Egli era giunto a questo risultato prescindendo dall'impressione generale e dai tratti fondamentali del dipinto sottolineando invece l'importanza caratteristica di dettagli secondari, di particolari insignificanti come la conformazione delle unghie, dei lobi auricolari, dell'aureola e di altri elementi che passano di solito inosservati. Io credo che il suo metodo sia strettamente apparentato con la tecnica della psicoanalisi medica. Anche questa è avvezza a penetrare cose segrete e nascoste in base a elementi poco apprezzati o inavvertiti, ai detriti o "rifiuti" della nostra osservazione.

Walter Murch (2000), montatore di diversi film tra cui *Apocalipse Now* (1979), *La conversazione* (1974), *American Graffiti* (1973), ci suggerisce altre fascinazioni sul tema:

> Ho cominciato a osservare la gente, a vedere quando batteva gli occhi, e ho cominciato a scoprire qualcosa di molto diverso da quello che s'impara nelle classi di biologia al liceo, cioè che il batter d'occhi sarebbe semplicemente un mezzo per inumidire la superficie dell'occhio. [...] Quindi mi pare che il ritmo del battere gli occhi sia legato ai nostri stati emotivi e alla natura e frequenza dei nostri pensieri, più che all'ambiente atmosferico in cui ci capita di trovarci. Anche se non c'è un movimento della testa [...] il batter d'occhi aiuta la discriminazione interiore dei pensieri. E non solo la cadenza, ma anche il momento preciso del batter d'occhi è significativo. Cominciamo una conversazione con qualcuno e osserviamo quando questi batte gli occhi. Io credo che scopriremo che l'ascoltatore batterà gli occhi nel momento preciso in cui si sarà "fatto un'idea" di quello che stiamo dicendo, né prima, né dopo. [...] Il batter d'occhi avviene quando l'ascoltatore si rende conto che la nostra "introduzione" è finita e adesso diremo qualcosa di significativo, oppure quando sente che ci stiamo "scaricando" e non diremo più nulla di significativo per il momento. [...] Quando abbiamo un'idea o una sequenza d'idee collegate, battiamo gli occhi per puntualizzare e separare quell'idea dal resto.

Con queste riflessioni Murch sembra ricordarci che il terapeuta deve affinare le proprie capacità di osservazione, fino a cogliere nell'altro la più piccola sfumatura, fino a occuparsi del battito di ciglia. Naturalmente, questa visione del paziente in seduta significa aderire a un modello d'incontro orientato più all'osservazione e all'ascolto che alle prescrizioni e alla direttività.

4.4
Conclusioni

Un tempo Jean Luc Godard affermava:

> Ci sono due generi di artisti: alcuni camminano per la strada a capo eretto, guardando dritto in avanti. Osservano, progettano e organizzano: i loro lavori sono interessanti, efficaci, ben svolti e talvolta anche splendidi. Questo è il gruppo dei sempre

ammirati. Poi c'è l'altro tipo, quelli che camminano a testa bassa, persi nei propri pensieri e facendo sogni a occhi aperti. Ogni tanto sono costretti a sollevar lo sguardo, sempre all'improvviso, e di colpo lanciano al mondo rapide occhiate trasversali. Questo è il gruppo che vede veramente: per quanto eccentrico o confuso sia il loro stile, essi vedono con meravigliosa chiarezza.

Prendendo spunto da questa illuminante riflessione del regista della Nouvelle Vague francese, da anni invito i giovani terapeuti a coltivare la capacità di essere nella stanza e altrove, e a riscoprire il fascino di guardare al di là del visibile. E se Cézanne affermava: *"Vedi come un bambino appena nato"* e suggeriva di vedere il mondo senza il velo "corrotto dell'interpretazione", ai giovani terapeuti non posso che dedicare l'illuminante consiglio che nella *Giusta distanza*, l'anziano giornalista regala a un acerbo collega alle prime armi: "Ascolta, se questo mestiere lo vuoi fare sul serio, una cosa la devi imparare, subito. È la giusta distanza, la misura che devi sempre tenere tra te che scrivi e le persone coinvolte nei fatti. Non troppo lontano, se no non c'è più pathos, ma neanche troppo vicino, porca bestia, perché se il giornalista si perde nell'emozione, è fritto".

Bibliografia

Freud S (1976) Il Mosè di Michelangelo. Boringhieri, Torino
Matisse H (1979) Scritti e pensieri sull'arte. Einaudi, Torino
Murch W (2000) In un batter d'occhi. Lindau, Torino
Nancy J L (2004) All'ascolto. Raffaello Cortina, Milano
Senatore I (1998) L'analista in celluloide. Franco Angeli, Milano
Senatore I (2001) Curare con il cinema. Centro Scientifico Editore, Torino
Senatore I (2004) Il cineforum del dottor Freud. Centro Scientifico Editore, Torino
Senatore I (2006) Psycho cult. Centro Scientifico Editore, Torino
Wenders W (1992) L'atto di vedere. Ubulibri, Milano

Il cinema nella didattica medica

5

M. Balestrieri, S. Caracciolo

5.1
Introduzione

A partire da Laennec (1781-1826) l'insegnamento in medicina avviene al letto del malato. Nei moderni ospedali questo metodo didattico si è fatto sempre più raro a causa dei progressi tecnologici, con diminuita attenzione per la relazione con il paziente e ripercussioni sull'efficacia dell' insegnamento.

Dal nostro punto di vista, la capacità empatica in sanità, che si accompagna a un'elevata tendenza a mostrare doti di self-monitoring (Snyder e Gangestad, 1986) e a facilità di stile comunicativo (Silvester et al. 2007), necessita di una competenza di base, come corredo di partenza, e di un successivo periodo di addestramento, prima, durante e dopo la fase clinica degli studi medici. Questo sviluppo può essere più facilmente sostenuto con tecniche formative che, attraverso l'esperienza cinematografica e delle successive fasi di discussione, intervenga sostenendo un adeguato sviluppo emotivo nel curriculum di studi. In assenza di un sostegno, infatti, è stata ampiamente documentata una caduta dei livelli di empatia nel corso degli studi universitari, all'interno di un più generale scompenso emotivo degli studenti (Bellini e Shea, 2005).

L'uso di filmati per lo sviluppo di tecniche relazionali occupa un ruolo rilevante fra le attuali metodiche formative (Alexander, 1995). L'assunto metodologico di base consiste nella convinzione che un esercizio controllato dei meccanismi di condivisione delle emozioni sia precursore di un buon adattamento emotivo nel contatto con il paziente, in situazione di piccolo gruppo durante la visione di un video di argomento medico con sviluppo di meccanismi di tipo identificativo (Crellin e Briones, 1995).

Vero come la finzione. Matteo Balestrieri
© Springer-Verlag Italia 2010

5.2
Basi teoriche: la medicina narrativa

L'approccio didattico basato sulle storie filmiche, pioneristicamente in uso anche in Italia da diversi anni (Secchi, 1989), ha avuto un grande impulso negli ultimi dieci anni nella letteratura internazionale (Vassilas e Ho, 2000; Heath et al. 2007), dove soprattutto si è consolidata una nuova proposta alla pratica medica che ha preso il nome di *medicina narrativa*. Rita Charon (2001; 2004), alla Columbia University di New York, è stata la promotrice di questa modalità di studio e di insegnamento della medicina, ed è un vero e proprio pioniere nell'adozione di tecniche basate sull'approccio narrativo. Charon (2006) definisce la medicina narrativa come "quella medicina praticata con la competenza narrativa di riconoscere, assorbire, interpretare e lasciarsi commuovere dalle storie di malattia". Gli assunti di base sono che l'approccio *evidence-based* è fondamentale e non alternativo alla medicina narrativa, che il medico deve stare in contatto con le proprie emozioni, che la capacità di prendere la decisione più giusta deriva in gran parte dall'accumulo di esperienze di casi singoli (esperienza diretta, storie cliniche riportate), che la dissonanza tra pratica clinica e prove scientifiche di evidenza deriva dall'abbandono del paradigma della medicina narrativa e dal seguire solo le direttive dell'approccio *evidence-based* (Divinsky, 2007; Greenhalgh, 1999; Gangemi et al. 2006).

Secondo questa prospettiva si ritiene che sia fondamentale sviluppare le capacità di ascolto e comprensione delle storie dei pazienti, non solo per comprendere e diagnosticare meglio la loro condizione fisica e psicologica, ma anche e soprattutto per far nascere e rafforzare la fiducia nel medico e, di conseguenza, l'alleanza terapeutica e l'efficacia delle cure (Gonzales Blasco, 2001). Nella narrazione delle storie dei pazienti gli aspetti salienti da raccogliere sono cinque: la *temporalità* della storia, cioè l'asse cronologico in cui gli eventi della storia si sono verificati; l'*unicità*, vale a dire le specifiche caratteristiche di quegli eventi presentatisi in quel modo, in quella persona, con quella personalità; la *causalità*, ossia la concatenazione degli elementi dell'intreccio narrativo, con cui gli eventi vengono, a torto o a ragione, collegati in senso deterministico; l'*intersoggettività*, legata all'interazione di due persone: il narratore, che in prima persona espone gli eventi, e il medico che li ascolta, attraverso un filtro soggettivo nell'esporre e nel memorizzare; infine l'*eticità*, quindi gli aspetti che regolano il flusso narrativo attraverso il senso morale del *dover* raccontare i fatti con sincerità, senza omettere nulla, e del *doverli* ascoltare senza riserve.

Vedremo oltre, ma si intuisce forse fin d'ora, come in questo percorso il principale meccanismo che il medico, e lo psichiatra in particolare, deve utilizzare sia la sua capacità empatica; ecco allora che le storie dei pazienti diventano un insostituibile strumento di sviluppo e di pratica per le capacità di condivisione delle emozioni che entrano a pieno titolo nei processi empatici che intercorrono fra medico e paziente, e specialmente fra psichiatra e paziente (Gladstein e Feldstein, 1983).

Questo è dunque il terreno, teorico e pratico allo stesso tempo, in cui affonda le sue radici ogni progetto formativo in sanità che si proponga di sviluppare le capacità di approccio al paziente in psichiatria e in psicologia clinica (Senatore, 1996).

Le tecniche di relazione del medico con il paziente si basano specialmente sul suo corredo di abilità cognitiva e di sensibilità emotiva.

Si inizierà pertanto a valutare, in generale, quanto la percezione di un film influenza le reazioni cognitive e emotive di una persona e dei meccanismi che lo rendono un potente mezzo di conoscenza, esperienza emotiva e persino strumento di persuasione, per proseguire poi sugli effetti della visione dei film sulla salute mentale e sul modo di pensare, fino alla valutazione delle finalità formative professionalizzanti della visione di un film, associata a strumenti formativi che ne potenziano i risultati.

A un primo livello gli studenti assumono atteggiamenti tipici del lettore/spettatore di fronte a storie emotivamente coinvolgenti, fenomeno frequente quando il materiale proposto proviene dal circuito cinematografico, il cui scopo non è didattico.

A un livello più profondo lo studente si confronta con esperienze e aspettative relative alla funzione di medico, aspetti cruciali per lo studente, che ha limitate esperienze di Sé come curante, ma anche limitate esperienze di vita. Può non essere mai stato malato seriamente, non aver mai subito lutti, non aver mai dovuto occuparsi di assistenza a malati, o invece aver già affrontato situazioni difficili, che possono aver creato aree personali di particolare sensibilità, per cui è necessario usare cautela, prendendosi cura delle persone più esposte.

L'obiettivo di questo approccio è quindi di promuovere interesse per le *storie* dei pazienti, in un approccio narrativo alla malattia (Zagvasdin, 2007), accompagnando gli studenti nel percorso che va dall'identificazione con i personaggi (Quello/a sono io/Mi sento come lui/lei), allo sviluppo di un processo empatico (Come lo/la posso aiutare con queste sensazioni che condivido?), allo stimolo di processi riflessivi su di sé (Cosa sto provando e perché?), alla riflessione sulla storia sceneggiata (Che cosa emerge dalla storia narrata?).

5.3
L'analisi di un film

Lo spettatore normale approccia il film in modo passivo, lo percepisce senza scopi particolari che non siano quelli del piacere, è sottomesso al film e si lascia guidare da esso, è soggetto a processi di identificazione, fa rientrare il film nell'universo degli svaghi. Al contrario, l'analista approccia il film in modo coscientemente strutturato, osserva, ascolta, controlla, cerca indizi, sottomette il film ai propri strumenti, attiva processi di distanziamento, fa rientrare il film nell'universo della produzione intellettuale (Vanoye e Goiot-Lété, 1998). I commenti acidi di alcuni critici cinematografici possono derivare dalla non condivisione delle tesi esposte, ma anche dal distanziamento emotivo dovuto alla necessità di assumere uno sguardo *oggettivo*. È stato anche osservato che la qualità del lavoro di analisi è più o meno proporzionale all'ampiezza e all'intensità dello sforzo compiuto dall'analista *contro* il film, allo scopo di "perseguitarlo, brutalizzarlo, danneggiarlo anche, in qualche misura" (Odin, 1988). Se l'*analista della celluloide* è anche uno *spettatore desiderante*, il suo desiderio cosciente è innanzitutto quello di comprendere il film, così da essere in grado di elaborare un discorso intorno a esso. Tale modalità di osservazione mal si concilia con la necessità di giudicare i film in modo sensibile, disponibile e ampio, concedendosi la possibilità di lasciarsi sorprendere piacevolmente e di accogliere elementi nuovi (d'Ydewalle et al. 1998).

Con la speranza che questo sia invece accaduto il maggior numero di volte, è inevitabile che noi autori di questo volume abbiamo assunto uno sguardo distanziante. Più in generale tale sguardo è anche quello adottato dal docente che utilizza il film a scopi didattici. In questa situazione le tesi del regista, quelle dello spettatore/studente e quelle del docente/analista si confrontano. Che cosa si propone quest'ultimo nel disporre un gruppo di persone a vedere un film?

5.4
Gli approcci didattici

Per fare didattica non basta selezionare un film. Bisogna soprattutto avere in mente gli obiettivi che si vogliono raggiungere, il materiale disponibile, il tipo di supporto (DVD, videocassette) utilizzabile, il tempo a disposizione, la preparazione dei partecipanti, la loro disponibilità a interagire. L'insieme di questi elementi determina l'approccio scelto, fermo restando che sono gli obiettivi che devono guidare la scelta di lavoro.

5.4.1
Approccio nosografico

L'obiettivo è individuare sintomi e comportamenti, partendo dall'assunto che è sufficiente identificare singoli sintomi, collezionarli e collegarli ai criteri diagnostici dei sistemi classificativi per individuare i disturbi psichiatrici. Questo approccio richiede l'utilizzo di scene anche molto brevi tagliate dai film. Esso è quasi del tutto sganciato dalla storia filmica e potrebbe essere addirittura in contrasto con essa. Per esempio, anche se non lo si può consigliare, si potrebbero usare scene di allucinazioni prodotte da sostanze per illustrare allucinazioni schizofreniche, o scene di paura dovuta a elementi oggettivi per illustrare attacchi di panico, e così via. In alcuni casi si chiede ai partecipanti di vedere i film per conto proprio prima del seminario, in modo da risparmiare il tempo della visione.

Questo modo di fare didattica è utile per gli studenti, per gli operatori delle varie discipline sanitarie e spesso anche per medici non specialisti (talvolta è sorprendente scoprire quanta poca conoscenza vi sia dei sintomi psichiatrici tra i non psichiatri). I limiti sono quelli di una ipersemplificazione delle situazioni cliniche, che dovranno essere ulteriormente approfondite con una didattica complementare di tipo formale o di discussione di casi clinici reali. L'idea alla base dell'impiego di questo approccio, quando utilizzato senza integrazioni didattiche, è che il discente molto probabilmente non dovrà occuparsi in prima persona della cura dei disturbi che vengono rappresentati. Un'altra tesi però potrebbe essere quella che *a un sintomo corrisponde un far-*

maco. Poiché nella realtà clinica questo approccio è fuorviante, e anche pericoloso, noi autori ci sentiamo di sconsigliarlo fortemente.

In questo volume le schede di diversi film indicano i sintomi presenti. Se si intende adottare l'approccio nosografico si potrebbe procedere attraverso una discussione successiva alla visione delle scene, che si articola attraverso una sequenza di domande come quelle esposte di seguito.

- Sono illustrati una serie di sintomi. Quali sono?
- Quanto sono frequenti i sintomi illustrati nella vita comune delle persone?
- Questi sintomi possono far pensare a una o più diagnosi psichiatriche?
- Somigliano a sintomi che avete avuto modo di osservare nella vostra esperienza?
- Vi erano differenze tra i sintomi che voi avete osservato e quelli visti nel film?
- Se sì, quali possono essere i motivi?
- Che cosa si può fare quando compaiono questi sintomi?
- Secondo voi, che evoluzione possono avere i sintomi illustrati nel film?

5.4.2
Approccio psicopatologico narrativo

Questo approccio ha l'intento di far acquisire nuove informazioni *oggettive* attraverso il racconto filmico di storie di persone con sofferenza psichica. Rispetto all'approccio precedente, vi è un collegamento diretto con la diegesi (la storia sceneggiata più il contesto storico, geografico e culturale in cui si svolge) del film. Questo vuol dire che la storia sceneggiata è quella che viene effettivamente analizzata e discussa. Vi è la necessità di utilizzare scene piuttosto lunghe, talvolta l'intero film. I limiti di questo approccio consistono nel fatto in pochi casi il regista si prefigge l'obiettivo di illustrare un disturbo psichiatrico. Inoltre, anche in queste evenienze, in molti casi il regista descrive il quadro clinico con ingenuità o imprecisione, talvolta anche quando ha avuto per consulente uno specialista. Infine, poiché in nessun caso si tratta dell'illustrazione di un caso clinico (cosa che appartiene alla pratica medica), la sceneggiatura è comunque costruita su una tesi precostituita (condanna delle istituzioni, oppure guarigione attraverso l'amore, oppure equazione tra killer e personaggio psicopatico, oppure "la causa di tutto è la madre/il padre").

L'approccio psicopatologico narrativo è utile ogni qualvolta si voglia affrontare il tema di un approccio globale alle persone con la loro sofferenza, della comprensione dell'eziopatogenesi e degli approcci terapeutici. È perciò adatto agli psichiatri in generale, agli psicologi e a tutti coloro che sono interessati a capire cosa c'è dietro il sintomo. Richiede in genere una discreta preparazione in campo psicopatologico, anche se ovviamente sono possibili livelli differenziati di approfondimento. Wedding e colleghi (2005) prevedono che gli studenti vedano per conto loro molti film prima di iniziare il corso. Viene incoraggiata la visione in gruppo, al fine di promuovere l'appartenenza al gruppo e un dibattito informale preliminare. Nel loro approccio gli studenti si vedono due volte la settimana; nel primo incontro gli studenti vedono il film, nel secondo discutono dei suoi contenuti, delle eventuali fonti letterarie e della accuratezza della riproduzione del disturbo psichiatrico.

Lo scopo della presente opera è in gran parte collegato a questo tipo di didattica. La maggior parte dei film illustrati vogliono essere esemplificativi di condizioni psicopatologiche che rimandano a situazioni di sofferenza per le quali potrebbe essere importante l'intervento di uno *specialista della mente*. Il consiglio è di utilizzare tutto il film o ampi spezzoni di scene significative che illustrino non solo i sintomi, ma anche il contesto, e che rendano l'idea di una storia personale che ha un inizio, uno sviluppo e una evoluzione possibile.

Le domande che possono attivare una discussione sono le seguenti:

- Quale tipo di disturbo/sofferenza è presente?
- Quanto realisticamente è rappresentata la situazione del film?
- Riuscite a confrontare la situazione del film con qualche altra che conoscete?
- Quali sono le cause possibili del disturbo/sofferenza illustrati nel film?
- Siete d'accordo sulle cause del disturbo/sofferenza che vengono proposte nel film? Perché?
- Come si sarebbe potuto evitare che la situazione arrivasse al punto illustrato nel film?
- I trattamenti attuati nel film sono corretti?
- Se doveste intervenire in questa situazione, che tipo di trattamento attivereste?
- Quali dinamiche familiari/sociali illustrate dovrebbero essere modificate?
- Sarebbe stato possibile un finale diverso per il disturbo/sofferenza illustrato, per esempio più ottimista/pessimista o più realistico?
- I servizi psichiatrici nella vostra zona sono attrezzati per affrontare questo tipo di disturbo/sofferenza?

5.4.3
Approccio incentrato sui contesti di cura e i trattamenti

L'intento di questo approccio è approfondire gli aspetti che riguardano i luoghi della cura, le organizzazioni vigenti e i trattamenti attuati. Un filone consistente all'interno di questo approccio riguarda le grandi istituzioni psichiatriche. Benché il presente volume non abbia la finalità di approfondire tale aspetto, include un discreto numero di film ambientati in ospedali psichiatrici. Tali film sono inclusi nei capitoli sulle psicosi e sui disturbi di personalità. Questo tipo di cinematografia, in genere piuttosto conosciuta, non è frequentemente utilizzata a fini didattici in Italia, mentre vi è l'occasione di affrontarla nel corso di simposi e dibattiti a tema, come l'uso e l'abuso dell'elettroshock, il mandato della società allo psichiatra, il ricorso al ricovero, la storia della psichiatria.

A questo stesso approccio appartiene poi il vastissimo capitolo del comportamento di psichiatri, psicologi e psicoterapeuti. Essi sono rappresentati in diverse versioni caratteriali, dai tratti sadici o perversi a quelli bonari e protettivi. Probabilmente le figure più frequenti sono quelle degli psichiatri manicomiali e degli psicoanalisti. Tali aspetti vengono affrontati nella sezione *Lo psichiatra nel cinema*. Anche la visione di questo tipo di film è più frequente in occasione di simposi e congressi che di veri e propri corsi di studio.

Sono molto rari i film che permettono di affrontare il tema del trattamento farmacologico in modo fine. In genere nei film non si parla di psicofarmaci, tuttavia alcuni film qui presentati ne accennano. Una didattica specifica sul trattamento farmacologico attraverso il materiale cinematografico non è usuale e offre in effetti pochi spunti, ma è possibile utilizzare scene per stimolare osservazioni e riscontri, per esempio con medici generalisti.

5.4.4
Approccio anti-stigma

Lo stigma impedisce che molte persone ricevano adeguati interventi. Per la psichiatria è importante proporre continuamente iniziative volte a combattere i pregiudizi più comuni sulla malattia mentale. Esistono pellicole prodotte a questo scopo che affrontano in modo diretto la problematica dello stigma, tuttavia spesso è possibile utilizzare film commerciali allo scopo di promuovere dibattiti virtuosi. Un recente studio ha analizzato l'impatto di due approcci didattici in una classe di studenti universitari, l'uno impostato secondo un *approccio diagnostico* e l'altro secondo un *approccio umanizzante* (Mann e Himelein, 2008). Gli studenti della classe con approccio umanizzante leggevano storie personali narrate da autori con depressione, schizofrenia e disturbi bipolari. Vedevano inoltre documentari e video di soggetti con disturbi psichiatrici. Infine erano invitati a scrivere a loro volta testi mettendosi nei panni di persone con schizofrenia e disturbo bipolare. Nell'altra classe i soggetti imparavano le diagnosi psichiatriche con metodo classico. I risultati hanno indicato una decisa riduzione dello stigma nelle persone che avevano ricevuto l'approccio umanizzante, mentre gli studenti che avevano ricevuto un insegnamento classico non hanno mutato le loro convinzioni rispetto alla malattia mentale.

In parte collegato all'approccio sui contesti di cura e trattamento, l'approccio anti-stigma è però in genere utilizzato in occasione di convegni finalizzati a questo scopo con gruppi di persone interessate (anche in cineforum), o durante campagne di sensibilizzazione a strati estesi della popolazione, oppure come proposta televisiva di impegno politico-sociale. Laddove la proposta filmica viene utilizzata da gruppi ridotti di persone è possibile organizzare un dibattito successivo; quando invece il film viene proiettato a un vasto numero di persone, sarà solo l'eventuale conduttore a proporre il proprio punto di vista, eventualmente intervistando il regista e psichiatri, si spera, illuminati.

5.4.5
Approccio incentrato sulla professione

Questo approccio ha l'obiettivo di proporre una riflessione sulla professione sanitaria con l'intento di valorizzare e approfondire i vissuti dell'operatore sanitario e del paziente. Una definizione operativa relativamente recente definisce questo aspetto come l'*agenda* del paziente (Moja e Vegni, 2000), contenitore all'interno della quale sono presenti i suoi sentimenti, le sue idee e interpretazioni, le aspettative e i desideri, il contesto socio-familiare. Vengono messe in risalto le difficoltà nella gestione delle emozioni in ambienti lavorativi stressanti, dove è frequente il rapporto con la morte altrui e le decisioni prese hanno conseguenze sulla sopravvivenza dei pazienti. Sono dibattuti i comportamenti che facilitano la comunicazione, evitano la reificazione del paziente e permettono una gestione adeguata della vita personale. Spesso questi film sono utilizzati all'interno di corsi sul burnout. Poiché tale finalità è estranea allo scopo del nostro volume, i film che possono essere utilizzati a questo scopo non sono stati inclusi. Per il lettore interessato si possono citare tra gli altri film come *Patch Adams* (1999) di Shadyac, *Un medico, un uomo* (1991) di Haines, *Tutto su mia madre* (1999) e *Parla con lei* (2002) di Almodovar, *L'aria salata* (2006) di Angelini, *Un anno a primavera* (2005) di Longoni.

Di alcuni film si utilizzeranno scene selezionate, di altri è utile la visione completa. In questi film viene rappresentata una figura professionale impegnata in comportamenti lavorativi corretti o critici. Le domande su cui sviluppare un dibattito riguarderanno le aree del ruolo professionale, del contesto lavorativo, delle motivazioni dei protagonisti. Tenendo conto delle notevoli differenze tra le vicende dei film, un possibile elenco tra cui scegliere le domande potrebbe essere il seguente.

- Come descrivereste il contesto lavorativo illustrato nel film?
- In quel contesto è possibile svolgere correttamente il proprio ruolo lavorativo?
- Vi sono figure professionali con cui possono essere stabilite collaborazioni?
- Quale comportamento professionale tiene il protagonista?
- Quali sono le sue motivazioni?
- Il suo comportamento professionale è adeguato?
- Qual è la cosa migliore che compie il protagonista?
- Qual è la cosa peggiore che compie il protagonista?
- Cosa vuole dimostrare il protagonista (a se stesso/agli altri)?
- Il protagonista ha un controllo sufficiente delle proprie emozioni?
- Cosa potrebbe fare il protagonista quando si sente teso/arrabbiato/depresso/…?
- Quale cambiamento (se presente) avviene e perché?
- Il cambiamento effettuato è efficace?
- Quale situazione di questo genere avete vissuto o visto accadere nella vostra vita?
- Con quali differenze?

5.4.6
Approccio incentrato sulle attivazioni personali

Questo approccio è diretto ad attivare nel partecipante sensazioni utili a interpretare una realtà e/o a fare uso dei propri vissuti a fini diagnostici o conoscitivi, come avviene nel fenomeno del controtransfert. I film che possono essere utilizzati non descrivono veri quadri clinici, ma immergono lo spettatore in un'atmosfera che connota la situazione. Il regista utilizza il meccanismo della metafora per comunicare il proprio messaggio, spesso in modo del tutto consapevole. Alcuni film di Cronenberg, come *La mosca* (1986) o *Videodrome* (1983) sono pervasi di una psicopatologia psicotica, pur non rappresentando una psicosi. Il film *Duel* (1971) di Spielberg esprime magistralmente i vissuti persecutori, pur apparendo del tutto realistico. Film come *The Truman Show* (1998) o *Vero come la finzione* (2006), pur raccontando apparentemente storie solo divertenti, possono esprimere invece l'irruzione delle angosce psicotiche nel protagonista. Molti thriller ci fanno percepire soggettivamente l'ansia e il terrore. L'atmosfera cupa presente in altri film induce nello spettatore sensazioni di depressione. Un film in cui non succede niente può essere in questo senso un cattivo film, oppure un film dove la sensazione ricercata è quella di apatia, inutilità o spaesamento. Alcuni film di Wim Wenders (*Lo stato delle cose*, 1982; *Fino alla fine del mondo*, 1991) sono di questo tipo. Quando il personaggio centrale di un film ha determinate caratteristiche, il regista abile riesce a creare un collegamento tra i vissuti del personaggio e il modo di raccontare la storia, giocando sui tempi e sulle distanze (i piani filmati).

Una didattica che affronta questo tipo di argomenti è adatta a discenti evoluti, capaci di introspezione, in genere iscritti a corsi di formazione sulle dinamiche personali o a scuole di psicoterapia. Spesso i film devono essere utilizzati nella loro interezza, per permettere di cogliere le sfumature e i particolari disseminati al loro interno. Le domande riguarderanno specificamente i vissuti personali e il dibattito dipenderà dalle caratteristiche del gruppo.

5.5
Conclusioni

Attualmente la didattica non è più conformata secondo un rapporto del tutto asimmetrico tra docente e studente. Al contrario, il docente è sempre più colui che stimola processi di apprendimento attraverso l'attivazione di esperienze. I corsi universitari di medicina prevedono da molti anni l'organizzazione di training attivi che si aggiungono alle lezioni ex cathedra, con un rapporto tra i primi e le seconde che è andato aumentando, sulla base del principio che si ricorda ciò di cui si è avuto esperienza molto di più di ciò che si è solo studiato. La memoria episodica è molto più incisiva di quella semantica. I film propongono un'esperienza che può avere un valore didattico importante se accanto alla visione del film si costruisce un processo di apprendimento. Questo vuol dire che l'esperienza non deve essere passiva (*vedere il film*), ma al contrario diventare attiva mediante la stimolazione di un dibattito attraverso domande adeguate e l'integrazione dell'esperienza filmica con un lavoro di *role-playing*.

Noi autori ci auguriamo che il libro sia utile ai lettori interessati per motivi diversi alle storie psicopatologiche dei film, e che allo stesso tempo sia in grado di fornire contenuti adatti a intraprendere un serio lavoro di insegnamento e apprendimento.

5

Bibliografia

Alexander M (1995) Cinemeducation: an innovative approach to teaching multi-cultural diversity in medicine. Ann Behav Sci Med Educ 2:23–28

Bellini LM, Shea JA (2005) Mood change and empathy decline persist during three years of internal medicine training. Acad Med 8:164–167

Charon R (2001) Narrative medicine. A model for empathy, reflection, profession and trust. JAMA 286:1897–1902

Charon R (2004) Narrative and medicine. N Engl J Med 350:862–864

Charon R (2006) Narrative medicine. Honoring the stories of illness. Oxford University Press, New York

Crellin J, Briones AF (1995) Movies in medical education. Acad Med 70(9):745

Divinsky M (2007) Stories for life. Introduction to narrative medicine. Can Fam Physician 2:203–205

d'Ydewalle G, Desmet G, Van Rensbergen J (1998) Film perception. The processing of film cuts. In: Underwood G (ed) Eye guidance in reading and scene perception. Elsevier, Oxford, pp 357–367

Gangemi M, Zanetto F, Elli P (2006) Narrazione e prove di efficacia in pediatria. Pensiero Scientifico Editore, Roma

Gladstein GA, Feldstein JC (1983) Using film to increase empathic experiences. Counselor education and supervision 23:125–131

Gonzales Blasco P (2001) Literature and movies for medical students. Fam Med 33:426–428

Greenhalgh T (1999) Narrative based medicine in an evidence based world. BMJ 318:323–325

Heath C, Luff P, Sanchez Svennson M (2007) Video and qualitative research: analysing medical practice and interaction. Med Educ 41:109–116

Mann CE, Himelein MJ (2008) Putting the person back into psychopathology: an intervention to reduce mental illness stigma in the classroom. Soc Psychiatry Psychiatr Epidemiol 43(7):545–551

Moja EA, Vegni E (2000) La visita medica centrata sul paziente. Raffaello Cortina, Milano 2000

Odin R (1988) L'analyse filmique comme exercice pédagogique. CinemAction, Paris

Secchi C (1989) Cinema di finzione e didattica psichiatrica. Un particolare approccio del gruppo di formazione. Rivista sperimentale di freniatria CXIII:896–908

Senatore I (1996) L'analista in celluloide. La figura dello psicoterapeuta al cinema dal 1896 al 1993. Franco Angeli, Milano

Silvester J, Patterson F, Koczwara A, Ferguson E (2007) "Trust Me…". Psychological and behavioral predictors of perceived physician empathy. J Appl Psychol 92:519–527

Snyder M, Gangestad, S (1986) On the nature of self-monitoring: matters of assessment, matters of validity. J Pers Soc Psychol 51:125–139

Vanoye F, Goliot-Lété A (1998) Introduzione all'analisi del film. Lindau, Torino

Vassilas C, Ho L (2000) Video for teaching purposes. Advances in Psychiatric Treatment 6:304–311

Wedding D, Boyd MA, Niemec RM (2005) Movies and mental illness using film to understand psychopathology, II ed. Hogrefe, Cambridge

Zagvasdin Y (2007) Movies and emotional engagement: laughing matters in lecturing. Fam Med 39:245–247

Parte II
Filmografia

6.1
La rappresentazione dei disturbi al cinema

I dispositivi cinematografici, per quanto sofisticati, per quanto potenti nell'analizzare l'universo del mentale, restano in primis strumenti volti a catalizzare l'interesse del pubblico. Da questo sorge la carenza, innanzitutto quantitativa, di opere incentrate sui disturbi mentali organici, malattie che coinvolgono così profondamente l'essere mentale dell'uomo da radicalizzare la differenza tra chi ne è affetto e il normale. Il pubblico prova una difficoltà a identificarsi con i protagonisti di tali opere, che risultano spesso focalizzate più sul registro pietistico che sull'analisi dei problemi psichici coinvolti.

A causa della rappresentazione che offrono delle passioni umane, sia pur esasperate o stravolte, i disturbi della personalità hanno dilagato al cinema, e anche l'indecifrabile esperienza psicotica ha avuto il suo spazio, a causa della fascinazione di alcuni registi per i mezzi tecnici in grado di restituire sullo schermo la trasformazione del reale propria della psicosi. Invece, per quanto riguarda i disturbi a esordio precoce il panorama cinematografico è più scarno, anche se di rilievo. Il ritardo mentale vero e proprio ha trovato la sua più efficace rappresentazione nel *Forrest Gump* di Zemeckis (1994) che soffondendo di tenerezza alle volte un po' buonista il ritratto dell'eterno ragazzo dall'intelligenza limitata, non sminuisce la credibile interpretazione di Tom Hanks. Un filone a parte è quello dei cosiddetti *enfants sauvages*. Il termine nacque per descrivere il famoso ritrovamento di un bambino cresciuto da solo nei boschi, nella Francia di fine Settecento, e ha ispirato l'omonimo film di Truffaut (*Ragazzo selvaggio*, 1969). Si parla in questo caso di uomini cresciuti nella natura selvaggia, completamente deprivati di ogni contatto sociale e relazionale. Interrogativi sul rapporto tra intelligenza ed educazione, natura e ambiente e il rapporto privilegiato tra psicologia, psicopatologia e pedagogia sono al centro anche di altre rappresentazioni filmiche, tra cui *Nell* (1994) di

6

Michael Apted e uno dei capolavori di Herzog, *L'enigma di Kaspar Hauser* (1974). Non credo di effettuare una forzatura nell'attribuire al filone una serie di film che ne condividono gli stilemi artistici, in cui forme estreme di ritardo mentale si combinano con realtà sociali al limite, come le istituzioni del *Paese del silenzio e dell'oscurità* (1971), dove lo stesso Herzog continua a interrogarsi sulle possibilità educative, e sulla liceità d'intervento, nei confronti di situazioni estreme, nel caso specifico quella dei sordo-ciechi. Anche il celeberrimo *Freaks* (1932) di Tod Browning utilizza il circo come *luogo limite*, analogo ai boschi del ragazzo selvaggio o alla cantina-prigione di Kaspar Hauser, e mette in mostra dei veri disadattati e ritardati, che recitano, come il coro di una tragedia greca, il contesto della favola nera rappresentata.

Sono state realizzate poche opere anche a proposito dei disturbi autistici. In *Rain Man* (1988) di Barry Levinson si può cogliere un'efficace rappresentazione dell'autismo, ma il regista fa soprattutto leva sulle sorprendenti ipermnesie del protagonista, ispirate a quelle di Kim Peek, celebre *savant* americano. *Oltre il giardino* (1979) di Hal Hashby porta in primo piano il caso di un oligofrenico, il cui disagio psichico trova compensazione nella monomania per il giardinaggio, a cui ispira tutti i suoi discorsi; solo una società più idiota di lui, cogliendo significati reconditi nel suo semplice parlare, trasforma il protagonista in un genio incompreso.

Per quanto attiene agli altri disturbi di matrice organica, vale la pena ricordare *La pazzia di re Giorgio* (1995) di Hytner, per l'originalità del tema dei sintomi psichici della porfiria in un celeberrimo caso storico. *Risvegli* (1990) di Marshall traspone il voluminoso libro di Sacks, che racconta la sua esperienza del trattamento con levodopa di pazienti colpiti da encefalite letargica; l'interpretazione di De Niro fornisce un resoconto di tutta l'esperienza del "risveglio", dall'iniziale luna di miele con il farmaco, alla sua progressiva perdita di efficacia, con i fenomeni *on-off*, alle crisi psicotiche, utilizzando un registro iperrealista che si traduce in "una sarabanda mimica quasi oscena".

Il tema della vecchiaia e del decadimento cognitivo costituisce il cardine di diverse opere di buon valore artistico, con descrizioni che spaziano dagli aspetti personologici di irrigidimento della personalità e ritiro (*A spasso con Daisy* di Baresford, 1989 e *Sul lago dorato* di Rydell, 1981) fino a manifestazioni più gravi. *Una storia vera* (1999) è un'eccezione alla cupa e visionaria filmografia di David Lynch, un film compenetrato da un lirismo pacato e decontratto che racconta una mania senile con efficacia e understatement. Una descrizione esplicita del morbo di Alzheimer, con una disamina dell'esperienza interiore comportata dalla consapevolezza del deterioramemento psichico, si ritrova in *Iris – Un amore vero* di Eyre (2001) che si avvale di un eccellente ensemble di interpreti.

La descrizione di stati di coscienza alterati, così come delle allucinazioni, è stata campo di confronto tecnico per molti autori: dal delirium confuso-onirico di *All That Jazz* (1979) di Bob Fosse, al delirium da sostanze di *Paura e delirio a Las Vegas* (1998). *Dead Man* (1995) di Jarmush, è la raffigurazione di un delirium da grave infezione che diviene un viaggio iniziatico verso la morte: la forza lirica delle immagini e della musica rende il viaggio nella sindrome psicorganica non indolore anche per molti spettatori.

Un caso a parte è invece la sindrome amnestica anterograda descritta da *Memento* (2000) di Nolan che, attraverso la dissoluzione della struttura narrativa e la sua ricostruzione in un montaggio senza precedenti, descrive il disturbo meglio di un manuale e, sorprendentemente, anche meglio dei casi clinici di Oliver Sacks, di solito insuperabili per quanto riguarda le sindromi neuropsicologiche.

6.2
Schede filmiche

 All That Jazz – Lo spettacolo continua (*All That Jazz*)
di *Bob Fosse*
con *Roy Scheider, Jessica Lange, John Lithgow*
123′ USA 1979

Joe Gideon, ballerino, coreografo, celebre regista, sostiene la sua incessante e perfezionistica attività con cospicue dosi di stimolanti e con un tabagismo sfrenato. Intorno a lui gravitano lo staff produttivo e la compagnia di ballerini, una moglie e una figlia devota, e un numero spropositato di amanti. Oltre agli spettacoli, sono frutto della sua mente di Gideon ricordi professionali e personali. Tutta la sua vita è uno spettacolo sognante sospeso sul baratro della morte, simboleggiata da una splendida donna-angelo che lo ascolta, lo consola, lo blandisce. La morte arriva per davvero intorno ai cinquant'anni, a seguito di una serie di crisi cardiache che danno vita a uno stato confuso-onirico nel quale si manifestano ulteriori spettacoli (sul tema del morire e della circolazione del sangue), vere allucinazioni e stati confusionali. Alla fine l'angelo della morte accoglie il protagonista e la sua vita psichica si spegne.

Critica psicopatologica. *All That Jazz* è un film autobiografico del grande coreografo Bob Fosse. Siamo di fronte a un inusitato e grandioso musical psicoanalitico, sospeso su un piano onirico, come se la vita fosse essa stessa uno spettacolo senza alcuna distinzione tra realtà e palcoscenico. L'iperattività perfezionistica, unitamente alla dispersione affettivo-relazionale, fanno di Joe un prototipo di ipertimico con tratti borderline-narcisisti egosintonici, riscattati dal formidabile talento artistico. L'interesse psicopatologico del film è però dato dalla trasformazione confuso-onirica dell'ultima parte, quando Joe assiste dal suo letto di rianimazione agli spettacoli che sono unicamente nella sua mente, diretti dal suo doppio premorboso. Questa parte è forse la più efficace e verosimile rappresentazione di stato confusionale legato a una condizione organica dell'intera storia del cinema. Sono all'opera meccanismi puramente associativi sulla base dei vissuti soggettivi, con sdoppiamento della coscienza in osservatore e attore.

Scene. L'ultima parte può essere vista interamente come una lucidissima e didattica rappresentazione di stato confuso-onirico. In una sequenza Joe ha un vero e proprio stato confusionale nel corso del quale si allontana dal letto e dal reparto e viene

6

riacciuffato nei sotterranei dell'ospedale mentre scherza e fuma in compagnia di un inserviente di colore, come se fosse tornato quello che era prima della malattia. [RDL]

A proposito di Henry (*Regarding Henry*)
di *Mike Nichols*
con *Harrison Ford, Annette Bening, Mikki Allen, Bill Nunn, Rebecca Miller*
107' USA 1991

Sposato con Sarah e padre della dodicenne Rachel, Henry Turner, cinico e spietato avvocato di New York, è disposto a tutto pur di vincere le cause che patrocina. Nel corso di un dibattimento sottrae una prova decisiva e fa assolvere dei medici negligenti che avevano causato la morte in ospedale di un poveraccio di nome Matthews. Raggiante per il successo ottenuto, Henry va a comprare le sigarette, ma s'imbatte in un rapinatore che, accidentalmente, gli spara un colpo alla testa e lo spedisce al reparto di rianimazione. Quando si sveglia, Henry non parla, non cammina, non sa più né leggere, né scrivere e perde completamente la memoria. Grazie alle cure di Bradley, un infermiere zelante e affettuoso, riprende a parlare e a camminare. Ma i buchi della memoria sono sempre presenti, e giorno dopo giorno Henry cerca faticosamente di colmarli. Finisce con lo scoprire che per anni aveva avuto una infuocata relazione clandestina con la collega Linda e che sua moglie lo tradiva con il suo socio in affari. Ma Henry vuole voltare pagina, tronca con Linda e cerca di riannodare i fili del rapporto con la moglie. Dopo aver abbandonato lo studio professionale, si reca a casa della vedova Matthews e le fornisce la prova per incastrare i medici dell'ospedale.

Critica psicopatologica. Il film è lastricato di buonismo e non convince la magica trasformazione del protagonista che, dopo l'incidente, è nuovamente affettuoso con la moglie, tenero con la figlia e cordiale con la segretaria. Il regista non lascia molto spazio al tema della riabilitazione e insiste invece sul volto sofferente del protagonista, che riprende lentamente a relazionarsi con il mondo esterno e prova a incollare i pezzi della propria identità dispersa.

Scene. Quelle che mostrano il lento recupero del protagonista che, grazie alle cure del personale infermieristico, riallaccia nuovamente i fili della memoria. [IS]

A spasso con Daisy (*Driving Miss Daisy*)
di *Bruce Beresford*
con *Jessica Tandy, Morgan Freeman, Dan Aykroyd*
99' USA 1989

Ad Atlanta, nel profondo sud degli Stati Uniti, si dipana la storia dell'insolito e delicato rapporto amicale tra Daisy Werthan, burbera e brontolona signora ebrea, e il suo autista di colore Hoke. Daisy è una donna già avanti con gli anni, ma orgogliosa e indipendente, che grazie alla parsimonia si è costruita una posizione benestante a partire dalla povertà. Il figlio, dopo che lei ha innestato per sbaglio la retromarcia e quasi distrutto l'auto, si rende conto che Daisy non è più in grado di guidare e decide di assumere Hoke. La signora non accetta il nuovo dipendente e fa di tutto per rendergli la vita impossibile, rifiutando il suo aiuto e coprendolo di critiche immeritate. Mentre gli anni passano, e sullo sfondo si intravedono le vicissitudini sociali che cambiano profondamente la realtà della Georgia (l'emancipazione della borghesia ebrea, la non facile integrazione con i neri, l'avvento di Martin Luther King), anche il rapporto tra i due protagonisti si evolve. Gradualmente la pacatezza e la pazienza di Hoke hanno la meglio sulle resistenze dell'anziana signora. Da autista l'uomo diventa la principale compagnia, un confidente e infine il miglior amico di Daisy, con la quale affronta gli anni dell'invecchiamento fino al momento in cui lei, debole e ormai demente, viene ricoverata in ospizio.

Critica psicopatologica. Il tono intimistico e la scelta di tempi narrativi di lungo respiro permettono un'analisi psicologica acuta della relazione tra i due protagonisti. Le dinamiche dell'invecchiamento, a cavallo tra parafisiologia e psicopatologia, vengono descritte efficacemente. Nella parte iniziale è evidente l'irrigidimento dei tratti personologici di Daisy, che da morigerata sembra a tratti divenire francamente avara; da brontolona e riservata si fa via via sempre più intrattabile e sospettosa. Proprio nella disamina di questa sorta di lunga fase prodromica risiede il maggior valore psicopatologico dell'opera, che analizza con acume e profondità la personalità di Daisy.

Scene. La recitazione della Tandy offre un imperdibile ritratto dei processi parafisiologici di cambiamento che l'età esercita sulla personalità. Sul finale si evidenziano franchi episodi demenziali, e in tal senso è da ricordare la scena di un'agitata, scarmigliata, irriconoscibile Daisy che cerca di correggere inesistenti compiti di scuola, come faceva in gioventù.

[PI]

The Big White
di *Mark Mylod*
con *Robin Williams, Holly Hunter, Woody Harrelson, Giovanni Ribisi, Tim Blake Nelson, Earl Brown*
105' USA 2005

Paul Barnell, agente di viaggio in bolletta, vive in una cittadina della gelida Alaska ed è sempre più convinto che trasferendosi in un paese più caldo sua moglie Margaret, affetta dalla sindrome di Tourette, potrà migliorare. La sua unica speranza di racimolare un po' di soldi è quella di intascare il premio dell'assicurazione per la misteriosa scomparsa di suo fratello Raymond, avvenuta cinque anni prima. Ma l'agenzia assicurativa ha bisogno di un cadavere per poter erogare il pagamento. Paul s'imbatte per caso in quello di uno sconosciuto, abbandonato da due killer (Tim Blake Nelson ed Earl Brown) in un cassonetto e lo fa passare per quello di Raymond. Ma Ted, zelante e pignolo agente assicurativo dal fiuto infallibile, non ci casca e cerca di incastrarlo, nella speranza di essere trasferito a Miami. Dopo una girandola di colpi di scena, Margaret è rapita dai due killer che rivogliono indietro il cadavere e Raymond ricompare dal nulla. Un finale convulso chiude la vicenda e Paul e sua moglie partono felici e contenti per i Tropici.

Critica psicopatologica. La vicenda è abbastanza gustosa e, con tocco romantico ma mai sdolcinato, Mylod narra la storia di un uomo, timido e riservato, che per amore della moglie diventa un piccolo imbroglione, e sfida due scalcinati sicari e un agen-

6

te assicurativo che fa impallidire Sherlock Holmes. In questa black-comedy dal tocco demenziale il regista ambienta la vicenda nell'innevata Alaska e contrappone ai gelidi panorami dei personaggi vivi e pulsanti che fanno di tutto per lasciare quel luogo ghiacciato e inospitale.

Scene. La malattia da cui è affetta Margaret è praticamente sullo sfondo: il regista evita di scadere nel banale e limita al massimo i tic nervosi e le intemperanze verbali della donna che, solo quando è sotto sequestro, complice la situazione stressante che sta vivendo, inizia a straparlare e a liberare qualche parolaccia.
[IS]

 L'enigma di Kaspar Hauser (*Jeder für sich und Gott gegen alle*)
di *Werner Herzog*
con *Bruno Schleinstein, Brigitte Mira*
106' Germania 1974

Ispirato a una storia vera, il film racconta la vicenda del "ragazzo selvaggio" Kaspar Hauser, che dopo aver trascorso tutta la vita rinchiuso in una cella, viene improvvisamente liberato. Viene poi ritrovato da un contadino nella piazza di Norimberga: lacero, sporco, si esprime a gesti. Apparentemente folle, dapprima esibito come fenomeno da baraccone, viene poi adottato da un medico che cerca di educarlo, scoprendo doti inaspettate. Kaspar impara a parlare, racconta storie intriganti, affronta tenzoni dialettiche con maestri teologi, rivelando un pensiero ironico e spiazzante, e dimostra un fine talento musicale. Proprio quando sembra iniziare a inserirsi nella società, viene ucciso a pugnalate da uno sconosciuto e la sua vita si chiude misteriosamente come era iniziata.

Critica psicopatologica. Alle insolite vicissitudini di quello che fu chiamato *il Fanciullo d'Europa*, si sono ispirati molti intellettuali, tra cui Verlaine, Rudolf Steiner e Anselm von Feuerbach. Il lavoro di Herzog rifugge il sensazionalismo per incentrarsi su un'anomala storia di educazione sentimentale e intellettuale. In una società chiusa e bigotta, Kaspar viene relegato al ruolo di attrazione da fiera o respinto come un reietto. Anche i pochi benintenzionati sembrano soggiogarlo al comune sentire, piuttosto che valorizzarne l'originalità di pensiero e il primitivo candore. A metà tra uno schizotipico illuminato e un ingenuo *idiot savant*, l'attore Bruno S., vero analfabeta vissuto tra orfanotrofi e manicomi, calca la scena con un piglio irripetibile, portando alla luce il mondo interiore di chi sarebbe predestinato alla stigmatizzazione sociale e alla marginalità, ma riesce a emanciparsi. È anche una valida metafora di ogni malattia psichica, forse involontariamente costruita da Herzog, che sembra cercare soprattutto una feroce critica sociale. Il titolo originale, di violento cinismo, significa "ognuno per sé e Dio contro tutti".

Scene. Le *rêveries* di Kaspar sono a cavallo tra vivide fantasie e allucinazioni. Di grande efficacia sono i dialoghi tra Kaspar e i teologi, soprattutto quello sul "paradosso del mentitore". Bruno S. riversa nei colloqui una bizzarria ironica e paralogica e rimarca in modo caricaturale lo scontro tra il pensiero razionale e il pensiero schizoide di chi, come ha scritto Feuerbach, "è stato derubato della ragione stessa".
[PI]

Il figlio della sposa (*El hijo de la novia*)
di *Juan José Campanella*
con *Ricardo Darín, Hector Alterio, Norma Aleandro, Natalia Verbeke, Eduardo Blanco*
123' Argentina 2001

Separato con la moglie, in crisi con la figlia Vichy e con la sua compagna Nathy, il quarantaduenne Rafael Belvedere gestisce un rinomato ristorante nel centro di Buenos Aires, aperto da suo padre Nino. Rafael è a un bivio: i creditori bussano alla porta e una catena di ristorazione vuole rilevare la sua attività. Si sente male e viene ricoverato in terapia intensiva. Sua madre Norma soffre di Alzheimer e vive da anni in una casa di cura per anziani. Nino è ancora innamorato di lei ed è roso dai sensi di colpa perché in passato non aveva esaudito il suo sogno di sposarsi in chiesa. Nella speranza di coronare un antico desiderio, Nino decide di regalarle un ultimo sorriso e organizza per lei un matrimonio con i fiocchi.

Critica psicopatologica. Commedia delicata e toccante che contrappone al frenetico, nevrotico e arido mondo di Rafael quello passionale e romantico di Nino e Norma. Il regista non scade mai nel sentimentalismo e ci regala la tenera e sognante figura di Nino che, pur consapevole della malattia da cui è affetta la moglie, continua a trasfigurarla come fosse ancora la sua giovane amata. Deciso a spendere tutti i risparmi per organizzare un matrimonio da favola, comunica a Rafael la propria decisione. E quando il figlio gli fa notare che Norma non ricorda più nulla e che la sua mente è avvolta solo da ombre e nebbia, dopo avergli regalato uno splendido sorriso, Nino risponde: "Di qualcosa si renderà conto e per me questo è sufficiente". La vicenda ruota intorno a Rafael ma è Norma che, pur restando sullo sfondo, diventa la vera protagonista. Divorata dalla demenza che s'aggira come un'ombra sullo schermo, Norma si fa paradossalmente ancora più fulgida e luminosa.

Scene. Quella del commovente e struggente matrimonio. Norma partecipa insieme agli altri invitati allo sfarzoso festeggiamento organizzato da Nino, ma una luce opaca attraversa il suo sguardo e ci ricorda che, pur aggirandosi tra gli invitati con un timido sorriso stampato in volto, è una spettatrice passiva e poco partecipe emotivamente di quello che le succede intorno.
[IS]

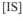

Forrest Gump
di *Robert Zemeckis*
con *Tom Hanks, Sally Fiels, Gary Sinise, Robin Wright*
142' USA 1994

Un ragazzino con un lieve ritardo mentale, senza padre ma magistralmente allevato dalla madre e sostenuto dall'affetto di una piccola amica, Jenny, di cui il padre abusa sessualmente, riesce a integrarsi a sufficienza nella società grazie alle straordinarie doti fisiche, al buon cuore e alla totale assenza di critica. Ottimo giocatore di football, eroe in Vietnam, campione di ping pong nella storica sfida Cina-USA, ha una fortuna sfacciata anche nelle attività commerciali che intraprende e diviene, grazie a una sua straordinaria maratona durata tre anni, un simbolo famoso in tutta l'America. Alla fine riesce perfino a sposare l'unica donna che abbia conosciuto e amato (Jenny), che dopo una vita da grave borderline tossicofila gli si concede in

6

moglie. Lei morirà presto di Aids, ma a lui resterà il loro omonimo figlio, Forrest: un bambino molto intelligente, senza madre, ma con un ottimo padre.

Critica psicopatologica. Enorme produzione hollywoodiana per questa storia improbabile e sentimentalistica, il cui canovaccio serve anche a rivisitare la storia degli USA degli anni Sessanta-Novanta. L'interpretazione di Tom Hanks è eccellente, nella sua caratterizzazione del lieve ritardato, così come assolutamente convincente è quella della sua fedele amica, e poi moglie, una borderline dal cuore d'oro e dalle infinite ferite. Vi è anche una venatura satirica su come negli USA gran parte delle attività socialmente più riconosciute e valorizzate siano alla portata di un oligofrenico. Il film riprende questo spunto forse dal celebre *Oltre il giardino* di Hal Ashby.

Scene. Le scene dei salvataggi dei commilitoni durante un'imboscata in Vietnam e la grande corsa in lungo e largo per gli USA, di un Forrest che così contiene la sua disperazione per l'abbandono di Jenny, restano indubbiamente dei grandi momenti del cinema americano.
[RDL]

Freaks
di *Tod Browning*
con *Olga Baclanova, Henry Victor, Harry Earles*
b/n 64' USA 1932

In una compagnia viaggiante in cui vi è una forte preponderanza di persone con gravi deformità fisiche e minorazioni anche mentali, la trapezista Cleopatra, insieme al suo amante-maciste Hercules, tenta di raggirare e derubare il gentile e raffinato nano Hans che è innamorato di lei. Per appropriarsi dei suoi ingenti averi Cleopatra arriverà a sposarlo, ma sin dal pranzo nuziale tutti gli altri *freaks* invitati si accorgeranno della sua falsità e prepareranno la terribile vendetta: lei sarà mutilata e ridotta a una mostruosa donna-gallina, Hercules a un grasso eunuco.

Critica psicopatologica. Prodotto dalla Metro Goldwyn Meyer come un horror sensazionalistico, è in realtà un film maledetto, a tutt'oggi impressionante per l'utilizzo come attori di veri deformi e minorati. Trenta minuti di torture dei *freaks* ai due amanti diabolici sono stati censurati e nessuno li ha mai visti. Il film è comunque bellissimo grazie alla limpida regia e alla morale, oggi più che mai valida e condivisibile, che la vera mostruosità è quella interiore e non quella fisica. Si può anche dire che il film esprime molto bene la forza della solidarietà prefigurando uno dei primi gruppi di mutuo-aiuto di diversi.

Scene. Giustamente celebre è il coro dei *freaks* che invitano Cleopatra a bere nel calice comune, in una sorta di eucarestia di uguali. A questa profferta, la *normale* reagisce con un rifiuto veemente insultando i *mostri*.
[RDL]

Idioti (*Idioterne*)
di *Lars von Trier*
con *Bodil Jørgensen, Jens Albinus, Latrine Michelsen, Anne Louise Hassing, Troels Lyby*
113' Danimarca-Francia-Olanda-Italia 1998

Un gruppo di giovani persegue il progetto, tra il goliardico e il sovversivo, di *fare gli idioti* e di far così emergere tutti i possibili conflitti, le difese e i pregiudizi sociali. Ben presto l'esperienza si interiorizza e gli adepti prendono coscienza che "ricercare il piccolo idiota che è dentro di loro" assume valenze etiche, esistenziali e terapeutiche. Così Stoffer, leader del gruppo, stratega ma anche terapeuta, coinvolge i compagni in un percorso che dovrà essere sempre più depurato del carattere ludico-rappresentativo, sempre meno mistificante e confinato nel chiuso del gruppo. Tuttavia, oltre a lui stesso solo una giovane sarà in grado di superare l'ultima tappa dell'iniziazione facendo l'idiota di fronte alle persone che più ama, cioè nella vita vera.

Critica psicopatologica. Chi volesse riprendere contatto con il proprio inconscio, quello più profondo, arcaico, matriciale, quello che antecede l'Edipo e perfino l'acquisizione del linguaggio, quello che si esprime solo con l'angoscia nell'ipocondrio, può vedere questo film di Lars von Trier. Il regista gira uno dei suoi film più delicati e difficili, sia per il rischio di essere offensivo verso la vera disabilità, sia soprattutto perché riesce a far scoprire allo spettatore l'idiota che è dentro di lui – esperienza ambigua e perturbante. Il grande insegnamento del film è che solo questa consapevolezza riscatta radicalmente l'uomo dalle sue finzioni, e gli rende l'umanità (una delle azioni del gruppo è quella di dimostrare a uno degli adepti che è molto più idiota quando fa il suo mestiere di pubblicitario rispetto a quando *fa l'idiota*). C'è un ulteriore livello di lettura psicopatologica del film che rinvia all'intollerabilità del dolore scatenato da separazioni simbiotico-fusionali, reciprocamente vitalizzanti. Fare l'idiota significa regredire a un comportamento elementare, preverbale e precognitivo, non governato da alcuna conoscenza (uno degli adepti non sa più neppure fare pipì), dove anche le singole identità e le differenze di genere sono abolite, come nella scena magmatica dell'orgia. Nel film la regressione serve come difesa, ma anche come stadio per una rinascita consentita dall'instaurarsi di rapporti interpersonali più sani e autentici di quelli che si sono perduti o lasciati.

Scene. Il film rappresenta un tutto assolutamente unitario.
[RDL]

Iris – Un amore vero (*Iris*)
di *Richard Eyre*
con *Kate Winslet, Jim Broadbent, Hugh Bonneville, Judi Dench*
90' GB 2001

La storia dei giovani Iris e John, che intessono una relazione prima amicale, di affinità intellettuale, e poi sentimentale, si alterna con le vicissitudini dei due protagonisti ormai anziani: John accudisce Iris colpita dal morbo di Alzheimer. La giovane Iris è una brillante scrittrice di romanzi e saggi filosofici ed è anche una donna vitale, anticonformista e molto corteggiata. John è invece un critico letterario colto ma timido, impacciato e un po' balbuziente. Nel dipanarsi della narrazione vedia-

6

mo una relazione doppiamente asimmetrica. Mentre nella giovinezza è Iris a guidare John nella vita pratica, come nella scoperta dell'amore e della sessualità, in
vecchiaia sarà l'uomo a prendersi cura della compagna, riportandola nei luoghi a
lei cari, incitandola a continuare a scrivere anche quando ormai le sue capacità stan-
no spegnendosi, portandola con sé a trovare i vecchi amici. Alla fine anche John
dovrà accettare l'impossibilità della prosecuzione di un vero rapporto con la moglie
e il suo ricovero in clinica.

Critica psicopatologica. È innanzitutto una storia d'amore, che mette in scena la disgregazione psichica della demenza con levità, ma con grande realismo clinico. La
pellicola ripercorre tutte le tappe della storia clinica del morbo di Alzheimer: dalle
iniziali difficoltà di scrittura la protagonista passa all'*afasia nominum*, ai momenti
di fatuità, che poi cedono lo spazio al progressivo impoverirsi delle capacità di
ragionamento astratto, alle aprassie, all'afasia infine alla perdita della coscienza di
sé. Particolare enfasi viene posta nella reazione del marito e dei conoscenti di Iris
alla sua malattia, evidenziando la realtà del contatto con il demente, la sensazione
di estraniamento e le difficoltà emotive affrontate dai familiari. Il nucleo di maggior interesse è la riflessione sul linguaggio e la comunicazione come essenza delle
relazioni umane, e sul suo perdurare oltre la cortina di tenebra della malattia neurodegenerativa.

Scene. Tutte quelle con la coppia anziana sono molto efficaci nel mostrare l'impre-
vedibilità del decorso della malattia. Memorabile quella di Iris, ormai apparentemente assente, che balla con l'amica sulla spiaggia. Ben rappresentate le procedu-
re diagnostiche, *brain imaging* e test neuropsicologici, per le sindromi demenziali.
[PI]

Memento
di *Christopher Nolan*
con *Guy Pearce*
113' USA 2000

Un giovane agente assicurativo indaga sull'uomo che ha stuprato e ucciso sua
moglie. Sarebbe il canovaccio di un noir convenzionale se non fosse per la peculia-
rità del protagonista Leonard Shelby che, dopo essere stato ferito alla testa durante
l'aggressione alla moglie, non riesce a fissare nella memoria nuovi ricordi. Ogni
dieci minuti Lenny dimentica tutto quello che è accaduto e si ritrova disorientato e
senza informazioni sulla realtà. Ispirandosi al caso di un uomo su cui aveva inda-
gato, imposta la propria vita all'insegna dei promemoria. Usa polaroid per identificare amici e nemici, appunta tutto su fogli e quaderni, e le informazioni più importanti se le fa tatuare addosso. In primis gli indizi sull'assassino (John G) della
moglie. Attraverso un vertiginoso viaggio nei propri ricordi, conservando una
straordinaria lucidità, scopre alla fine una realtà diversa. Sua moglie era sopravvissuta all'aggressione e lui aveva già ucciso il colpevole. Ma il bonario Teddy, suo
presunto amico, lo sta utilizzando come killer dall'alibi perfetto, seminando falsi
indizi che lo spingono a colpire sempre nuovi presunti John G. La vendetta su
Teddy è la scena iniziale che trova chiarimento solo alla fine.

Critica psicopatologica. Trama labirintica, complicata da una struttura narrativa particolarissima (la prima scena è l'ultima in senso cronologico, e così via...), che richiede uno sforzo di *memoria* anche per chi vede il film. Il montaggio virtuosistico riesce a penetrare la realtà della grave amnesia anterograda di Lenny e obbliga lo spettatore ad assumere il punto di vista del protagonista, costretto a mettere insieme i pezzi di un puzzle già complesso, e reso ancor più indecifrabile dal suo disturbo psico-organico. I meccanismi di compenso simil-ossessivi che il meticoloso Leonard utilizza per sopravvivere al proprio problema sono però l'unica altra traccia di psicopatologia in una mente cristallina, come d'altronde cristallina (o quasi) risulta la trama una volta rimontata nell'ordine corretto.

Scene. I ricordi della malattia dell'uomo di cui Shelby effettua la perizia, i test neuropsicologici a cui lo sottopone sono un gustoso esempio di realismo nel descrivere un disturbo tra neurologia e psichiatria, oltre che un ulteriore richiamo al gioco di metainterpretazione che è il cardine di tutto il film.
[PI]

Nell
di *Michael Apted*
con *Jodie Foster, Liam Neeson, Natasha Richardson*
113' USA 1994

Il film racconta la storia del ritrovamento di una ragazza rimasta orfana della madre afasica e della sorellina gemella in una capanna nei boschi del North Carolina. La ragazza parla un linguaggio primitivo e disarticolato, accompagnato da larghe gestualità e vive in una doppia realtà, una delle quali *delirante* perché pervasa dall'attualizzazione allucinatoria dei ricordi della sorellina morta. I due medici che si occupano di lei sposano le due filosofie dell'oggettività (con tanto di ricovero e regressione istituzionale) o dell'avvicinamento rispettoso alla ricerca di una comunicazione interpersonale. Finiranno per concordare sull'atteggiamento del rispetto e addirittura per sposarsi felicemente e andare a passare le vacanze dalla ex paziente, divenuta nel frattempo perfettamente normale (è troppo pensare a una metafora del matrimonio delle due anime della psichiatria?).

Critica psicopatologica. Se la storia è ipersemplificata e altamente inverosimile (la ragazza è sempre lavata e stirata, con i capelli messi in piega, ha utensili, fiammiferi e candele senza avere contatti con il mondo), il film va menzionato per l'interpretazione che Jodie Foster riesce a dare delle reazioni e delle modalità interattive primitive della ragazza protagonista. Qualcosa di buono c'è anche nel tentativo di rappresentare l'inadeguatezza dei metodi clinici e scientifici per avvicinarsi a realtà di estrema regressione e diversità.

Scene. Alcune visioni della sorellina morta, che alternano lo sguardo soggettivo allucinatorio e quello oggettivo nel quale si vedono solo i comportamenti abnormi.
[RDL]

6

La pazzia di re Giorgio (*The Madness of King George*)
di *Nicholas Hytner*
con *Rupert Everett, Nigel Hawthorne, Ian Holm*
107' USA-GB 1995

Inghilterra, 1788. Re Giorgio III è un uomo dal temperamento sanguigno, ma non privo di saggezza nella vita privata come in quella pubblica. Ha concepito quindici figli con la sua regina, senza mai avere un'amante. Pur divorato dall'ira per la perdita delle colonie americane, cerca di mantenere esteriormente un sereno distacco e ha accettato il difficile equilibrio politico tra la Corona e il Parlamento. Una sera viene colto da forti dolori addominali, urla, si agita, sveglia i suoi collaboratori e si lancia in improbabili comizi, perdendo quella dignità e quel decoro che lo avevano contraddistinto sino ad allora. Divenuto disinibito ed esaltato, da parco e controllato che era, cerca maldestramente di sedurre le dame di compagnia della regina, si getta infuriato contro chi lo contraddice, aggredendolo fisicamente, e ha crisi deliranti. I medici di corte sembrano incapaci di curarlo. Il dottor Willis, ex ministro di Dio e ora alienista, approccia il malato con un altro sistema, trattandolo da uomo e non da re. Cerca di imporgli una disciplina interiore che gli consenta di riprendere un barlume di controllo e di esercitare le sue prerogative. Nonostante ciò, le crisi di agitazione continuano a tormentarlo, così come le terribili coliche e le urine blu, suggello fisico della porfiria.

Critica psicopatologica. La descrizione della porfiria che colpisce il protagonista è attendibile sia nei segni fisici (coliche, urine scure) e neurologici (cecità), sia nella patologia psichica. L'esaltazione del re, il suo radicale cambiamento personologico, gli accessi psicotici vengono messi in mostra con una recitazione infervorata ma mai istrionica. Il valore principale dell'opera risiede però nella descrizione dell'assurdo rapporto medico-paziente che il re instaura con i suoi curanti, che devono chiedere il permesso allo scudiero reale per misurare il polso, non possono parlare con il sovrano nè guardarlo negli occhi. L'anticonformista Willis, senza disdegnare il ricorso alla contenzione fisica per sedare i momenti di mania furiosa, è l'unico che instaura una reale relazione di cura con re Giorgio.

Scene. Notevole la scena in cui Giorgio corre sulla torre per salvare figli, reali e immaginari, da una presunta alluvione, in uno stato confuso-allucinatorio. Realistiche e un po' sconcertanti le raffigurazioni delle cure dell'epoca: vescicolazioni, contenzione alla sedia con lacci e bavagli di cuoio.

[PI]

Rain Man – L'uomo della pioggia (*Rain Man*)
di *Barry Levinson*
con *Dustin Hoffman, Tom Cruise*
140' USA 1988

Charlie Babbitt è un venditore di auto sportive incline a contrarre debiti. Alla morte del padre spera di rimettersi in sesto ereditandone le ricchezze. Con disappunto, Charlie apprende invece che il patrimonio è stato lasciato al misterioso ospite di una struttura per autistici. Così conosce suo fratello Raymond, che associa una grave disabilità emotiva a tratti di genialità per materie astratte, come la matematica.

Deciso a farsi nominare tutore legale per mettere le mani sull'eredità, Charlie affronta un viaggio con Raymond, durante il quale riaffiorano ricordi d'infanzia in cui giocava con il fratello. Ray, inoltre, dà prova di un prodigioso talento per i numeri anche nella utile forma di azzeccare previsioni al casinò, consentendo al fratello di pagare i suoi debiti. Nel cuore di Charlie gelosia e rabbia lasciano il posto a un tenero affetto e anche Raymond sembra, prima di tornare alla sua clinica, aver strutturato una rudimentale forma di attaccamento.

Critica psicopatologica. Si tratta di un film smaccatamente hollywoodiano, teso a far breccia nel cuore mediante un atteggiamento sentimentalistico, se non pietistico, verso gli handicappati. L'*idiot savant* interpretato da Hoffman, che studiò a lungo pazienti autistici in vere cliniche specializzate, riesce tuttavia a colpire anche lo spettatore psicopatologo proprio per la sua aderenza alla realtà clinica, sublimando anche gli aspetti sdolcinati dell'opera.

Scene. L'interpretazione di una mimica e di una gestualità impacciate e manierate, del contatto visivo evitante, della mancanza di reciprocità nell'interazione è efficace nel descrivere i nuclei sintomatologici dell'autismo. D'impatto e senz'altro divertenti sono le scene che mostrano i lampi di genio di Raymond, come il memorizzare interi elenchi telefonici nel giro di pochi minuti, o contare a colpo d'occhio il numero esatto di fiammiferi caduti a terra da una scatola voluminosa. Più significativi, anche perché più frequenti nella pratica clinica, rimangono i comportamenti stereotipati simil-ossessivi, come il mangiare un numero prefissato di bastoncini di pesce, alla giusta ora e nel giusto giorno della settimana. Le tempeste *emotive*, con Ray che sbatte furiosamente la testa contro il muro, sono una rappresentazione veridica delle crisi autolesionistiche, contraddistintive dello spettro autistico, dalla sindrome di Kanner a quella di Asperger.
[PI]

Un silenzio particolare
di *Stefano Rulli*
con *Matteo Rulli, Stefano Rulli, Clara Sereni, Giorgio Arlorio*
75' Italia 2005

"Trent'anni fa" scrive Stefano Rulli "un anonimo assessore della provincia di Parma, Mario Tommasini, mi diede la possibilità, insieme ad Agosti, Bellocchio e Petraglia, di entrare dentro strutture psichiatriche rimaste chiuse per un secolo e di raccontare, all'interno di quelle mura, le sofferenze di un'umanità sottratta da sempre allo sguardo degli altri [Si trattava di *Matti da slegare*, 1975]. Molti anni dopo la vita mi ha costretto a conoscere quella condizione esistenziale. dall'interno. Assieme a mia moglie Clara abbiamo sperimentato cosa si prova a essere genitori di un figlio con problemi psichici: gli sguardi impauriti degli altri, la fuga silenziosa di amici e conoscenti, la compassione di chi si sente confermato dalla tua diversità nella sua normalità. E assieme abbiamo scelto di affrontare la cosa non accusando moralisticamente gli altri, ma dando loro la possibilità di conoscere più da vicino la condizione del malato di mente e di chi vive con lui (…). Ma c'è voluto un lungo viaggio per poter accettare di portare sullo schermo me stesso, Clara e mio figlio Matteo." Il senso di questo film è tutto qui, e non poteva essere espresso con maggiore chiarezza dall'autore.

6

Critica psicopatologica. Il film è straziante: due genitori attempati, colti, maturi, "sufficientemente sani", alle prese con la grave patologia psichica (autismo? disturbo psicotico organico post-traumatico?) di un figlio ancora giovane che i familiari ci mostrano retrospettivamente anche nella bellezza e nella normalità della sua infanzia. Il film è una ottima testimonianza della psichiatria di oggi, comunitaria, senza muri intorno, riabilitatrice a oltranza, eppure immutata nei soggetti, nelle ghigne grottesche, nei gravi dispragmatismi, nelle fobie, nelle stereotipie, nelle intemperanze, nelle incontinenze e anche nella violenza, rispetto ai tempi dell'ospedale psichiatrico. Si tratta di una docufiction perché tentativi di messa in scena, e di far lavorare attorialmente il figlio, intervallano riprese dal vivo di eventi riabilitativi e comunitari reali. Rulli, che è del mestiere, ha qui una freddezza sconvolgente seppure amorosa nel proporsi come attore di se stesso e padre vero del figlio realmente malato; nondimeno lo strazio accompagna l'intera visione.

Scene. Da vedere tutto.

[RDL]

Psicosi

R. Dalle Luche

7.1
La rappresentazione delle psicosi al cinema

Rappresentare la psicosi sugli schermi è una sfida che molti grandi registi hanno voluto accettare. La trasformazione di un dispositivo volto a rappresentare la realtà, qual è il cinema, in uno che, invece, mostra come la realtà possa essere assolutamente immaginaria e illusoria implica un rovesciamento strutturale della funzione del cinema che solo autori dotati sia di grande lucidità sia di eccezionale perizia tecnico-rappresentativa possono fare. È forse per questo doppio aspetto – forte motivazione alla rappresentazione di un materiale incandescente, necessità di un controllo tecnico totale su questa stessa materia –, che i film sulla follia costituiscono un capitolo molto importante nella storia del cinema, nel quale possono essere annoverati alcuni capolavori assoluti.

Se in moltissimi casi il regista si limita a ricostruire l'ambientazione manicomiale (vedi Capitolo 12 - I contesti di cura) o rappresentare realisticamente la storia di un malato schizofrenico, acuto o cronico, facendo leva sulle capacità interpretative di un grande attore – come Jack Nicholson in *Shining* (1980), Kim Rossi Stuart in *Senza pelle* (1994) e *Piano, solo* (2007), Russell Crowe in *A Beautiful Mind* (2001), Geoffrey Rush in *Shine* (1996) e Ralph Fiennes in *Spider* (2002) –, spesso il tema della follia ha dato vita a opere stilisticamente più ambiziose. In particolare, il cinema di questo genere fa un salto di qualità quando si mostra capace di far rivivere l'esperienza delirante in modo del tutto verosimile, condividendola con il personaggio sullo schermo, e permettendoci di farla nostra come nessuno scrittore, pittore e altro artista è in grado di fare. L'*analogon* è la rappresentazione cinematografica di un sogno, cosa affatto non facile, in cui si sono cimentati i più grandi registi (da Buñuel a Bergman e Fellini). Poiché il delirio non è un'esperienza umanamente condivisa, e quindi riconoscibile, come il sogno, la sua decifrazione e la valutazione della verosimiglianza presuppongono uno spettatore competen-

te: lo spettatore non sufficientemente smaliziato, e abituato a una fruizione di genere, realistica o fantastica che sia, resterà spiazzato, avendo l'impressione di non
capire più niente, o accetterà di vedere un film delirante sopportando l'angoscia di
una visione non razionalizzabile in alcun modo.

Schematicamente si possono distinguere due procedimenti seguiti per rappresentare il delirio: uno è quello dello sfaldarsi progressivo dello sviluppo narrativo
mediante l'introduzione di modificazioni sintattiche (della temporalità filmica per
creare suspence e atmosfere inquietanti), distorsioni fotografiche e prospettiche (uso
del grandangolo, alternanza della soggettiva con l'inquadratura oggettiva), giustap-
posizioni, con espedienti di montaggio, di realtà delirante e realtà condivisa (oggettiva): un metodo che rinvia ai modelli psicopatologici degli sviluppi deliranti e delle
trasformazioni dei dati percettivo-sensoriali nel senso dell'autoriferimento, della
minaccia, del sospetto, dell'insicurezza ontologica. L'identificazione primaria con la
macchina da presa consente di soggettivizzare la visione del film: si vede anche ciò
che vede il protagonista, non solo ciò che effettivamente accade, e questo consente
di generare l'inquietudine (o la meraviglia) che si prova tipicamente di fronte a una
persona delirante. Il maestro di queste tecniche, sviluppate dalle originarie intuizioni di Hitchcock, è Roman Polanski – *Repulsion* (1965), *Rosemary's Baby* (1968),
L'inquilino del terzo piano (1976) –, ma ottimi esempi si possono trovare anche nei
molti film qui inclusi nel paragrafo 7.2.2 dedicato all'esperienza paranoide: tra essi
soprattutto *Carrie lo sguardo di Satana* (1976) di De Palma, *La conversazione*
(1974) di Coppola, *Duel* (1971) di Spielberg, *El* (1952) di Buñuel, e il più recente
Secret Window (2004) di David Koepp.

Il secondo procedimento è più brutale e di più ardua decifrazione da parte dello
spettatore, tanto da aver spinto diversi critici a teorizzare un nuovo modo di fare
cinema frammentando l'esperienza della visione sia sul piano narrativo sia su quello visivo: attraverso questa drastica rottura delle convenzioni narrative si genera
infatti un'esperienza perturbante per lo spettatore, che si trova a dover condividere
empaticamente il vissuto della mutazione percettiva schizofrenica. David
Cronenberg (*Videodrome*, 1983; *Scanner*, 1981) è il più esperto in queste rappresentazioni del delirio, che si fondano su una più radicale frantumazione della struttura narrativa oggettiva mediante un montaggio che rende indistinguibili esperienza oggettiva e soggettiva, percezione e allucinazione, autoriferimento tolemaico e
oggettività copernicana, e ancora persecuzione subita e persecuzione agita (un
metodo anticipato dall'Altman di *Images*, 1972). Altri esempi sono forniti dal cinema di Shinya Tsukamoto (*Tetsuo. The Iron Man,* 1989) e certamente di Lynch,
peraltro mai capace di risolvere queste sue opere con una qualche comprensibilità
logica (*Lost Highway*, 1997). In alcuni di questi film, come in altri dedicati alle psicosi slatentizzate dall'uso di sostanze (*Il pasto nudo*, 1991; *Stati di allucinazione*,
1980; *Paura e delirio a Las Vegas*, 1998), diviene necessario e strutturale l'impiego di effetti speciali di vario genere, natura e spettacolarità.

Questo tipo di cinema ripropone il modello psicopatologico del processo che
infrange la continuità di senso della vita cosiddetta normale, con o senza riferimento ai fattori endogeni o esogeni (droghe) che lo determinano, senza consentire più
alcuna distanza e alcuna critica rispetto a ciò che si percepisce.

In tempi più recenti sono stati proposti anche film che traducono l'esperienza psicotica in una narrazione per vari versi ambigua e indecifrabile, pur mantenendo una normale apparenza narrativa e altre possibilità di lettura: si vedano per esempio *Fight Club* (1999) di David Fincher, un film frainteso e fruito solo per una certa sua spettacolarità, e *Donnie Darko* (2001) di Richard Kelly, sovraccarico di possibili indizi interpretativi esoterici e pseudoscientifici. Vi sono poi dei film in cui si creano involontariamente (cioè senza una reale intenzionalità dello sceneggiatore e del regista) situazioni di autoriferimento o di influenzamento persecutorio all'interno di vicissitudini narrative e fantastiche di tutt'altro genere: è il caso di *La rosa purpurea del Cairo* (1985) di Woody Allen, *The Truman Show* (1998) di Peter Weir, *Essere John Malkovich* (1999) di Spike Jonze e del più recente *Vero come la finzione* (2006) di Marc Forster.

Questi metodi di rappresentazione di atmosfere e vissuti deliranti hanno successo quando riescono a condurre lo spettatore sul piano dell'indistinguibilità, da parte del protagonista con cui lo spettatore si identifica, di realtà oggettiva e soggettiva (delirante): quando cioè riescono a trasferire sullo spettatore empaticamente coinvolto l'angoscia dell'assenza di insight, l'essere-nel-delirio del protagonista, l'impossibilità di non delirare. Come il delirante è prigioniero di una realtà neutralizzata e per questo non criticabile con gli strumenti della logica normale e della decifrazione narrativa, così la pellicola si propone non più come uno strumento rappresentativo ma come il vettore di un'esperienza fisico-sensoriale valida in sé e per sé. In questo senso si può dire che il cinema sul delirio, nelle sue realizzazioni migliori, pervenga non tanto a una mimesi rappresentativa quanto a un'identificazione tout court con l'esperienza delirante, suscitando nello spettatore le medesime reazioni empatiche che si hanno nel lavoro clinico psichiatrico.

7.2
Schede filmiche

7.2.1
Psicosi schizofreniche

Anima persa
di *Dino Risi*
con *Vittorio Gassmann, Catherine Deneuve, Danilo Mattei*
100' Italia 1976

Un ragazzo viene ospitato a Venezia, nella casa patrizia dello zio. Questi è un uomo coltissimo e raffinato, imponente, che intrattiene un rapporto dispotico con la moglie, dimessa e sottomessa. Ben presto il ragazzo scopre che in soffitta vive un fratello dello zio, un professore di biologia, impazzito a seguito di un amore deluso, che vive animalescamente, peraltro interessandosi di entomologia e ricevendo regolarmente una prostituta. Lo zio finisce per raccontargli la storia del fratello, cui era legatissimo. Spunta la figura di una ragazzina, di cui egli sarebbe stato innamorato, che la zia indica come sua figlia di primo letto, annegata per sfuggire alle sue profferte. Dopo una notte passata con lo zio che, in fase maniacale e completamente trasformato, si rivela un giocatore incallito, si scopre che i due fratelli sono in realtà la stessa persona, e che la ragazzina di cui era innamorata era in realtà la moglie stessa, ora disprezzata semplicemente perché divenuta adulta.

Critica psicopatologica. Il film, nella forma del thriller psicologico, nasconde importanti indizi di ordine psichiatrico. Il riferimento finale al topos Dr Jeckyll/Mr Hyde è irrilevante per quasi tutto il film, fino a quando è data per scontata l'esistenza reale dello zio schizofrenico in soffitta. Lo svelamento finale della verità porta alla luce il problema dello scatenamento psicotico (del crollo dell'identità) come seguito della frustrazione di un legame pedofilo.

Scene. Bella è l'invenzione dello zio matto segregato in soffitta e accudito dal fratello, la lettura pubblica che lo zio fa della poesia di Hölderlin ("più bella in tedesco") *Ich bin nicht mehr/Ich habe nicht leben*, bella anche la descrizione della crisi psicotica, caratterizzata da una fenomenica dismorfofobica e dal timore che la faccia scivoli in terra: una metafora, come afferma in sostanza lo zio, del timore di perdere l'identità. Bellissima infine la scoperta della duplice identità, svelata nell'atteggiamento del giocatore incallito in un fumoso casinò.
[RDL]

 L'australiano (*The Shout*)
di *Jerzy Skolimowski*
con *John Hurt, Alan Bates, Susannah York*
87' GB 1978

In un istituto psichiatrico si sta disputando una partita a cricket tra gli internati e gli abitanti del paese. Tra gli spettatori un paziente, Charles Crossley, narra una strana storia: durante un soggiorno in Australia ha appreso da uno sciamano aborigeno i rudimenti della stregoneria, compreso il dono di un urlo assordante, in grado di uccidere. Di ritorno in Inghilterrra si fa ospitare da Anthony, musicista elettronico, e da sua moglie Rachel. Si insinua nel menage della coppia e, usando i rituali appresi in Australia, fa innamorare di sé la donna, spodestando il marito che minaccia di uccidere con il suo urlo mortale. Anthony decide di colpire Crossley con le sue stesse armi e spezza una pietra, che il rivale gli aveva confessato essere la dimora della propria anima. Questa sarebbe la sofisticata spiegazione del delirio di Crossley, che dichiarava di "avere l'anima spezzata in tre parti". Il racconto si chiude con un fulmine che uccide il narratore, lasciando irrisolti i dubbi sulla veridicità della storia.

Critica psicopatologica. Il film si presta a una doppia lettura psicopatologica: se si interpreta il racconto di Crossley come una farneticazione psicotica, abbiamo un esempio di delirio ad alto grado di strutturazione, raro ma non impossibile nella pratica clinica, che si può interpretare come sviluppo di una personalità schizotipica dominata dal pensiero magico. Ma la lettura più affascinante è quella che accetta come veridico il racconto. È la favola nera dell'incontro-scontro fra la civiltà occidentale razionale, scientista e organizzata, ma anche deprivata di ogni istintualità, e il mondo dell'irrazionale, che ha la forza dell'impulso vitale e delle emozioni. Solo riuscendo a incorporare questi elementi atavici in sé e a concedere spazio all'irrazionale, Anthony riprende possesso della propria vita, sottolineando quel continuum che il pensiero magico rappresenta, facendo da ponte tra la normalità mentale e alcuni gravi disturbi ossessivi e psicotici.

Scene. La scena in cui Crossley si esibisce nell'urlo che uccide è carica di una potenza emotiva primordiale e ferina, non insolita nei gravi psicotici. Naturale il confronto con il "laboratorio del suono" di Anthony, spazio di razionalità e pacatezza, imbrigliato nella tecnologia. Discreta anche la ricostruzione, non priva di sarcasmo, di un manicomio "illuminato", in cui sani e malati condividono la passione per lo sport.
[PI]

A Beautiful Mind
di *Ron Howard*
con *Russel Crowe, Jennifer Connelly, Ed Harris*
90' USA 2001

John Nash, geniale matematico americano, insegue il sogno dell'elaborazione di una complessa teoria sull'equilibrio nei giochi competitivi. Al di fuori della matematica sembra però inadeguato: è incapace di instaurare un rapporto sintonico con i colleghi ed è imbranato con le donne. All'acme del successo riceve dal misterioso Parcher l'incarico di scovare messaggi in codice. Il coinvolgimento in questo progetto lo porta a livelli crescenti di tensione e paranoia, fino a che non viene bloccato da individui che sospetta essere agenti segreti e che invece si rivelano psichiatri e infermieri. Tutta la cospirazione è il frutto di una psicosi allucinatoria. Nash, sorretto amabilmente dalla moglie, dopo anni ritroverà un equilibrio tale da riprendere il suo posto all'università e conquistare il Nobel, nel 1994.

Critica psicopatologica. Le allucinazioni rappresentate sono troppo complesse per risultare credibili, e confondenti per la psicopatologia descrittiva. È pur vero che questa modalità rappresentativa permette una comprensione, per immedesimazione, di alcuni nuclei del vissuto delirante, in particolare la sofferenza di Nash nell'accettare come irreali interi aspetti della sua vita e il ruolo compensatorio delle fantasie allucinatorie. Gli psichiatri si sono divisi tra chi sostiene la diagnosi di schizofrenia e chi, anche sulla scorta della strana guarigione, un disturbo bipolare. La vera biografia del Nobel americano farebbe propendere per questa seconda ipotesi, descrivendo un uomo il cui disadattamento sociale consegue a una serie di eccessi maniacali, che spaziano dalle tumultuose e intense relazioni fino a un comportamento megalomane e violento. Il film scotomizza i comportamenti più sgradevoli del protagonista. All'inizio il matematico mostra tratti schizoidi: socialmente e sentimentalmente incapace, evitante, privo d'empatia e chiuso in cerebrali speculazioni. Questi aspetti preludono a un delirio che, pur non esente da aspetti grandiosi, è costruito tra amici immaginari, servizi segreti e misteriose crittografie, nella descrizione pedissequa di un processo schizofrenico paranoide.

Scene. La prima parte è poco didattica. Molto meglio la descrizione del calvario di Nash tra shock insulinici e trattamenti neurolettici. Notevole la scena del professore che si trascina, il corpo attanagliato dalle discinesie, verso l'università, seguito dagli studenti che lo dileggiano.
[PI]

Come in uno specchio (*Såsom i en spegel*)
di *Ingmar Bergman*
con *Harriet Andersson, Gunnar Björnstrand, Max von Sydow, Lars Passgård*
b/n 89' Svezia 1962

David, famoso scrittore vedovo, i suoi due figli, Karin e Minus, e suo genero, il medico Martin, trascorrono un periodo di vacanza estiva sull'isola di Farö. Karin ha avuto un episodio psicotico ed è stata da poco dimessa dall'ospedale psichiatrico; il padre si sente in colpa perché assiste da spettatore allo sfacelo mentale della figlia, il marito si dimostra totalmente impotente sia come uomo sia come medico, il fratello minore ne subisce l'influenza nefasta passivamente. La ragazza, che all'inizio del film sembra del tutto ristabilita, ha invece delle allucinazioni mistiche, prima solo notturne, poi più pervasive, e dovrà alla fine essere sedata dal padre e dal marito ed essere condotta all'ospedale tramite un'ambulanza-elicottero.

Critica psicopatologica. A tutt'oggi appaiono pregevoli le inquadrature perfezionistiche e il sobrio commento musicale bachiano che si mescola con i suoni ambientali nel sottolineare il mondo depersonalizzato di Karin, ma è difficile interpretare le sue crisi schizofreniche, e molti dialoghi appaiono pesanti e troppo teatrali, la psicologia dei tre "sani" appare più appiccicata sui loro volti che realmente vissuta, le tematiche deliranti si mescolano confusamente con un'ideazione parareligiosa dreyeriana che evidentemente attanagliava all'epoca il regista. Il film passa infatti come il primo della trilogia sul *Silenzio di Dio* e il titolo stesso del film rinvia agli Atti degli Apostoli.

Scene. Particolarmente interessanti appaiono le scene delle crisi psicotiche di Karin: quella in cui, dentro un relitto, costringe il fratello a un abbraccio paraincestuoso, quella in cui sente voci pervenire dalle screpolature della carta da parati, la grande crisi in cui si inginocchia di fronte allo stesso muro percependo l'arrivo di Dio, che poi risulta un enorme, terrificante ragno che tenta di penetrarla.
[RDL]

Diario di una schizofrenica
di *Nelo Risi*
con *Ghislaine d'Orsay, Margherita Lozano*
b/n 106' Italia 1968

Tratto dall'omonimo libro di Marguerite Sechehaye, questo film, che si avvalse della consulenza dello psicoanalista Franco Fornari, è uno dei primi e più seri tentativi di rappresentazione realistica di un processo di malattia e di cura di una ragazzina psicotica gravemente regredita. Nelo Risi, medico e poeta oltre che regista, appare mosso da un intento quasi documentaristico, rinunciando a qualsiasi espediente narrativo per indurre lo spettatore a comprendere il mondo della psicosi e un percorso eroico di psicoterapia, ultima spiaggia dopo i fallimenti dei trattamenti medici dell'epoca (ricoveri, elettroshock eccetera). L'ambientazione nella casa di cura e nello studio della terapeuta laica (non medico), nella quale la paziente finisce per essere ospitata, nonché l'atteggiamento nichilistico degli psichiatri dell'epoca dopo il fallimento delle terapie di shock, sono improntati al massimo realismo.

Critica psicopatologica. Se per l'epoca il film può essere considerato perfettamente riuscito, visto oggi ha un interesse puramente storico. La psichiatria e la psicoterapia sono cambiate nei modi e nelle forme, e lo stesso quadro clinico di Anna, la giovane paziente, caratterizzato da bamboleggiamenti e regressioni puerili, teatralità, smarrimenti dissociativi, stereotipie, ha ben poche corrispondenze con la clinica di oggi. Anzi, sembra quasi che molte delle manifestazioni cliniche siano indotte dagli atteggiamenti di *maternage* della terapeuta e, vista la reattività agli stimoli ambientali e la risposta suggestiva alle manovre della terapeuta, si potrebbe perfino mettere in dubbio la validità stessa della diagnosi di schizofrenia. La palese contrapposizione tra la terapeuta, che si propone come una madre buona, rispetto alla madre vera, borghese, algida e rifiutante, le teorie para-kleiniane sul seno buono e cattivo per spiegare i disturbi alimentari della ragazza, il parallelismo tra evoluzione infantile e processo di risanamento assumono oggi tonalità ridicole e involontariamente umoristiche (come quando la paziente viene messa in una culla da neonato). Più attuali appaiono le crisi di eccitamento e gli approcci fisici necessari per contenerla e calmarla.

Scene. La parte migliore del film è quella in cui l'occhio sapiente della macchina da presa insegue Anna in un suo smarrimento psicotico in città, che finisce con un tentativo di annegamento.

[RDL]

Donnie Darko
di *Richard Kelly*
con *Jake Gyllenhaal*
133' USA 2001

Donnie Darko, un adolescente della middle class della provincia americana, è in cura da una psicoterapeuta ipnotista e segue di malavoglia una terapia farmacologica. Frequenta regolarmente la scuola, non è diverso dai suoi coetanei e di quando in quando maltratta la madre e la sorellina. Il 2 ottobre ha un episodio allucinatorio notturno: un coniglio antropomorfo lo attira in giardino; questo lo salva da morte certa perché un reattore, caduto da un aereo, precipita sulla sua casa. Da qui la storia si frammenta in una serie complessa di episodi. Di fatto Donnie "attraversa lo specchio" – palese richiamo a Lewis Carroll – e inizia a vivere in una dimensione arcana, popolata da personaggi significativi, tra i quali la centenaria Roberta Sparrow (Nonna Morte), autrice da giovane di un libro dal titolo: *La filosofia del viaggio nel tempo*. In questo mondo Donnie alterna situazioni reali ad altre allucinatorie: per esempio vede strane proiezioni trasparenti uscire dal petto delle persone anticipando i loro movimenti. Donnie compie anche alcune azioni violente sotto comando allucinatorio. Il coniglio si rivelerà essere un suo amico travestito, che ucciderà la sua ragazza per non investire Nonna Morte, e che lui stesso ucciderà per vendetta. Il film si conclude al ventottesimo giorno, come vaticinato all'inizio, quando il reattore di un Boeing, sul quale volano sua madre e sua sorella, cade nuovamente sulla sua casa uccidendo Donnie.

Critica psicopatologica. Il film è diventato oggetto di culto, grazie alla pubblicazione su Internet di strumenti interpretativi esoterici. Sul piano psicopatologico la situazione familiare ha una certa verosimiglianza, così come gli agiti allucinatori nella terapia ipnotica e la resistenza alla psicoterapia cognitiva. Anche molti temi della

7

vicenda arcana, come la credenza in universi paralleli e tangenti, la reversibilità del tempo, e le altre tematiche pseudoscientifiche del film rinviano al mondo interiore dello schizofrenico. Lo stesso personaggio di Nonna Morte richiama l'immagine di una vecchia psicotica residuale.

Scene. Molto didattici i comportamenti del ragazzo in famiglia: la sua freddezza e insensibilità verso la sorella, la reattività verso la madre, l'ambivalenza verso la terapia. Belle le scene della prima esperienza psicotica florida (in cui il coniglio lo chiama fuori casa) e quelle allucinatorie dei *Wormholes* che guidano i movimenti delle persone.
[RDL]

 Fight Club
di *David Fincher*
con *Edward Norton, Brad Pitt, Helena Bonham-Carter*
139' USA 1999

Un impiegato trentenne cinico e ironico cova dentro di sé un grande disagio ed è tormentato dall'insonnia. Avverte vissuti di depersonalizzazione depressiva tematizzata su una critica sociale (la dipendenza degli individui dagli oggetti firmati), ha una vita relazionale disastrata e una pervasiva solitudine esistenziale. Comincia a frequentare gruppi di auto-aiuto per malati gravi (cancro, tubercolosi) per capire *la vera sofferenza*. L'incontro con Marla, una borderline femminile e sbandata, rompe questo equilibrio. Va a vivere con il bizzarro Tyler Durden, che lo inizia alla sua filosofia di vita invitandolo da subito a colpirlo al volto; si sente per la prima volta vivo. I due fondano una rete di Fight Club e utilizzano gli uomini reclutati per atti terroristici non violenti. Si verifica però un litigio grave con Durden. Al suo risveglio da un grave incidente stradale il protagonista prende consapevolezza che Tyler Durden è solo una proiezione allucinatoria di una sua personalità alternativa, su cui ha riversato il risentimento sociale. Alla fine gli effetti rivoluzionari del proprio percorso psicotico trionferanno.

Critica psicopatologica. Film che nasconde sotto una struttura commerciale la rappresentazione di uno sviluppo delirante tanto notevole quanto misconosciuto. La personalità schizoide di Tyler, i riferimenti a un'infanzia traumatica, a un padre assente, sono indizi di un attaccamento disorganizzato. L'iniziale insonnia e la marcata depersonalizzazione del protagonista descrivono i prodromi di una crisi psicotica. Nel nome di Tyler Durden, con cui si è presentato a Marla, si coagula un'altra identità dissociata, dotata di coraggio nel mettersi in gioco in modo radicale, di intraprendenza e prestanza fisica, soprattutto sessuale. Il resto del film è la rappresentazione delle relazioni, necessariamente violente, che intrattengono le parti scisse della personalità psicotica. In questo senso il film rivisita in maniera psicopatologica le classiche tematiche del doppio, del combattimento tra Bene e Male, e tra conformismo e terrorismo.

Scene. Tutte le scene in cui le due identità compaiono insieme, per l'eccezionale coerenza rappresentativa del regista. Il film contiene fotogrammi nascosti, che mostrano con durata crescente Durden che compare nelle scene, quasi a raffigurare la progressiva invasione di una modalità alternativa di coscienza nella personalità lacerata del protagonista.
[RDL, PI]

Images
di *Robert Altman*
con *Susannah York, René Auberjonois, Marcel Bozzuffi*
101' USA 1972

Cathryn, giovane scrittrice di favole per bambini, benestante e sposata allo sciapito Hugh, soffre un periodo di forte nervosismo e tensione. Durante la lavorazione di un suo libro accusa i primi sintomi latenti di schizofrenia, che il marito decifra come plausibile e semplice crisi di nervi, suggerendole una pausa di riposo nell'intima villetta dove la moglie aveva trascorso l'infanzia. Qui Cathryn si convince di essere perseguitata da fantomatiche persone maligne desiderose di far vacillare il suo già poco solido rapporto coniugale. Comincia una lunga serie di dialoghi con i suoi fantasmi, accompagnati da continue riflessioni sulla favola alla quale lavora, *In Search of the Unicorns*. Incontra il suo vecchio amante francese René, morto in un incidente aereo, e Marcel, un amante più recente, bruto e selvaggio, amico del marito. Se l'amante francese è allucinato, Marcel è anche una presenza fisica, perché ospite del marito con il quale partecipa alle battute di caccia. Altra amichevole compagnia è rappresentata da Susannah, giovane figlia di Marcel, che immediatamente fa pensare a un doppio di Cathryn fanciulla. La tensione aumenta con l'arrivo delle apparizioni di persone, partorite dalla mente della protagonista, in ambienti condivisi dagli altri ospiti reali. Mentre lei si inabissa sempre più nel proprio mondo fiabesco schizofrenico, le persone a lei vicine non percepiscono nemmeno lontanamente la sua profonda crisi. Motivata da una compassionevole idea di essere veramente innamorata del marito, capisce che l'unica soluzione sia uccidere da sola tutti i fantasmi che la molestano.

Critica psicopatologica. La frammentazione e l'incoerenza della trama e delle immagini corrispondono letteralmente al mondo scisso della protagonista, che attualizza relazioni trascorse confondendole con le attuali. Si tratta di un eccellente tentativo di riproduzione di una realtà interiore allucinata e delirante, di un percorso biografico frantumato in cui coesistono figure appartenenti ai vari tempi della vita della protagonista, prevalentemente mediante un uso geniale del montaggio e di una affascinante quanto straniata e sofisticata colonna sonora.

Scene. Da segnalare in particolare alcune esperienze autoscopiche e alcuni gesti violenti sorretti da una logica allucinatoria.
[RDL]

Piano, solo
di *Riccardo Dilani*
con *Kim Rossi Stuart, Jasmine Trinca, Paola Cortellesi, Sandra Ceccarelli, Michele Placido*
104' Italia 2007

Viene narrata la vita breve di Luca Flores, pianista talentuoso di musica classica e jazz, morto suicida all'età di trentanove anni. Il giovane pianista sembra ancorato alla traumatica perdita della madre in un incidente d'auto quando, da bambino, si trovava con la famiglia in Africa. Il lutto si complica con i sentimenti di colpa del sopravvissuto, con l'ambivalenza verso il padre, responsabile sia della permanenza in Africa, sia della successiva diaspora dei fratelli. Ovviamente siamo di fronte a una personalità timida, introversa, ipersensibile, incapace di far fronte a reali difficoltà extramusicali odi tollerare altre perdite (come quella dell'amico jazzista Chet Baker), e di affrontare la vita tout court. Dopo un vano tentativo di ritrovare se stesso in una gita in moto in Africa, che ha il sapore del *ritorno sul luogo del delitto*, il protagonista finisce per impiccarsi proprio quando, dopo una terapia con l'elettroshock, aveva ritrovato una grande lucidità.

Critica psicopatologica. Molto interessante è l'evoluzione psicopatologica di Luca che, partendo da vissuti di depersonalizzazione somatica e di estraneità, diviene palesemente impaurito e impoverito, preda di angosce, dubbi e vissuti post-traumatici, incapace di affrontare ogni sorta di stress emotivo, con un notevole deterioramento sia delle capacità relazionali sia delle straordinarie capacità musicali premorbose. L'aspetto finale è esattamente quello dello psicotico residuale, capace solo di azioni elementari. Stando alle immagini, l'orientamento diagnostico è quello di una psicosi schizoaffettiva.

Scene. Sono molte le scene didatticamente interessanti, grazie all'eccellente interpretazione del personaggio di Luca: l'autodescrizione della perdita dei confini corporei; la reazione di pietrificazione quando la sua compagna, felice, gli annuncia di essere incinta, suscitando in lui solo un'improvvisa ideazione di gelosia; l'incongruo regalo di un atlante al padre per colpevolizzarlo degli spostamenti familiari; la rapida esternazione di sentimenti di amore e odio verso il padre al ritorno dal viaggio in Africa; il terribile gesto autolesivo con il taglio dei tendini della sua mano di pianista; il trattamento con l'elettroshock; l'incedere rassegnato e stanco per le strade di Firenze nella fase avanzata della malattia.
[RDL]

Psycho
di *Alfred Hitchcock*
con *Anthony Perkins, Janet Leigh*
b/n 108' USA 1960

In fuga da Phoenix con una grossa cifra in tasca, durante una notte di tempesta la segretaria Marion è costretta a rifugiarsi in un isolato motel. Qui la accoglie in modo molto rassicurante Norman Bates, un giovane timido con l'hobby della tassidermia. La sua gentilezza nei confronti dell'ospite è contrastata dalla vecchia madre, che si sente vociare dall'alto della sua residenza. Il giovane spia la donna mentre si spoglia e la uccide sotto la doccia travestito da vecchia. Poi, ritornato nelle vesti di se stesso, ripulisce la scena del delitto compiuto, nella sua mente, dalla madre. La donna, la sua auto e i soldi finiscono in uno stagno. Nel prosieguo del film verrà ucciso anche un investigatore privato troppo ficcanaso. Solo per fortuna miglior sorte toccherà alla sorella di Marion e a un poliziotto i quali scopriranno come la madre di Norman fosse in realtà mummificata e impagliata. Con molta spocchia uno psichiatra nel finale spiegherà il caso di doppia personalità di Norman come uno sviluppo psicotico derivato da un attaccamento esagerato: orfano di padre, il ragazzo aveva poi ucciso la madre e il suo nuovo compagno; per tacitare i sentimenti di colpa, aveva riesumato e impagliato la madre e parzialmente assunto la sua personalità, che prontamente si risvegliava ogni volta che veniva colto da spinte erotiche per una donna.

Critica psicopatologica. Celebre prototipo di ogni futuro psicothriller, ancor oggi questo capolavoro riserva momenti di grande cinema e dispensa sottili e perversi godimenti tipicamente hitchcockiani. Dal punto di vista psicopatologico la storia è ovviamente poco credibile, come tutte le vicende così nette di *sdoppiamento di personalità* a uso e consumo degli intrecci cinematografici. Solo la scena finale, nella quale si vede Norman ghignante, invaso dalla personalità e dalla voce della madre, che nega di essere l'autrice dei delitti, si ha una bella immagine di uno psicotico criminale.

Scene. La scena dell'omicidio nella doccia, poi imitata decine di volte, è divenuta un archetipo dell'immaginario filmico. Molto rappresentativa la sequenza finale con Norman che ascolta la voce della madre.

[RDL]

 Senza pelle
di *Alessandro D'Alatri*
con *Anna Galiena, Kim Rossi Stuart, Massimo Ghini*
94' Italia 1994

Un'avvenente impiegata delle poste, Gina, dopo l'iniziale perplessità accetta un po' ingenuamente il corteggiamento poetico di un giovane ragazzo psicotico, Saverio, tanto compromesso quanto affettivamente bisognoso, acuto e sensibile. La vicenda dapprima turba il tran tran familiare della donna scatenando la gelosia del marito, che poi sarà indotto dalla moglie ad assumere un atteggiamento accogliente. Le spinte sessuali del ragazzo, sostenute da una certezza erotomanica che la donna dovrebbe amare proprio lui, porteranno a un singolo incontro sessuale tra i due cui conseguirà, complice la sospensione della terapia farmacologia, una feroce regressione psicotica. Il ragazzo finirà in una comunità riabilitativa dove forse potrà trovare un amore possibile.

Critica psicopatologica. Ottimo film, quasi neorealista con sfumature mélo, sulle condizioni di vita dei giovani schizofrenici di oggi; qui è una madre comprensiva e attenta a doversene occupare, ma appare impotente rispetto alla potente spinta dell'innamoramento del ragazzo. Kim Rossi Stuart interpreta atteggiamenti, espressioni, titubanze e gioie di Saverio in maniera magistrale; lo stesso vale per i suoi terrori allucinatori e, infine, per la sua crisi distruttiva pantoclastica. La coppia deve in qualche modo imparare che cosa sia la malattia mentale, e prendere le giuste distanze sia dai pregiudizi comuni sia dall'eccessivo ottimismo riabilitativo. Tra marito e moglie Saverio avrà gettato comunque molti semi di incertezza, riattivando i nodi irrisolti di lei e minando le sicurezze di lui.

Scene. Molto bella la sequenza del bacio tra Saverio e Gina (come può baciare uno psicotico vergine?) come pure la sequenza della trasformazione in sangue del brodo durante la cena a casa e, alla fine dello scompenso, la crisi pantoclastica nella quale Saverio, nudo, distrugge la serra dove lei l'aveva inserito a lavorare.

[RDL]

7

Shine
di *Scott Hicks*
con *Geoffrey Rush, Noah Taylor, John Gilgud*
105' Australia 1996

Il film narra in forma un po' romanzata la vita del pianista David Helfgott, nato in Australia da una modesta famiglia di ebrei socialisti, venerato e ossessionato da un padre padrone, la cui promettente carriera venne stroncata da una crisi psicotica dopo l'esecuzione del difficilissimo *Concerto per pianoforte e orchestra n. 3* di Rachmaninov. Ricoverato in ospedale psichiatrico, David Helfgott venne sottoposto a elettroshock. Una volta dimesso per intercessione di una vecchia fan, nonostante le condizioni psichiche regredite si rimise a suonare liberamente nei locali, riacquistando una certa fama e l'affetto di molte persone, riuscendo persino a sposarsi con una attempata astrologa.

Critica psicopatologica. Il film narra la storia di un pianista adulto, ormai psicotico, tabagista, affettuoso, affetto da una dissociazione semantica espressiva con iterazione e da un'altra serie di sintomi psicomotori e attitudinali. Molto interessante, anche se forse troppo enfatizzata nella genesi della psicosi, la personalità del padre: assolutamente possessiva e controllante al punto da ostacolare in modo violento la formazione pianistica all'estero del figlio, che pure proprio lui aveva avviato alla carriera per una forma compensativa di frustrazioni personali. David deve ribellarsi per sottrarsi al giogo paterno e andare a studiare a Londra sotto la guida di un maturo insegnante-padre buono. Il finale del film è un po' strappalacrime e disonesto in quanto le reali capacità musicali post psicotiche, a detta dei testimoni, sono rimaste ben al di sotto di quelle premorbose, mentre nel film appaiono completamente recuperate.

Scene. Celebre la crisi psicotica alla fine dell'esecuzione del leggendario concerto *Rach 3*, anticipata da una totale dissociazione tra la mente e le mani del pianista: mentre queste continuano a suonare perfettamente, il giovane David non sente più alcun suono, come se fosse interamente distaccato dalle percezioni. Verosimili e realistiche sono tutte le scene in cui compaiono le distrazioni, la precisione, l'assenza di pudore, l'affettuosità quasi animalesca e altre caratteristiche di David psicotico.
[RDL]

Spider
di *David Cronenberg*
con *Ralph Fiennes, Gabriel Byrne, Miranda Richardson*
98' Canada 2002

Cronenberg porta sullo schermo l'omonimo libro dello psichiatra-scrittore Patrick McGrath, centrato sulla figura di Spider, uno psicotico tenero e confuso. Una volta dimesso dall'ospedale psichiatrico egli si ritrova, favorito da circostanze ambientali, a compiere un viaggio interiore diretto alla ricostruzione della propria verità psicologica. Il percorso narrativo avviene a ritroso, passando indistintamente da una versione in cui Spider compare come vittima di un trauma infantile a una in cui il trauma è prodotto dalla sua stessa follia infantile, il matricidio. La vicenda si gioca sul classico sdoppiamento dell'imago materna in quella di una madre-buona e di una madre-cattiva, sorretta dall'impossibilità del bambino di tollerare l'ambivalenza insita in ogni donna quando si trova ad assumere contemporaneamente il ruolo di caregiver delicata e affettuosa del figlio, e di amante appassionata del marito-padre.

Critica psicopatologica. Nell'affrontare esplicitamente una vicenda psicotica, fino ad allora metaforizzata utilizzando complessi *frames* horror e fantascientifici, Cronenberg ci offre un capolavoro minimalista in cui riassume la sua concezione del cinema e della mente. Lo spettatore, come il protagonista della vicenda, non può liberarsi dalla ragnatela (*spider* significa "ragno") di verità e illusioni, di visioni e immaginazioni, di identificazioni false e tragedie vere in cui ciascuno di noi è catturato ma di cui è anche autore, in una commistione inestricabile di passività e attività, libertà e necessità (un tema filosofico articolato pienamente in *eXistenZ*).

Scene. Un'angoscia sottile trasuda dallo schermo, dalle tappezzerie sbrecciate, dalle parole borbottate di Spider adulto e dagli appunti incomprensibili sulla sua agendina feticcio-oggetto Sé, dallo sguardo smarrito di Spider bambino, dalle ragnatele di fili e di vetro scheggiato, dal ghigno beffardo della madre *sgualdrina*.

[RDL]

 Tetsuo. The Iron Man
di *Shinya Tsukamoto*
con *Taguchi Tomoro, Tsukamoto Shinya, Fujiwara Kei*
b/n 67' Giappone 1988

Un uomo si infligge una profonda ferita nella coscia destra. Poi impugna un tubo di ferro e lo inserisce nella carne viva. Seguirà una cronaca concitata in bianco e nero, un disturbante video accompagnato da una colonna sonora metallica e incessante, gettato in faccia allo spettatore con la frenesia e la verità della passione. La passione di un uomo che si autocontamina con il metallo senza usare alcuna metafora, ma inserendolo letteralmente sotto la pelle. Varie immagini onironoidi che rinviano a fantasie da eroe e supereroe vengono interrotte dal ricordo di uno strano incidente d'auto dopo il quale, tra le ferraglie di un'autocarrozzeria, compare la scritta "welcome to the new world". Un nuovo mondo e una nuova carne, che presto comincia a fiorire di metallo che letteralmente deflagra, si fa largo e squarcia la pelle del protagonista. Inseguito dal fantasma di una donna a sua volta posseduta dal metallo, *the Iron Man* precipita in un delirio di immagini ingolfate di una sessualità distorta, dall'aggressività terrificante e inspiegabile, come se il metallo volesse dimostrare fino in fondo la violazione della carne contaminandone l'intimità.

Critica psicopatologica. È un cult per eccellenza del cinema cyborg, che mescola la tradizione giapponese sui samurai e sulle animazioni, la lezione cronenberghiana di *Videodrome* e *La mosca* ed elementi del cinema horror, snuff e hardcore, in un magma visivo e visionario che si può leggere come un iperbolico report di un'esperienza schizofrenica di trasformazione corporea, persecuzione e influenzamento. Numerose le innovazioni espressive e formali del film, tra le quali il montaggio serrato, a tratti frenetico, di immagini di realtà e allucinazioni (la trasformazione della carne in metallo e le interazioni letteralmente fusionali che provoca sul piano inter-soggettivo), l'ampia alternanza di pellicola e digitale (che viene usata per le soggettive del personaggio influenzante: lo stesso Tsukamoto nei panni di un cyborg uomo/metallo), l'assoluto dominio delle immagini allucinatorie su quelle naturalistiche di una Tokyo periferica, disumana, produttrice di enormi masse di rottami metallici ed elettrici, la recitazione iperrealistica e sovraeccitata degli attori, l'estrema riduzione dei dialoghi a poche frasi sconnesse e difficilmente decifrabili.

Scene. Film da vedere dall'inizio alla fine, ma solo per chi regge emotivamente i primi minuti.

[RDL]

Videodrome
di *David Cronenberg*
con *James Wood, Deborah Harris*
90′ Canada 1982

Il produttore di una piccola TV privata, Max Renn, cercando tra i prodotti softcore immagini che "buchino lo schermo", resta affascinato da una emittente, Videodrome, che produce snuff movies di estrema violenza. Davanti alle telecamere di un talk show Max conosce l'affascinante Nicki, una *femme fatale* sadomasochista con la quale instaura una relazione, che poi scompare e poi riappare nelle immagini di Videodrome. Il film si sviluppa con una tematica fantascientifica che può essere letta come uno scompenso psicotico paranoide. Max inizia a presentare comportamenti aggressivi inusuali, è preda di dispercezioni visive. La trama si sfilaccia rendendo impossibile una comprensione narrativa coerente: il segnale di Videodrome provoca la crescita di masse tumorali cerebrali che a loro volta impediscono la discriminazione tra immagini, fantasie sadiche e persecutorie, e realtà. In un crescendo delirante e allucinatorio, Max crede di essersi trasformato in un videoregistratore e inizia a eseguire, sotto comando allucinatorio, una serie di omicidi. Infine si suicida in un delirio cristico di onnipotenza.

Critica psicopatologica. Sotto le sembianze di un prodotto horror-fantascientifico, Cronenberg realizza un capolavoro che può essere letto sia dal punto di vista psicopatologico sia in chiave sociologica (lo strapotere delle immagini televisive; l'assistenza sociale dei poveri e bisognosi per carenza di immagini televisive; l'importanza della pornografia per il controllo sociale), filosofica (lo schermo come occhio della mente) e religiosa (la missione finale, una sorta di redenzione del mondo). La genialità e l'innovatività del film, che si sviluppa come un vero delirio allucinatorio, consiste nel mancato utilizzo di mezzi ottici deformanti per creare le atmosfere deliranti, realizzate invece con passaggi di soggettive e oggettive, giustapposizione di immagini reali e allucinatorie (trasformazioni corporee) sottolineate dal commento musicale e, talora, da una voce fuori campo in funzione di allucinazione acustica. Inoltre, il film è ricchissimo di rimandi alla storia del cinema horror ed erotico e alla storia dell'arte.

Scene. Filtrato da un occhio abituato alla clinica delle psicosi acute schizofreniche, il film è una perfetta, per quanto lacerata e frammentaria, descrizione di uno scompenso psicotico schizofrenico. Da vedere.

[RDL]

La voce della luna
di *Federico Fellini*
con *Roberto Benigni, Paolo Villaggio, Nadia Ottavini, Susy Blady*
122' Italia-Francia 1990

Svariate figure poetiche di folli, dal bambino-Pinocchio-Leopardi Ivo Salvini all'ex prefetto paranoico Gonella, popolano un paesetto della bassa Pianura padana e la campagna vicina. Fanno loro da contrappunto psichiatri *da marciapiede* costretti a inseguire vanamente i deliri e le allucinazioni dei loro peraltro innocui pazienti, senza una reale possibilità di intervenire. Intorno la vita grossolana dei notabili del paese, le feste politicizzate, l'erotismo casereccio caro a Fellini, le discoteche prese come esempio di ottundimento assordante rispetto alla *finezza* della percezione dei folli, governata da una Luna onnipresente e inafferrabile.

Critica psicopatologica. Volutamente artificiale, straniato, antirealistico, il mondo dei folli liberi di vivere nella città e non più racchiusi nella cerchia manicomiale viene proposto come un mondo di persone a loro modo pure, non contaminate né contaminabili dalla volgarità della società consumistica. Questa visione poetica e surreale era stata anticipata dal celebre episodio di *Amarcord* nel quale lo *zio matto* in permesso dall'ospedale psichiatrico, si arrampica su un albero per proclamare la sua richiesta: "Voglio una donna!". Questo sommesso *elogio della follia* dice molto più sull'estetica felliniana che sulla realtà, ben più tragica, della patologia psicotica lasciata a se stessa, senza adeguati supporti medici e sociali. A conferire una qualche verosimiglianza clinica alla vicenda è l'interpretazione di Paolo Villaggio del paranoico Gonella, secondo il quale tutta la vita intorno a lui è una rappresentazione malevola nei suoi confronti.

Scene. Resta nella mente la scena in cui il prefetto Gonella, credendo che lo sconquasso ribelle creato da Salvini per una banale questione di *gelosia psicotica* sia un atto politico, lo insignisce come suo luogotenente, in una riproposizione (fisiognomicamente invertita) della relazione tra Don Chisciotte e Sancho Panza.
[RDL]

7.2.2
L'esperienza paranoide

Adele H (*L'histoire d'Adèle H.*)
di *François Truffaut*
con *Isabelle Adjani, Bruce Robinson*
110' Francia 1975

La seconda figlia di Victor Hugo attraversa l'Atlantico sotto mentite spoglie, allontanandosi dalla famiglia per amore di un ufficiale che l'aveva sedotta in Francia. Nonostante il suo amore non sia affatto corrisposto e l'ufficiale si rifiuti di sposarla, lei continua a tormentarlo inseguendo una passione assoluta e ossessiva che la porterà alla perdita del contatto con il reale e alla deriva sociale. Raccolta da una donna pietosa nell'isola di Barbados, sarà rimpatriata e ricoverata a vita in una casa di cura.

Critica psicopatologica. Splendido film d'ambientazione ottocentesca per una storia d'amore totale, soggetto caro al regista francese. Ottima la caratterizzazione di Adele, della sua dirittura morale, della sua fedeltà inscalfibile dalle evidenze, germe di una situazione delirante che sfocerà progressivamente nel diniego del reale e infine nella follia conclamata. Infatti, quando da ultimo vagherà per le strade polverose di Bridgetown, non si accorgerà neppure della presenza del suo amato ufficiale che vorrebbe salutarla. La storia di Adele è interessante perché pone la questione insolubile se sia la sofferenza d'amore, e il bisogno che essa esprime, a far scivolare progressivamente Adele nella psicosi, oppure se l'incapacità di tollerare la perdita, la fuga d'amore volta al ricongiungimento con l'amato, la sua persecuzione, l'identità falsa di moglie dell'ufficiale che Adele si inventa, e così via, non siano che le tappe di un processo psicopatologico camuffato da storia d'amore romantica. Nel suo sviluppo la storia di Adele ripropone in modo esemplare il quadro di una psicosi passionale, nel senso dell'erotomania di de Clerambault.
Scene. Interessante la fascinazione di Adele per un ipnotista, cui vorrebbe ricorrere per cambiare le intenzioni dell'ufficiale, e che poi si rivela un totale imbroglione. Il camminare di Adele con il solito vestito stracciato, derisa dai bambini, nelle strade della colonia caraibica è una bella immagine di follia ottocentesca.
[RDL]

L'ammutinamento del Caine (*The Caine Mutiny*)
di *Edward Dmytryk*
con *Humphrey Bogart, Jose Ferrer, van Johnson, Fred MacMurray*
120' USA 1954

La vicenda si svolge durante la Seconda guerra mondiale a bordo di un dragamine della Marina americana, comandato dal capitano Queeg, di carattere inflessibile e sospettoso. La sua intolleranza a qualsiasi manchevolezza rispetto al regolamento della Marina si accompagna ad atti di vigliaccheria in azioni di guerra. Il comportamento sempre più manifestamente paranoico viene messo in discussione dagli ufficiali suoi sottoposti. Il secondo ufficiale scrive un diario, in cui riporta tutti gli episodi di ideazione persecutoria e di ingiustificata intolleranza che suggeriscono la presenza di una paranoia. Il terzo ufficiale fa presente ai colleghi che il regolamento navale prevede che in casi straordinari il capitano possa essere sostituito al comando dal suo secondo. È ciò che avviene in circostanze drammatiche, durante un uragano. Il caso verrà poi giudicato dalla corte marziale.
Critica psicopatologica. Il personaggio rappresenta un quadro di paranoia descritto con veridicità. La diagnosi è però difficile da accertare, perché il comportamento del comandante è per molti versi consono a quello richiesto dal suo ruolo: fermezza, inflessibilità e imposizione della gerarchia. Nel processo, tre psichiatri testimoniano che Queeg è sano. La tesi del film è che la paranoia diviene osservabile dai profani solo in circostanze straordinarie, quando lo stress pregiudica le capacità dell'individuo. Una seconda tesi, altrettanto veritiera, sostiene che il delirio paranoide è favorito dall'isolamento in cui l'individuo disturbato viene confinato: è infatti noto che, nel gioco di proiezioni reciproche, il pensiero persecutorio attiva la persecutorietà degli altri.

Scene. Diverse scene evidenziano l'ideazione paranoide del capitano: l'episodio del bersaglio mobile che viene quasi centrato dalla nave nel corso della prima "crisi" di comando, o l'episodio del furto della marmellata, per il quale il comandante fa mettere a soqquadro la nave. La scena drammatica durante l'uragano illustra l'incapacità del capitano di far fronte alle circostanze critiche, se non aggrappandosi strettamente agli ordini ricevuti. Nel processo la paranoia diviene evidente quando il capitano Queeg viene messo alle corde dall'avvocato difensore del secondo ufficiale. Il pensiero paranoico è evidenziato dalla presenza del tipico tic nervoso di far scorrere due palline di ferro nel palmo della mano, segnale di un'ansia incontrollabile. [MB]

 Carrie, lo sguardo di Satana (*Carrie*)
di *Brian De Palma*
con *Sissy Spacek, Piper Laurie, John Travolta*
97' USA 1976

Carrie White è una ragazza timida che frequenta l'ultimo anno delle superiori: ha difficoltà a fare amicizia, poiché ha vissuto tutta l'infanzia segregata in casa per volere della madre, un'integralista cattolica. L'imbarazzo di un'educazione fondamentalista è avvertito da Carrie in tutta la sua forza quando, nelle docce della scuola, non sa affatto come interpretare il fiotto di sangue dovuto al primo ciclo mestruale. Le compagne di classe la deridono crudelmente, e il gruppo si spacca tra chi vuole continuare nell'atteggiamento ridicolizzante, organizzandole una burla alla festa della scuola, e chi invece vuole aiutarla. Ha la meglio il primo gruppo e lo scherzo ha luogo di fronte a tutti (Carrie sta per essere incoronata reginetta e viene coperta da una secchiata di sangue di maiale). La ragazza si vendica attivando i suoi poteri telecinetici e provocando una strage. Giunta a casa, la madre attende Carrie per sacrificarla a Dio in quanto peccatrice e posseduta dal diavolo. Verrà ferita, ma sarà lei stessa a uccidere la madre, per poi rinchiudersi con lei nello stanzino delle preghiere dove era stata spesso segregata, e poi finire sepolta dalle rovine della casa in fiamme.

Critica psicopatologica. Benché giocato su toni altamente fantastici, il film è in grado di trasmettere con precisione le angosce, le fobie, i vissuti persecutori della ragazzina che sorreggono le sue reazioni rabbiose. Analogamente espressivo è il personaggio della madre, affetta da una psicosi isterico-paranoide, e il conflitto mortale che si realizza con la figlia per il suo tentativo di emancipazione dalla follia a due. De Palma fa qui grande utilizzo anche degli effetti speciali per mostrare le alterazioni percettive (i poteri telecinetici) della ragazza. Un film magmatico, sinuoso, voyeuristico, che regge benissimo la distanza e riesce a dire molto sul vissuto soggettivo dell'esperienza delirante persecutoria.

Scene. Appartiene alla storia del cinema l'incursione voyeuristica nello spogliatoio delle ragazzine, dove Carrie ha una crisi d'ansia legata alla comparsa delle prime mestruazioni. [RDL]

7

 Chi è Harry Kellerman e perché parla male di me? (*Who Is Harry Kellerman and Why Is He Saying Those Terribile Things About Me?*)
di *Ulu Grosbard*
con *Dustin Hoffmann, Barbara Harris, Jack Warden, Don DeLuise*
107' USA 1971

È un classico dimenticato degli anni Settanta che narra con tono ora comico, grottesco e sarcastico, ora surreale, ora intimistico, la deriva psicotica di un cantante pop di successo a partire da un'insonnia cronica e irriducibile. L'iniziale esperienza psicotica di autoriferimento e di persecuzione (un misterioso doppio parla male di lui e gli rovina tutte le relazioni affettive) lascia progressivamente il campo a un'esplorazione del mondo interiore del protagonista nella quale si fondono sogni, *rêveries*, ricordi, tentativi disperati di difesa. Un analista più che grottesco sta a dimostrare la totale impotenza della psicoanalisi di fronte ai bisogni affettivi, interpretativi e terapeutici del paziente che alla fine, dopo aver preso coscienza che il persecutore è in realtà il suo doppio, cioè la personificazione della sua ambivalenza affettiva, si suicida lasciandosi cadere con il proprio aereo privato nei cieli di New York.

Critica psicopatologica. Nonostante il tono leggero e divertente, si tratta di un film doloroso e molto preciso dal punto di vista psicopatologico, in relazione sia alle dinamiche affettive sia alle derive psicotiche. Non vi è però sempre una chiara differenziazione tra fantasie, incubi e veri e propri deliri, tutti realizzati con espedienti di ripresa ed effetti speciali dell'epoca che oggi fanno una certa tenerezza.

Scene. Le ripetute fantasie di suicidio contrapposte al vero suicidio dell'epilogo. Lo struggente volo finale, a lungo presagito dai sogni di caduta, nel quale il protagonista si lascia cadere dal suo aereo privato dopo aver sorvolato gli splendidi cieli di New York. Esilarante la figura dello psicoanalista "molto tedesco", che tenta invano di arrampicarsi sugli specchi per aiutare il suo difficile paziente.
[RDL]

 La conversazione (*The Conversation*)
di *Francis Ford Coppola*
con *Gene Hackman, John Cazale*
113' USA 1974

L'imperturbabile professionista delle intercettazioni Harry Caul si lascia coinvolgere da un caso che riattiva le sue angosce di colpa e di morte, rivelate in un sogno mirabile nel quale riemerge un'esperienza infantile. Comincia a temere che la documentazione da lui raccolta possa portare il facoltoso committente a uccidere. Tenterà invano di impedire che l'omicidio venga commesso, tuttavia la vittima sarà proprio colui che nelle sue aspettative Harry avrebbe dovuto uccidere. Analogamente si inverte anche la dimensione persecutoria: piccoli episodi lo rendono cosciente della possibilità di essere lui stesso spiato e derubato del proprio lavoro, e lo portano a sviluppare la convinzione delirante di esserlo davvero. Giungerà a demolire il proprio appartamento alla ricerca di improbabili microspie.

Critica psicopatologica. Questo capolavoro del cinema minimalista degli anni Settanta è tale anche per la comprensione del delirio di riferimento e persecuzione sulla base dell'ambiguità del reale e delle percezioni visive e acustiche a cui è necessario affidarsi per decifrarlo. Questo processo è amplificato dalla professione del protagonista, che lavora su indizi acustici e visivi minimali con strumenti tecnici ipersofisticati, di cui si ritiene esperto controllore e che invece si dimostrano in grado di controllarlo. La donazione di senso e significati, che nel film da un certo punto in avanti resta sospesa tra realtà, sogno, fantasia e delirio, va nella direzione che gli impone l'incontrollabile aggancio "inconscio": il processo di disvelamento indiziario del reale diviene in realtà un'analisi delle angosce profonde del protagonista. Formidabile la colonna sonora, che mima le tracce acustiche intercettate e che a tratti riverbera l'interiorità del protagonista.

Scene. La scena in cui Caul scopre che un collega a sua insaputa l'aveva intercettato costituisce un esempio di evento chiave per lo sviluppo delirante, mentre quella in cui lui intravede l'omicidio senza poter intervenire, fatto che genera in lui uno stato di angoscia incontrollabile, è un esempio di quanto la percezione della realtà sia ambigua e si presti all'identificazione proiettiva. Significativo il sogno d'angoscia nel quale il protagonista insegue la vittima delle sue intercettazioni per salvarla. Ovviamente va citata anche la scena finale in cui Caul demolisce l'appartamento alla ricerca di microspie e, non trovandole, si acquieta e si mette a suonare il sax. [RDL]

Il diario di Edith (*Ediths Tagebuch*)
di *Hans W. Geissendörfer*
con *Angela Winkler, Vadim Glowna, Leopold von Versucher*
105' Germania 1983

Il film narra le vicende di Edith, moglie e madre esemplare, impegnata anche in una pubblicazione politica indipendente, che si ritrova un figlio adolescente borderline e un marito *perfetto* che in realtà ha una relazione con la segretaria, per la quale la abbandonerà. Centrale nella vicenda è il rapporto simbiotico con il figlio, le cui reazioni etero-autoaggressive sono volte a reinstaurare un rapporto simbiotico con lei. Edith entra lentamente in una dimensione psicotica, descrivendo nel proprio diario la realtà idealizzata cui aspirerebbe, e negando del tutto le difficoltà reali. Alla fine, quando tutti i rivali (padre, zio, redattori del giornale eccetera) sono costretti a lasciare la casa, si instaura una vera e propria follia a due tra Edith e il figlio, che finirà tragicamente con la morte di lei e l'arresto (o la manicomializzazione?) di lui.

Critica psicopatologica. Film drammatico, realistico e verosimile per quanto riguarda i comportamenti psicopatologici del figlio (lievemente accentuati) e lo sviluppo delirante di Edith. La donna entra insensibilmente nella dimensione delirante mantenendo in apparenza un buon rapporto con il reale. Il figlio si *ricompensa* quando, non avendo più rivali, si fonde psicoticamente con la madre. Molto ben rappresentato il conflitto antiedipico con il padre, che finisce nella violenza e nell'abbandono, affettivo prima che concreto.

Scene. Oltre alle crisi violente del figlio, molto interessanti sono le scene in cui il padre cerca invano di risolvere il conflitto con la ragione, e quelle in cui Edith scrive il diario restando impassibile, mentre sul fondo si affastella in maniera psicotica e incongrua un numero sempre crescente di piante da appartamento. Bello anche il gioco di sguardi tra madre e figlio, che li isola dal contesto sociale. [RDL]

7

Dolls
di *Takeshi Kitano*
con *Miho Kanno, Hidetochi Nishijima, Iatsuya Mihashi, Chieko Matsubara, Kyoko Fukada, Tsutomu Takeshige, Norihiro Isoda*
113' Giappone 2002

Tre coppie sono al centro della trama, costruita secondo l'inconfondibile tecnica *a pannelli* cara al regista giapponese. Nel primo una coppia di amanti è costretta a vagabondare all'infinito legata da una corda dopo che lei, abbandonata per interesse, era impazzita irreversibilmente. Nel secondo un anziano capo della Yakuza torna dalla ragazza (ormai invecchiata) che lasciò da giovane per inseguire il suo sogno di potere, e che da allora continua ad attenderlo, ogni sabato, sulla stessa panchina, per condividere il pranzo. Nell'ultimo, il fan di una pop star si acceca dopo che lei è rimasta deturpata da un incidente. Sono storie appassionate, ma sempre con un finale tragico, perché "l'onore, la fama e la gloria sono solo granelli di sabbia". Fanno da sfondo a queste storie meravigliosi paesaggi ripresi nelle quattro stagioni, che qui simboleggiano la parabola naturale degli amori.

Critica psicopatologica. I personaggi sono *figée* come i volti delle bambole e agiscono esclusivamente l'essenza dei loro affetti estremi. L'interesse psicopatologico nasce dal fatto che le tre storie vertono sulla regressione psicotica fissata cui può condurre, nei casi estremi, l'amore deluso. Si potrebbe parlare qui di "tre forme di schizofrenie reattive" (Ludwig Binswanger): nel primo caso la ragazzina diviene ebefrenica e l'uomo la accompagna fino al suicidio condiviso per espiare la propria colpa; nel secondo caso il vecchio Yakuza ritorna sui propri passi, pagando con la morte, per ritrovare l'attempata ragazza *fissata* nel ruolo di fidanzata perfetta; nel terzo un amore irreale in partenza è fonte di un comportamento mutilatorio e poi della morte. In ognuna di queste storie i personaggi mettono in mostra il carattere fusionale e salvifico degli amori più profondi o profondamente vissuti, che possono essere causa di grande fragilità, veri e propri *triggers* di reazioni regressive e mortali nel caso in cui la passione viene contrastata.

Scene. Oltre al leitmotiv della coppia che procede legata da una fune, un vero *sogno* con funzione narrativa portante, bellissimo è il vero e proprio sogno allucinatorio della ragazza che si vede portata via da degli sconosciuti, trascinando con la corda il corpo legato dell'amante. Nelle stesse scene le maschere teatrali hanno una funzione indiziaria di minaccia paranoide. Molto bella è anche la figura della *fidanzata perenne*, con la sua imperturbabilità isteroide, l'assenza di ogni espressione di sofferenza nel suo comportamento assurdo e fissato.
[RDL]

Don Juan De Marco, maestro d'amore (*Don Juan De Marco*)
di *Jeremy Leven*
con *Marlon Brando, Johnny Depp, Faye Dunaway, Geraldine Pailhas, Carmen Argenziano, Jo Champa, Bob Dishy, Marita Geraghty, Tresa Hughes, Franc Luz*
97' USA 1995

Un giovane che si crede Don Juan De Marco vuole suicidarsi per amore; indossa un mantello, un cappello e una mascherina sul volto. Per indurlo a desistere, lo psichiatra Jack Mivkler si spaccia per il nobile Don Octavio. Una volta ricoverato, il giovane racconta una storia densa di epos: nato in Messico da padre italiano, ha avuto la prima esperienza con la giovane Dona Julia, sua istitutrice, il cui marito ha poi sfidato e ucciso a duello il padre di Juan. La madre di Juan si è allora ritirata in convento e lui ha iniziato una strabiliante carriera di amatore. Il rapporto tra lo psichiatra e il giovane scivola ben presto in una relazione più personale. Jack è obeso, demotivato, sul punto di andare in pensione; la prorompente forza vitale e la sensualità del giovane sono per lui un toccasana. Juan gli dice: "Credete che non sappia che cosa vi accade? Avete bisogno di me, per una trasfusione". Anche se Jack vorrebbe credergli, i racconti di Juan diventano sempre più incredibili, grandiosi, immaginifici. Mentre il collegio dei medici preme su Jack perché inizi un trattamento farmacologico, egli è ancora *prigioniero* della personalità di Juan. Grazie a essa, Jack ricostruisce il rapporto con la moglie e riassapora le sensazioni di una felicità perduta. Alla fine cede tuttavia alle pressioni (e al proprio esame di realtà) e convince Juan ad assumere un neurolettico. Forse anche grazie a questo il giovane fornirà ai medici un quadro di sé risanato. Jack partirà, insieme alla moglie e Juan, verso l'isola dove il giovane ritroverà l'amata. È sogno o realtà?

Critica psicopatologica. La fuga dalla realtà è una reazione alle povere condizioni familiari di Juan e il carattere infantile del suo delirio è evidente nei racconti di avventura alla Salgari, nella iperespressività istrionica e nel romanticismo acritico. A questa figura si contrappone la depressione dell'anziano psichiatra, che ha centrato la propria esistenza sul lavoro, sacrificando il rapporto con la moglie.

Scene. Degna di nota è la scena del salvataggio iniziale, che avviene grazie all'immedesimazione di Jack nel vissuto di Juan. Interessanti i colloqui tra i due protagonisti, che si reggono sull'equilibrio tra un'empatia che sfiora la complicità e la necessità di un corretto esame di realtà.

[MB]

Duel
di *Steven Spielberg*
con *Dennis Weaver*
90' USA 1973

Un commesso viaggiatore ha la malaugurata idea di superare a tutti i costi un'autocisterna (un vecchio, enorme Peterbilt) che non gli dà strada. Da quel momento comincia una gara che si trasforma in un incubo: l'altro pilota, invisibile, fa di tutto per buttarlo fuori strada.

Critica psicopatologica. Film *on the road* all'apparenza realistico, è invece assolutamente onirico e gioca tutto il suo fascino su angosce persecutorie.

Scene. È nel momento in cui il camion (il cui autista peraltro non si vede mai) non c'è, che il film assume l'aspetto di un delirio di autoriferimento: quando cioè lo sguardo del protagonista, identificato con quello della macchina da presa, cerca il proprio persecutore tra gli innocui avventori di un'area di sosta.

[RDL]

El
di *Luis Buñuel*
con *Arturo de Cordoba, Delia Graces*
b/n 89' Messico 1952

Un aristocratico messicano, Francisco Galvan, cattolico praticante e devoto, provvisto anche di padre spirituale, si innamora in chiesa, durante la celebrazione delle ceneri, di Gloria, che poi sposerà. Fin dalla prima notte di nozze mostra però una gelosia ossessiva e interpretativa che, in un crescendo delirante, rovinerà la vita alla moglie e distruggerà come un cancro la sua stessa immagine e reputazione. Il delirio sfocia alla fine in un acme di gelosia e persecuzione allucinatoria in una chiesa, dove Francisco si reca inseguendo la coppia dei presunti adulteri, delirantemente identificati. Alla fine Francisco "viene ritirato" in un convento dove andrà a trovarlo la ex moglie, ora sposata con uno dei suoi supposti amanti.

Critica psicopatologica. Forse in modo involontario, perché senza dubbio Buñuel nel rappresentare le ossessioni sessuali del ricco Francisco mirava alla critica e alla derisione del moralismo borghese, *El* è uno dei primi film in cui uno sviluppo psicopatologico viene rappresentato magistralmente e con verosimiglianza. Già dagli anni Cinquanta questa mediocre produzione messicana è stata utilizzata a scopi didattici negli istituti di psicoanalisi americani. Il film è molto fine dal punto di vista psicopatologico, non solo nel mostrare la trasformazione interpretativa di una ossessione e lo sconvolgimento emotivo che essa comporta, ma anche perché mette in luce alcuni radicali perversi nella personalità premorbosa, tanto ufficialmente inappuntabile (Francisco è vergine) quanto già segretamente malata. Tra essi il feticismo del piede e il desiderio di *cucire* con ago e filo il sesso della moglie, che Buñuel riprende dalla *Philosophie dans le boudoir* di de Sade.

Scene. Particolarmente significativa è la sequenza finale nella quale l'autoriferimento persecutorio è reso con un montaggio magistrale: le soggettive e le oggettive (cioè le percezioni deliranti e il quadro oggettivo della realtà) si alternano freneticamente favorendo l'identificazione con il folle e con il passaggio all'atto che ne rivela pubblicamente lo stato delirante, cioè l'aggressione al prete che officia la messa.
[RDL]

Essere John Malkovich (*Being John Malkovich*)
di *Spike Jonze*
con *John Cusak, Cameron Diaz, John Malkovich, Catherine Keener*
112' GB-USA 1999

Un artista marionettista frustrato, Craig, che vive con la bizzarra moglie Lotte e un bel po' di animali, trova lavoro come archivista in una strana ditta situata in un mezzanino di un palazzo newyorkese. In questi spazi entro i quali tutti gli impiegati devono muoversi piegati in due, trova uno strano pertugio-canale attraverso cui si entra nel cervello dell'attore John Malkovich. Questo bizzarro pretesto mette in gioco un complesso meccanismo narrativo che porterà la moglie a scoprire di essere bisessuale; la sua amata, Maxine, oggetto di desiderio anche per Craig, concepirà un figlio con Lotte con la mediazione inconsapevole di John Malkovich, nella cui testa c'è in realtà la ragazza. Il tenero e poetico Craig finirà senza moglie e amante, rinchiuso nella testa dalla bambina che le due hanno concepito.

Critica psicopatologica. È un film complesso e bizzarro che mescola temi e generi diversi (dal fantastico all'intimistico) intorno all'idea di che cosa sia la coscienza, questa maledizione umana (all'inizio Craig dice alla sua scimmia che è fortunata a non averla). Vi si realizza un curioso *esperimento* su che cosa si potrebbe provare, e fare, trovandosi nella testa di un altro. Nel film sono presenti alcune situazioni di chiara pertinenza psicopatologica. In una viene esemplificato il modello dell'homunculus responsabile della coscienza di sé, e l'infinito gioco di specchi che questa teoria implica (quando Malkovich entra dall'esterno nella propria coscienza il mondo interno viene popolato da una serie infinita di homunculi con il volto di Malkovich stesso). In un'altra, invece, l'attore percepisce che qualcuno è dentro di lui, sperimentando uno stato delirante di persecuzione e influenzamento, anticipatore di una resa impotente al controllo altrui (John Malkovich diviene un burattino in mano a un burattinaio che sfrutta la sua immagine per rendere celebre la propria arte).

Scene. Bellissima la scena della moltiplicazione degli ego di John Malkovich. Spettacolari le performance delle marionette di Craig, anche se non hanno diretta rilevanza psicopatologica.

[RDL]

Femmina folle (*Leave Her to Heaven*)
di *John M. Stahl*
con *Vincent Price, Cornel Wilde, Gene Tierney, Jeanne Crain*
110' USA 1945

Ellen, giovane americana di grande fascino, conosce in treno Richard. È un *coup de foudre* ed Ellen rinuncia alla sua relazione con un brillante politico per sposare Richard. Dopo il matrimonio lei comincia a manifestare una morbosa gelosia e, nel tentativo di rendere il loro rapporto esclusivo, commette una serie di delitti. Con uno stratagemma fa annegare il fratello invalido di Richard e, gelosa perfino dell'interesse provato dal marito verso il figlio che aspetta, abortisce gettandosi dalle scale. Alla fine si suicida, orchestrando il gesto in modo da far ricadere sospetti di omicidio sulla sorella, della quale è gelosa. Happy end con Richard che sposa la cognata, scagionata in extremis per la morte di Ellen.

Critica psicopatologica. Acclamato mélo hollywoodiano dalle conturbanti ambientazioni noir, è un lavoro che presenta interesse psicopatologico per la messa in scena di un dramma di gelosia patologica. Viene raffigurata una personalità caratterizzata da tratti di dipendenza ed estrema ansia di separazione, che si palesano anche nel mancato superamento del lutto per la morte del padre, con il ricordo del quale la protagonista mantiene un rapporto malato. Esso è costruito sulla frequentazione compulsiva dei luoghi dove erano soliti andare insieme e nella ricerca di una esclusività della memoria che allontani gli altri familiari. Questo assetto prelude a uno sviluppo psicopatologico dagli esiti devastanti, culminante in una paranoia omicida che non si ferma davanti a nulla e nessuno. L'uccisione del proprio figlio da parte di una gestante della upper class americana era per l'epoca un tema perturbante e scandaloso. Il film mantiene intatta anche oggi la sua efficacia, grazie agli assetti cromatici della fotografia e alle scelte scenografiche. Anche l'interpretazione di Gene Tierney, bellissima, appassionata e crudele, va oltre i cambiamenti sociali e di costume, tratteggiando un affresco senza tempo sulla gelosia al femminile, nelle sue conseguenze patologiche più drammatiche.

Scene. La scena di Ellen che cavalca forsennatamente nella prateria, spargendo le ceneri del padre, e quella in cui si getta dalle scale sono momenti di eccezionale intensità interpretativa e di grande significato perché mostrano il continuum psicopatologico da un'apparente quasi normalità, screziata dall'ansia di separazione, agli abissi della psicosi.

[PI]

Film
di *Samuel Beckett*
con *Buster Keaton*
20' Irlanda 1960

Unico film ideato da Samuel Beckett e interpretato dall'uomo-marionetta/immagine per eccellenza, Buster Keaton, è stato ironicamente definito da Deleuze "il più grande film irlandese". In realtà è quello che propone più di ogni altra pellicola, nella sua astrattezza geometrica, la questione ontologica dell'*esse est percipi*. Attore quasi unico della pellicola, Buster Keaton, monocolo (con tanto di benda nera a un occhio), corre accanto a un muro per non essere visto, e si rinserra in una stanza dove provvede con sistematicità a eliminare, coprire, velare ogni finestra, ogni pertugio, occhio, umano o animale, reale o in effige che sia, in una sorta di blindatura paranoicale. Quando si compie l'accurata operazione che è tutto il film, e nella quale non mancano gag grottesche (per esempio il gatto che si ostina a rientrare dalla porta da cui viene fatto uscire), ecco la scoperta dell'orrore: l'unico occhio che non è stato spento è quello, narrante, della macchina da presa, che finora aveva seguito sornionamente di spalle l'ignaro protagonista.

Critica psicopatologica. "Finché la percezione resta dietro il protagonista non è pericolosa, perché resta inconscia." Quando si rivela nel campo ottico dell'ignaro attore mostra il suo carattere insopprimibilmente legato alla coscienza di sé. La coscienza di sé, la coscienza dell'Io, di cui la derealizzazione è tradizionalmente considerata un disturbo, è primariamente autoosservazione. La diffidenza paranoicale fa sì che chiudersi agli sguardi altrui illuda di non essere. Se non si è percepiti non si è, se si è percepiti si è, ma se non si è percepiti dagli altri lo si è comunque da se stessi. Quando il proprio sguardo è persecutore di se stessi, l'unica possibilità è abolire la coscienza dell'Io, smettere di vedersi. Laddove il paziente incarna il desiderio radicale di non percepirsi, cioè di non essere più percepito, si installa in una dimensione di radicale autismo paranoide, che abolisce i presupposti di qualsivoglia terapia.

Scene. Si tratta di un mediometraggio che va visto nella sua interezza.

[RDL]

L'inferno (L'enfer)
di *Claude Chabrol*
con *François Cluzet, Emmanuelle Béart*
102' Francia 1993

Il proprietario di un albergo di montagna passa lentamente dalla gelosia per la bella moglie, innamorata e fedele anche se civettuola, a vere e proprie interpretazioni deliranti, pseudoallucinazioni olotimiche, convincendosi dell'infedeltà. La moglie attraversa tutte le fasi della vittima della gelosia, essendo prima quasi lusingata, poi infastidita, quindi reattiva e minacciosa lei stessa, e infine disperata perché reclusa e sospettata. Grazie alla collaborazione del medico forse riuscirà a far ricoverare il marito, con la scusa di essere ricoverata lei stessa perché "ninfomane", aderendo alla logica delirante del marito. Tuttavia il film si conclude con lei addormentata e legata al letto perché non vada a fare visita ai clienti dell'albergo, mentre il marito vive in una continua alternanza di reale e delirio allucinatorio, di ossessione e negazione della stessa nell'illusione di poter ricostruire il rapporto con la moglie.

Critica psicopatologica. Dettagliata narrazione di uno sviluppo delirante di gelosia, della sua inderivabilità e assurdità, della sua implausibilità, del suo andamento altalenante, del suo alimentarsi di esperienze microdispercettive, fino alla definitiva sistematizzazione. È un film molto preciso e didattico sia per quanto riguarda il delirio, sia per quanto riguarda i modi di rappresentarlo (alternanza di soggettive e oggettive, inserzione del mondo interno: fantasie, deliri nel mondo esterno eccetera). Il delirio di gelosia si espande: la moglie è sospettata dapprima di avere una relazione con un rivale ben preciso, poi di essere l'amante di ogni uomo che incontra, tra i quali i clienti dell'albergo.

Scene. Il film è da vedere tutto proprio per la progressione inarrestabile dell'esperienza delirante a partire dalla normalità di un matrimonio d'amore. Punti memorabili sono l'angosciosa corsa sulle rive del lago all'inseguimento della moglie individuata su una barchetta insieme al presunto amante, e il travisamento delle immagini di un filmato familiare, nel quale il marito vede la ripresa dei contatti sessuali della moglie con l'altro. Molto ben fatta anche la situazione della visita del medico che riesce astutamente a far credere di voler ricoverare la moglie "ninfomane" mentre il marito oscilla tra il suo consenso al ricovero, la volontà di proteggere la moglie e perdonarla, il timore di essere in una trappola.
[RDL]

L'inquilino del terzo piano (Le locataire)
di *Roman Polanski*
con *Roman Polanski, Isabelle Adjani, Melvyn Douglas, Shelley Winters*
125' Francia 1976

Tratto dal romanzo del disegnatore surrealista Roland Topor, narra la storia di un giovane e timido immigrato polacco a Parigi (Trelkowski), che sviluppa un'identificazione delirante con la precedente inquilina dell'appartamento, in un clima di progressiva atmosfera persecutoria provocato dall'ostilità dei condomini. Trelkowsky finisce per estendere la diffidenza paranoide alla fidanzata, senza poter arrestare il percorso di identificazione delirante. Stretto in una progressiva morsa persecutoria, giungerà inesorabilmente all'acme scenico del suicidio per defenestrazione nel quadro di una psicosi delirante allucinatoria, ripetendo, vestito da donna, il gesto della precedente inquilina.

Critica psicopatologica. Pur con diverse concessioni alla teatralità, è un capolavoro assoluto di psicocinema. La macchina da presa segue gli iniziali vissuti di autoriferimento all'esterno dell'appartamento e il progressivo straniamento del protagonista negli interni semioscuri nei quali lo specchio dell'armadio sottolinea la sua progressiva alterazione di identità; il carattere perturbante e onirode di alcune percezioni deliranti è realizzato mediante l'immobilità innaturale dei soggetti ripresi in soggettiva come dagli occhi del protagonista. La sceneggiatura implacabile consente il progressivo passaggio da situazioni naturali a esperienze di depersonalizzazione, illusioni e dispercezioni, interpretazioni deliranti non strutturate. Vi è in tutto il film un utilizzo della suspense che diviene stupefacente sorpresa per l'estrema creatività della rappresentazione del delirio. L'*Inquilino del terzo piano* conclude la trilogia *paranoide* di Polanski, nella quale il regista insegna come possano essere rappresentati in un film di finzione gli sviluppi deliranti a partire da situazioni di apparente, assoluta normalità.

Scene. Vi sono numerose sequenze magistrali tra le quali un'esperienza autoscopica, la trasformazione allucinatoria dei graffiti nel gabinetto comune in geroglifici tombali. La deformazione grottesca dei volti dei condomini li rende minacciosi al di là della loro potenzialità. Nella fantasmagoria finale veri e propri gruppi di inquilini divengono maschere ghignanti in attesa della rappresentazione (quasi teatrale) del suicidio di Trelkowski, che deve essere effettuato due volte per giungere a buon fine.

[RDL]

Inseparabili (*Dead Ringers*)
di *David Cronenberg*
con *Jeremy Iron, Genevieve Bujold*
115' Canada 1988

Due gemelli identici diventano ginecologi di successo, attratti dalla ricerca soprattutto di nuovi strumenti e tecniche chirurgiche. I due hanno caratteri e personalità diversi: più timido, insicuro e riservato Beverly, più sicuro di sé, ambizioso e seduttivo Ellis. È l'incontro con una paziente, famosa attrice, sterile perché affetta da utero tricorne, e come tale "donna mutante", a scardinare il menage simbiotico dei due gemelli. Elliot infatti, dopo aver accettato la seduzione della paziente, la cede al fratello, che accetta imbarazzato. Lo induce anche ad assumere anfetamine per avere maggiore sicurezza e sintonizzarsi con la donna, che già le prende. Beverly si lega morbosamente alla donna, mentre Elliot prosegue normalmente la sua vita, anche quando l'attrice si accorge di andare a letto con entrambi e per questo li abbandona. Beverly sviluppa una depressione da abbandono e abusa sempre più di anfetamine e alcol; oltre a non tollerare l'abbandono, teme che la donna lo possa separare dal fratello, che in un sogno gli appare connesso a lui da una specie di cordone ombelicale. Inizia a presentare deliri somatici e a progettare strumenti chirurgici per donne mutanti a cui seguono atti terapeutici folli. La sua attività professionale va a rotoli, nonostante i tentativi di difesa del fratello. Invece di salvarsi, Elliot finisce per colludere con Beverly cominciando anche lui ad abusare di anfetamine. Alla fine morirà operato dal fratello con gli strumenti mutanti, nel loro appartamento ridotto a un ammasso di oggetti e rifiuti. Beverly potrebbe ancora salvarsi, ma alla fine torna nell'appartamento per morire con il fratello.

Critica psicopatologica. In questo capolavoro horror-melodrammatico, lo sviluppo delirante di Beverly e la collusione psicotica secondaria di Elliot sono perfettamente descritti. Interessante è anche il plot che prevede il conflitto insolubile tra investimento di oggetto (la donna) a scapito dell'investimento primario, che qui è rappresentato dal fratello maggiore/madre.

Scene. Bello il sogno dei gemelli siamesi separati dalla donna, così come la rappresentazione della psicosi anfetaminica di Beverly, delle crisi di astinenza, dei deliri somatici concretizzati nell'ideazione degli strumenti chirurgici mutanti; bellissima la regressione psicotica finale, nell'appartamento ridotto a un immondezzaio, con la morte come unica soluzione psicologica possibile per la coppia. [RDL]

M'ama non m'ama (A la folie... pas du tout)
di *Laetitia Colombani*
con *Audrey Tatou, Samuel Le Bihan, Isabelle Carré*
92' Francia 2002

La stessa storia viene mostrata prima dal punto di vista della protagonista femminile (una ragazzina innamoratasi, dopo un incontro occasionale, di un cardiologo sposato che sembra averla usata e abbandonata), poi da quello del cardiologo (che di fatto è perseguitato dal delirio erotomanico della ragazzina e giunge per questa persecuzione a passare grossi guai). La ragazza finisce in un ospedale psichiatrico dal quale viene dimessa come guarita mentre invece la sua ossessione delirante è intatta: con le pastiglie ha infatti realizzato un ammirevole ritratto dell'amato dentro l'armadio.

Critica psicopatologica. È un film passato un po' in ombra; in realtà presenta una sceneggiatura impeccabile e una struttura che mette in rilievo come poche altre pellicole l'ambiguità della visione cinematografica. Lo spettatore, per tutta la prima parte, è portato a credere alla verità delirante della ragazza. La descrizione dello sviluppo delirante e della perdita del contatto con il reale della protagonista, che alla fine viene estratta da una casa ingombra di ogni cosa nella quale lei vive come se nulla fosse, è eccellente e molto realistica; altrettanto realistico è l'inganno che la medesima perpetra all'istituzione curante, mostrando una fedeltà ferrea al proprio delirio, accompagnata dalla capacità di vivere *à côté* sul piano del reale.

Scene. Più delle singole scene è ammirevole il lavoro di montaggio che consente di perpetrare l'inganno cinematografico grazie all'effetto di verosimiglianza. La rivelazione finale della follia della ragazza e la sua falsa guarigione in ospedale psichiatrico sono da antologia. [RDL]

Le orme
di *Luigi Buzzoni*
con *Florinda Bolkan, Peter McEnery, Klaus Kinski*
110' Italia 1975

Alice, traduttrice portoghese, sogna che un astronauta violento e pazzo, Blackman, faccia esperimenti su un astronauta sceso sul territorio lunare; al risveglio scopre di non essere andata a lavorare per tre giorni e, seguendo il labile indizio di una cartolina di un albergo liberty nella città di Garma, intraprende un viaggio alla ricerca dell'accaduto. Nell'affascinante e decadente città turca (in realtà Phalesis) la donna mette lentamente insieme una serie di indizi che la rendono cosciente di essere stata lì in quei giorni sotto le mentite spoglie di *Nicole*. Continua anche a fare il suo incubo ricorrente, che segue uno svolgimento narrativo per cui l'astronauta oggetto di esperimenti muore per mancanza di ossigeno. A Garma Alice ritrova anche un suo amante – che non riconosce – di cui inizialmente si fida, ma che poi uccide nel contesto della certezza delirante di essere in realtà lei l'oggetto dell'esperimento di Blackman e dei suoi sicari. Il delirio lunare invade integralmente la sua vita tanto che il film finisce con lei trasportata via con violenza da due astronauti che l'hanno inseguita sulla spiaggia e con la didascalia che da quel giorno Alice fu internata in una casa di cura svizzera.

Critica psicopatologica. Il passo lento del film, quasi antonioniano, cambia troppo repentinamente quando l'accorata ricerca della verità nel periodo coperto dall'amnesia, che fa pensare a un disturbo dissociativo dell'identità, si trasforma negli ultimi dieci minuti in certezza persecutoria. L'omicidio del ritrovato amante esprime molto bene la radicale diffidenza paranoide che necessita di risolvere il conflitto ambivalente, anche con la violenza.

Scene. Molto belli gli inserti oniroidi nei quali vengono ben riprodotte le immagini televisive che all'epoca arrivavano dalle varie spedizioni Apollo. Bello il finale in cui l'incubo di Alice si materializza nel delirio di essere inseguita e acciuffata da due astronauti che la rincorrono sulla spiaggia.
[RDL]

Pi greco – Il teorema del delirio (*Pi greco*)
di *Darren Aronofsky*
con *Sean Gullette, Mark Margolis, Ben Shenkman*
84' USA 1997

Max, un prodigioso matematico ebreo, vive a Chinatown con la sola compagnia di un super computer da lui stesso costruito. È convinto che dietro l'apparenza tutto il mondo sia riducibile a una realtà numerica, conoscendo la quale si potrebbe costruire un'unica equazione, una sorta di stringa cosmica, che spieghi ogni avvenimento: dalle leggi che governano la meteorologia alla Borsa, fino forse all'essenza di Dio. Nelle sue giornate, scandite da terribili crisi di cefalea, che lo privano quasi della coscienza, insegue questa equazione in una sorta di monomania, ignorando i consigli del professore e unico amico Sol, che intravede, dietro l'ossessione per la "ragione pura" di Max, il rischio di una follia incipiente. Il protagonista riesce a elaborare una serie di 216 numeri che sembra rappresentare la risposta alla sua ricerca. Se Max è un puro teoreta, non vale lo stesso per il mondo esterno, e così cominciano a seguirlo e perseguitarlo i rabbini di una setta magica-cabalistica e gli agenti di Wall Street, che vogliono impadronirsi del suo numero per fini personali. La realtà e le allucinazioni causate dall'emicrania, che peggiora progressivamente, si confondono in un'inestricabile dinamica paranoide che tormenta Max inducendolo a trapanarsi il cranio in un'improvvisata autolobotomia. Alla fine Max appare tranquillo su una panchina, a godere del sole mattutino nel parco, privo del proprio genio matematico, ma in pace con un mondo restituitogli nella sua percezione immediata e non cerebrale.

Critica psicopatologica. Più che per l'esattezza nosografia e psicopatologica, il film è interessante come esperimento rappresentativo di vissuti soggettivi estremi. Il protagonista soffre di crisi emicraniche accompagnate da aure e microdispecezioni, e questa malattia sembra la rappresentazione fisica del suo tormento intellettuale. L'emicrania era iniziata quando era bambino in corrispodenza del tentativo di guardare fisso il sole, quasi a leggervi dentro i segreti di Dio. Rigoroso e non banale, il film riesce a trasmettere la sofferenza soggettiva e la mancanza di speranze del paziente psicotico.

Scene. Splendidamente realizzate, in un bianco e nero sporco e sgranato, ma illuminate da luci sfavillanti, le dispercezioni da aura emicranica costituiscono il primo esempio di accurata descrizione di questo fenomeno al cinema. L'opera fonde il rigore e la complessità di un'equazione matematica alla forza visiva allucinatoria della psicosi.
[PI, RDL]

Il processo (*Le procès*)
di *Orson Welles*
con *Anthony Perkins, Arnoldo Foà, Orson Welles, Romy Schneider, Jeanne Moreau, Elsa Martinelli*
b/n 130' Francia-Germania-Italia 1962

Tratto dal romanzo di Kafka, racconta dell'improvvisa *riduzione ontologica* dell'impiegato Josef K. al ruolo di *accusato*. Come tale cercherà i capi d'accusa (invano, salvo gli accenni ai sentimenti di colpa e insufficienza verso il padre), si aggirerà negli spazi surreali del tribunale incontrando figure bizzarre, cercherà di trovare i modi per avvicinare e avere la clemenza dei giudici. Alla fine verrà prelevato da due funzionari che dovrebbero giustiziarlo, ma non ne avranno il coraggio, e Josef K. perirà in una enorme esplosione.

Critica psicopatologica. La meditazione sul tema della colpa e della giustizia, entrambe in una dimensione altamente simbolica e metaforica, è realizzata da una straordinaria messa in scena onirica nella quale Josef K. si muove con un'espressione *figèe*, come se non fosse mai del tutto coinvolto nei fatti che lo vedono protagonista. I suoi proclami, le sue battute, le sue proteste, sono un po' come i ragionamenti dell'Io onirico alle prese con una realtà incongrua di cui non può venire a capo. L'atmosfera di estraneità è resa dalle inquadrature dei personaggi (dall'alto o dal basso), dall'uso del grandangolo, dagli spazi claustrofobici (soffitti bassi, stanzini) o dilatati (ambienti enormi, porte smisurate), dal numero dei figuranti (la pletora degli accusati, le file a perdita d'occhio di impiegati), dai fascicoli giudiziari che

7

oltre a rivestire le pareti straripano sui pavimenti facendo anche da giaciglio per le seduzioni dei diversi personaggi femminili.

Scene. L'ambientazione oniroide a tratti si agglutina in atmosfere francamente para-noidi, sovrapposte alla tematica persecutoria di fondo. Josef K. ha diversi attacchi di *mancanza d'aria* che fanno pensare al panico psicotico. Quando resta chiuso nello stanzino angusto con i poliziotti ha un'esperienza mista in cui la colpa, la paura e la necessità di divincolarsi dal contatto con i corpi sudati e martoriati si mescolano inestricabilmente. Straordinaria è la figura narcisistica e gigionesca del-l'avvocato onniveggente e totipotente che in uno studio immenso pretende l'adora-zione dei suoi assistiti per degnarli di attenzione. Altra esperienza paranoide di Josef K. è quella nello sgabuzzino nella parte alta del tribunale, dove l'elemento persecutorio è dato dalla luce tagliente e dalla torma di ragazzine curiose e imper-tinenti che spiano e controllano.
[RDL]

 Repulsione (*Repulsion*)
di *Roman Polanski*
con *Catherine Deneuve, Yvonne Furneux*
b/n 104′ GB 1965

Una giovane manicure sessuofobica, lasciata sola dalla sorella in vacanza, entra in una dimensione delirante persecutoria nel contesto della quale uccide due uomini che le si avvicinano in modo più o meno innocente. Verrà ritrovata dalla sorella in stato di blocco nell'appartamento disfatto e maleodorante.

Critica psicopatologica. Il primo film occidentale di Polanski è già un capolavoro ed evidenzia le capacità dell'autore di creare atmosfere persecutorie con una semplice inquadratura, grazie al modo di collocare la macchina da presa, di seguire in ogget-tiva e soggettiva la giovane e bellissima Karol nelle sue fobie per tutto ciò che è maschile, nelle sue disattenzioni, nelle sue perplessità, nei suoi blocchi, nei suoi incubi a occhi aperti (fantasmi di abuso sessuale violento), infine nelle sue franche allucinazioni. Film interamente d'atmosfera, inaugura la triade polanskiana dei deliri paranoidi *condominiali*. Porte e mura di questi vetusti appartamenti non sono sufficienti ad arginare la minaccia esterna, quando questa ovviamente è immagina-ta e proiettata nel contesto dello scompenso psicotico. Invano Karol tenta (malde-stramente) di barricare la porta, qualcuno comunque entrerà e lei sarà costretta a uccidere per difendersi. A parte alcuni eccessi visionari (le crepe che appaiono nel muro e le mani che lo penetrano) il film è del tutto verosimile, fin nei dettagli, come descrizione di uno sviluppo delirante acuto paranoide, su base fobica, forse per abuso infantile.

Scene. Senza dubbio l'immagine della decomposizione del coniglio e dell'avvizzi-mento delle patate lasciate in giro dall'attonita Karol, è una splendida esemplifica-zione di che cosa significhi vivere in un *autre monde*. Bellissimi i deliroidi onirici di violenza sessuale. Sono da storia del cinema il dialogo con il bravo ragazzo inna-morato di lei, osservato alla vecchietta sul pianerottolo, prima che Karol, mutacica, lo abbatta con un candeliere che poi rimette esattamente al suo posto.
[RDL]

La rosa purpurea del Cairo (*The Purple Rose of Cairo*)
di *Woody Allen*
con *Mia Farrow, Jeff Daniels, Danny Aiello*
84' USA 1985

Durante la grande depressione degli anni Trenta Cecilia, una cameriera distratta e romantica, vittima del marito prepotente, si consola andando al cinema del paese a vedere pellicole del genere telefoni bianchi. Tra queste vi è *La rosa purpurea del Cairo*, il cui protagonista, l'esploratore Tom, notando la sua devozione per il film e per lui in particolare, esce materialmente dallo schermo per vivere con lei nella realtà. Questo amore impossibile (lui è solo un personaggio e quindi ha capacità limitate di adattamento al mondo reale) produce situazioni surreali e divertenti. Sarà l'attore Gil a sedurre Cecilia, facendole abbandonare il personaggio, che ritorna sdegnato dentro il film, riportando tutto alla normalità.

Critica psicopatologica. *La rosa purpurea del Cairo* si basa sulla concretizzazione dei meccanismi psicologici che reggono l'intero edificio del cinema: la fascinazione della visione, l'idealizzazione e l'animazione dell'attore da parte dello spettatore; la differenza tra personaggio e persona in carne e ossa; le piccolezze reali delle personalità degli attori. In generale il film mostra all'opera l'irriducibilità del mondo del cinema a quello del reale o, meglio, l'illusione della comunicazione osmotica tra immaginario e reale, che è il suo motore psicologico primario. È il gioco delle emozioni e degli affetti che lo spettatore immette e riceve in un feedback continuo sullo schermo a generare questa *magnifica illusione* che, come nel caso di Cecilia, può divenire una *magnifica ossessione* che riscatta dalle ferite affettive e concrete della vita di ogni giorno. Infatti alla fine Cecilia, abbandonata dall'attore e dal suo sogno, è di nuovo depressa, e non troverà altro compenso che infilarsi ancora nel cinema per vedere, questa volta, le magnifiche acrobazie di Ginger Rogers e Fred Astaire. Il film può anche essere letto come una sorta di *psicosi psicogena di desiderio* di Cecilia. In ogni caso, l'esperienza di intrattenere scambi comunicativi con gli schermi televisivi non accade di rado nelle psicosi acute schizofreniformi.

Scene. Ovviamente magiche quelle in cui Tom esce dallo schermo e quelle in cui vi rientra portando per mano Cecilia; molto belle, come sempre al cinema, le situazioni con entrambi i gemelli in scena, quelle in cui compaiono Tom e Gil, interpretati dallo stesso attore, che si contendono Cecilia. L'intera ricostruzione della vita provinciale all'epoca della grande depressione è da manuale.
[RDL]

Rosemary's Baby
di *Roman Polanski*
con *Mia Farrow, John Cassavetes, Ruth Gordon, Sydney Blackmer*
137' USA 1968

Una coppia va a vivere in un vecchio e affascinante appartamento newyorkese. Rosemary, ragazza mite e affettuosa, educata dalle suore, mettendo insieme alcuni indizi comincia a pensare che gli attempati vicini appartengano a una setta satanica e che il marito si sia accordato con loro. La convinzione si rafforza quando una sera, sentendosi come ubriaca o drogata, entra in una dimensione sognante: le sembra di partecipare a un rito durante il quale, di fronte a tutta la congrega, il marito la feconda sotto spoglie diaboliche. In effetti il marito, che pochi giorni prima le aveva espresso il desiderio di un figlio, le confessa candidamente di aver avuto un rapporto con lei nel corso della notte. Senza averne la certezza, Rosemary si sente sempre più al centro di un complotto. Quando partorisce, le viene detto che il figlio è morto. Entrerà nell'appartamento dei vicini munita di un enorme coltello, ma poi si farà blandire per allevare il figlio diabolico che dovrà rivoluzionare il mondo.

Critica psicopatologica. Notevole l'abilità del regista nel creare un'atmosfera persecutoria; lo consente un uso magistrale della macchina da presa che riprende i protagonisti da dietro, come una presenza incombente e incontrollabile, e utilizza grandangoli dal basso in alto per deformare grottescamente i volti e le espressioni delle persone con cui interagiscono, riuscendo a dare l'impressione della potenziale minacciosità di gesti e atteggiamenti normali. Per la maggior parte della sua durata il film impedisce una discriminazione tra realtà e convinzioni deliranti; lo spettatore ora è indotto a credere al giustificato timore di Rosemary di fronte alla setta satanica, ora all'atteggiamento rassicurante degli altri personaggi preoccupati per la salute mentale di lei. È solo la scena finale a far prevalere l'ipotesi della realtà del complotto diabolico. Lo stato gravidico di Rosemary sollecita tenerezza e accentua l'empatizzazione per le sue angosce, giustificate o meno che siano.

Scene. Splendida la sequenza del vissuto oniroide nel corso del quale Rosemary viene stuprata e fecondata (l'intera scena avviene in una barca ondulante, che riproduce lo stato di ebbrezza patologica di lei e accentua l'incertezza sulla realtà degli avvenimenti); utilizzabili didatticamente le scene finali in cui Rosemary, convinta del complotto, cerca di sfuggire ai nemici e si barrica in casa.
[RDL]

Secret Window
di *David Koepp*
con *Johnny Depp, John Turturro*
97' USA 2002

Uno scrittore di racconti horror, Morton Rainey, in crisi creativa dopo il tradimento della moglie e confinato in uno chalet isolato sulle rive di un lago, riceve la visita di un tipo strano, proveniente dal Mississippi, che rivendica la paternità di un suo racconto, *Secret Window*, da lui pubblicato anni prima. Inzia poi a minacciarlo, a uccidergli il cane e minacciare la casa della ex moglie. Vane sono le sue richieste di aiuto allo sceriffo e a un amico, che saranno uccisi. Alla fine, preda della disperazione, lo straniero gli rivela di non essere altro che una personificazione del suo desiderio di vendetta. Completamente depersonalizzato e folle, Mort ucciderà la ex moglie e il suo nuovo compagno e scoprirà la *finestra segreta* del suo racconto.

Critica psicopatologica. È un film del genere psicothriller, che continua più che esplicitamente la linea ideale che lo congiunge a *Psycho* e *Shining*. Tuttavia il suo interesse psichiatrico è indubbio, sia per la ricchezza dei fenomeni psicotici presentati in successione dallo scrittore (i monologhi interiori che diventano voci imperative, le illusioni, le interpretazioni deliranti, le dispercezioni visive – lo specchio che non riflette più la propria immagine e che prelude alla visione autoscopica) sia per la trasformazione, anzi la risoluzione, che la storia ben delinea, di una depressione apatica e letargica in un delirio paranoide allucinatorio che consente la soddisfazione criminale del desiderio di vendetta. La forza del film consiste nell'ambiguità relativa al carattere reale o delirante degli accadimenti narrati in cui riesce a rimanere fin quasi alla fine, grazie alla personificazione immaginaria del doppio persecutorio.

Scene. Superba la scena finale in cui Mort parla con i suoi doppi.

[RDL]

Shining (*The Shining*)
di *Stanley Kubrick*
con *Jack Nicholson, Shelley Duvall, Danny Lloyd*
146' USA 1980

Jack, scrittore in crisi creativa, accetta il lavoro di custode per la stagione fredda in un albergo sui monti del Colorado. Porta con sé la moglie Wendy, dall'aria dimessa e un po' nevrotica, e un figlio di otto anni, Danny, bambino solitario con il dono dello *shining*, una sorta di preveggenza, che gli deriva dal parlare con un amico immaginario. L'atmosfera sinistra dell'hotel si impadronisce di loro. Vengono a sapere che un precedente custode era impazzito e aveva trucidato la famiglia e, mentre la neve cade e li isola dal mondo, cominciano tutti a mostrare segni di squilibrio. Se sua moglie è sempre più tesa e preoccupata della solitudine e il figlioletto ha visioni raccapriccianti di sangue e di morte, correlate a truci eventi del passato dell'albergo che esperisce grazie alla propria capacità, Jack perde completamente la ragione, diviene sempre più cupo e irritabile, scrive a macchina interi fogli di frasi insensate e parla con figure irreali (fantasmi, allucinazioni?), che lo incitano a eliminare la famiglia, ritenuta responsabile dei suoi guai. Solo il caso impedisce allo scrittore di attuare tale proposito omicida. Nella scena finale vediamo Jack, morto assiderato, comparire in una vecchia foto in bianco e nero, insieme ai precedenti custodi dell'albergo, presumibilmente vittime come lui della stessa follia omicida.

Critica psicopatologica. Al di là della spiegazione paranormale, la storia descrive il nascere, il crescere nella mente e il violento manifestarsi all'esterno della psicosi in Jack. È vero che Nicholson fa uso e abuso di un istrionismo sfrenato, è vero anche che i suoi occhi mostrano lampi di follia già prima dell'arrivo all'hotel, ma ciò non toglie alcuna efficacia né alla suspense narrativa, né all'ottima raffigurazione dell'esplosione di violenza distruttiva dello psicotico grave. Denso di simbolismi, il film è una vera indagine psicologica: è più facile spiegare lo *shining* di Danny, l'esistenza dei fantasmi, il soprannaturale, che non la rottura dei precari equilibri della mente del padre, la sua psicosi. Il vero orrore è la follia, enigma imperscrutabile, inaccessibile ai mezzi della ragione umana.

Scene. Ottime rappresentazioni di inquietudine claustrofobica nelle soggettive in cui il bambino si aggira in triciclo per i corridoi *Art déco* dell'hotel. Soprattutto le scene di lotta tra Jack e Wendy sono di estremo interesse anche per lo spettatore psicopatologo.

[PI]

7

Stati di allucinazione (*Altered States*)
di *Ken Russell*
con *William Hurt, Blair Brown, Bob Balabam, Charles Haid, Drew Barrymore*
102' USA 1980

Ispirato alle esperienze scientifiche di John Lilly, narra gli esperimenti che un giovane scienziato di Harvard, Eddie Jessup, conduce su se stesso alla ricerca di un'espansione del campo di coscienza attraverso l'uso prima separato, poi combinato, dell'isolamento sensoriale (immersione in vasche di acqua tiepida) e delle sostanze allucinogene. Oltre a indursi terrificanti allucinazioni complesse e scenografiche, ricche di simboli, finisce per fare esperienze di regressione onto- e filogenetica estremamente pericolose. Desisterà da queste pratiche solo grazie all'amore della moglie.

Critica psicopatologica. Visto a distanza di tempo si tratta di un film senza dubbio da rivalutare e da leggere in sovrapposizione al quasi coevo *Videodrome*, con il quale condivide peraltro alcuni effetti speciali (deformazioni allucinatorie delle braccia e del viso). Nell'affrontare la rappresentazione di esperienze psicotiche con una grande componente allucinatoria, tanto è asciutto, ellittico ed essenziale Cronenberg, quanto strabordante, eccessivo e sentimentale Russell, che tuttavia in questo film lavora molto bene.

Scene. Le esperienze allucinatorie sotto l'effetto di peyotl della prima parte, e quelle finali di regressione ontogenetica, restano da antologia e forse addirittura insuperate nella storia del cinema. Molto significative anche le scene in cui Eddie, regredito filogeneticamente a una specie di scimmione, è preda di esperienze emotive e istintuali elementari.
[RDL]

Strade perdute (*Lost Highway*)
di *David Lynch*
con *Bill Pullman, Patricia Ariette, Balthazar Getty, Robert Loggia, Robert Blake*
135' USA-Francia 1996

Fred Madison, sassofonista virtuoso, vive in una villa di gusto sofisticato e funereo con l'affascinante moglie, la bruna Renée, e convive con i sospetti di infedeltà che prova nei suoi confronti. Il clima di paranoia diviene più pesante quando ai due cominciano a essere recapitati dei VHS che li riprendono in casa loro e quando a una festa Fred incontra un Uomo Misterioso, che fa strane allusioni alla sua vita privata. Finché in uno dei video Fred si vede accanto al corpo massacrato di Renée. Accusato di omicidio finisce in prigione e una notte, in cella, subisce una metamorfosi inspiegabile e si ritrova nei panni del giovane Pete. Anche la vita di quest'ultimo è dominata da una *femme fatale*, la pupa bionda Alice, fidanzata con il boss mafioso Dick Laurent, di cui Pete è il meccanico di fiducia. Trascinato da Alice in una torbida storia di pornografia e ricatti, il ragazzo si lascia coinvolgere nell'omicidio del boss ed è costretto a fuggire nel deserto con Alice. Dopo aver fatto l'amore con lei si trasforma nuovamente in Fred, che deve confrontarsi con Laurent redivivo. Solo con l'aiuto dell'Uomo Misterioso, sorta di *deus ex machina*, riesce a ucciderlo definitivamente. Fred ritorna quindi alla propria casa, suona il campanello e al citofono pronuncia la frase: "Dick Laurent è morto", che all'inizio del film lo avevamo visto ascoltare attonito, rispondendo a uno sconosciuto.

Critica psicopatologica. Realizzato con una vocazione volutamente suggestiva e programmaticamente antiesplicativa, permette di cogliere alcuni aspetti inderivabili dell'esperienza psicotica e dissociativa. Lynch non mostra la psicopatologia, ci precipita dentro lo spettatore. Anche se risulta ovvia la distanza dalla realtà clinica nella descrizione formale del caso, tuttavia la struttura narrativa indecifrabile diventa rappresentazione del potenziale disgregativo della personalità e della perdita di univocità della storia di vita.

Scene. All'inizio, quando il film sembra dipanarsi in una linearità narrativa, con l'invio dei VHS premonitori si crea un'atmosfera paranoidea di violazione dell'intimità che ha quasi valenza didattica. Di sicuro interesse psicopatologico è l'irruzione visiva dell'*unheimlich* nelle scene di inseguimento notturno lungo la Death Valley, nell'ipnotico concerto di sax, nello strip-tease della bionda con la pistola puntata alla tempia.
[PI, RDL]

 The Truman Show
di *Peter Weir*
con *Jim Carrey, Laura Linney, Noah Errich, Natascha McElhone*
102' USA 1998

Truman Burbank, un tipico *American boy*, all'età di trent'anni si accorge che tutta la sua vita è una gigantesca soap opera prodotta da un grande network televisivo, realizzata mediante cinquemila telecamere posizionate in ogni dove, centinaia di attori e comparse che mostrano i prodotti di innumerevoli sponsor, e diretta da una navicella spaziale da un regista-dio onnipotente, di nome Christof. Truman è stato creato, diretto e controllato dal regista, e alla fine dovrà liberamente scegliere se restargli fedele o emanciparsi. Alla fine del film Truman potrà ribellarsi al suo destino preconfezionato e pubblico, ma non si sa che cosa troverà al di là della porta buia che dovrà attraversare: forse il nulla.

Critica psicopatologica. L'esperienza chiave di Truman non è dissimile da quella di frequente riscontro nella clinica delle psicosi: sentimenti di estraneità ambientale e derealizzazione, interpretazioni e intuizioni deliranti di alcuni eventi ambigui, nascita dei convincimenti circa la falsa identità di chi circonda il paziente, inclusi i parenti stretti, di essere spiati e controllati da telecamere poste nei muri e tra le siepi del giardino. Esperienze terrificanti, ma sovente effimere quelle riferite dai pazienti, che nel film sono trasfigurate in una storia fantascientifica splendidamente congegnata. La verosimiglianza psicopatologica non si ferma al piano descrittivo, ma affonda anche in alcuni spunti d'interesse psicodinamico, in particolare nello strutturarsi intorno a un vero e proprio romanzo familiare: il leitmotiv della soap opera è infatti la morte per annegamento del padre di Truman che, da piccolo, vi aveva assistito e che rammemora con chiare sfumature di colpa; questa finzione, fatta credere a Truman da tutti, madre compresa, viene sfatata dallo stesso padre che ogni tanto riappare nei panni di un barbone, al punto da far decidere Christof a utilizzare melodrammaticamente l'incontro e l'abbraccio definitivo tra il figlio e il padre

7

risuscitato. Film come questo mettono in scena una condizione sociale diffusa nella quale le persone si vivono sempre di più come apparenze e personaggi, come nei reality show televisivi.

Scene. Senza dubbio le scene in cui Truman comincia a sospettare che qualcosa di strano stia accadendo intorno a lui rappresentano un'ottima anche se presumibilmente involontaria esemplificazione cinematografica dell'atmosfera predelirante. [RDL]

 Vero come la finzione (*Stranger Than Fiction*)
di *Marc Forster*
con *Will Ferrell, Maggie Gyllenhaal, Dustin Hoffman, Queen Latifah, Emma Thompson, Tom Hulce, Tony Hale, Denise Hughes, Linda Hunt*
113' USA 2006

Improvvisamente ad Harold Crick accade che una voce allucinatoria di donna inizi a commentare le sue azioni, sottolineando in modo ironico il suo carattere metodico di ispettore del fisco con rituali ossessivi. Harold entra in uno stato di confusione, tuttavia, quando si invaghisce di una pasticciera anticonformista, scopre anche che può esistere un modo alternativo di vivere. Ma la voce allucinata ha uno scarto, passando dal commento sulle azioni attuali a quello sugli accadimenti prossimi futuri; la voce afferma una cosa gravissima, che lui morirà il giorno successivo. In Harold si forma allora la convinzione, a carattere delirante, di essere il protagonista di un romanzo scritto da altri. Si rivolge a una psichiatra e a un critico letterario e individua la voce in quella di una famosa scrittrice, ora preda del blocco dello scrittore. Sembrerebbe che la crisi della scrittrice sia così profonda da concretizzare tale problema nella realtà. Per impedire che *la penna uccida più della spada*, Harold lotta tenacemente per sopravvivere contro il narcisismo dei rappresentanti della letteratura (critico e scrittrice), i quali difendono l'ispirazione della scrittrice stessa opponendo la superiorità del mondo delle idee (oltre che del business) all' esistenza fisica di Harold.

Critica psicopatologica. Sebbene il film non abbia intenti descrittivi psicopatologici lo psichiatra può chiedersi se, arrivato a un punto critico della propria esistenza, ad Harold non bastino più le difese ossessive e faccia perciò ricorso alle difese psicotiche sottostanti. La rivelazione improvvisa di una verità altra (l'intuizione delirante, seguita dal delirio strutturato) è vissuta dapprima in modo passivo, diversamente da quanto accadeva a Truman Burbank in *The Truman Show*: egli riesce in un primo momento a integrare le voci nella propria esistenza, fino a quando la minaccia oltrepassa il limite della sopportazione.

Scene. Il rituale ossessivo di Harold nelle abluzioni mattutine, interrotto dall'irrompere dalla voce estranea. La psichiatra interpellata indecisa se assegnargli l'antipsicotico o rivolgersi a un critico letterario, un bell'esempio di idee confuse. Notevole lo sforzo di Harold che tenta di condurre una vita normale nonostante l'interferenza della voce allucinata, ciò che avviene in diversi pazienti schizofrenici. [MB]

Disturbi ansioso-fobici e ossessivo-compulsivi

8

M. Balestrieri

8.1
La rappresentazione dei disturbi d'ansia al cinema

La presenza di ansia è quasi ubiquitaria nel cinema, come in effetti l'ansia è quasi ubiquitaria nella vita. La tensione è però un ingrediente fondamentale dello spettacolo, per *tenere incollato* lo spettatore alla sedia. Certo, alcune tipologie di film fanno dell'ansia lo strumento comunicativo fondamentale. I generi thriller, mystery (in italiano, il giallo), spionaggio, noir, poliziesco, horror sono necessariamente basati sulla scarica adrenalinica. Però anche il genere drammatico si fonda sulla tensione tra elementi narrativi e personaggi contrapposti, alla ricerca di una ricomposizione consolatoria o di una conclusione tragica.

In tutti questi casi l'ansia che prende lo spettatore è la stessa dei protagonisti. Il maestro del brivido Hitchcock è ovviamente il riferimento obbligato per questo genere di tensione psichica. L'ansia presente in tali opere è reattiva e giustificata e non deve perciò essere considerata come un disturbo psichiatrico.

Tuttavia Hitchcock stesso trova spazio nel presente capitolo per altri motivi. Nel film *Vertigo* (1958), infatti, la protagonista ha una fobia specifica per l'altezza, mentre nel film *Marnie* (1964) sono presenti fobie multiple (i tuoni, il colore rosso). *Gli uccelli* (1963) è invece stato recensito per i possibili significati psicoanalitici delle angoscie dei protagonisti e dello spettatore, come viene specificato nella scheda.

Si devono ricordare altri film in cui l'ansia è intesa, in senso psicoanalitico, come segnale dell'emergere alla coscienza di contenuti rimossi. In particolare, le ansie collegabili al conflitto edipico sono presenti in *Edipo Relitto* (1989) e in *In viaggio con Alberto* (1990). D'altronde gli stessi sintomi ansioso-fobici di *Marnie* trovano origine nel trauma rimosso, secondo uno schema caro alla cinematografia degli anni Trenta-Sessanta.

L'ansia è anche un sintomo presente in altri disturbi psichiatrici, come le psicosi o i disturbi affettivi. I film con questi temi sono stati inclusi nei capitoli relativi

Vero come la finzione. Matteo Balestrieri
© Springer-Verlag Italia 2010

8

a questi disturbi. Sono stati invece qui recensiti due film di Greenaway (*Il cuoco, il ladro, sua moglie e l'amante*, 1989, e *Lo zoo di Venere*, 1985), regista autore di film ipersimbolici e complessi. In essi sono particolarmente rilevanti le manifestazioni ansioso-fobiche e ossessive che fanno da corredo ai disturbi di tipo perverso dei protagonisti. Anche *Elling* (2001) rappresenta una situazione di confine tra disturbi psichiatrici, dove i protagonisti di un programma riabilitativo di autonomizzazione e inclusione sociale sperimentano inevitabilmente una tensione, con sintomi di agorafobia.

Tenendo presente che i disturbi post-traumatici sono trattati altrove, molti dei film inclusi in questo capitolo sono quelli che, pur con la necessaria approssimazione, possiamo più propriamente avvicinare ai disturbi fobico-ansiosi della nosografia ufficiale. Tra questi, i più trattano del disturbo ossessivo-compulsivo (DOC), spesso accompagnato da aspetti fobici. Alcuni hanno un taglio affettivo, come *Ogni cosa è illuminata* (2005) o *La parola amore esiste* (1998), altri drammatico, come *Il genio della truffa* (2003) o *The Aviator* (2004). Quest'ultimo è una buona rappresentazione di come il DOC possa sfociare in una ideazione e un comportamento deliranti. Infine vi sono due commedie dal taglio buffonesco: *Qualcosa è cambiato* (1997), con tutti gli istrionismi di Nicholson e *Tutte le manie di Bob* (1991), con Bill Murray, forse il film più citato per le fobie e il DOC.

Per quanto riguarda le fobie specifiche, oltre ai due film di Hitchcock già citati, abbiamo incluso *Denti* (2001) per la fobia del dentista, e *Maledetto il giorno che ti ho incontrato* (1992) per la claustrofobia.

Gli attacchi di panico sono oggetto di sceneggiatura in quattro film di taglio diverso, un film-TV della RAI piuttosto didascalico (*Un anno a primavera*, 2005), un thriller (*Copycat*, 1995), una deliziosa commedia cantata (*Parole, parole, parole*, 1997) e una commedia satirica (*Terapia e pallottole*, 1999). Oltre a questi ricordo anche l'angoscia claustrofobica di Olivia de Havilland chiusa in un ascensore in *Un giorno di terrore* (*Lady in a Cage*) del 1964, e l'attacco di panico di Silvio Orlando nel film *Fuori dal mondo* del 1999.

Nei film la timidezza è difficilmente distinguibile dalla fobia sociale, così che il rischio è di considerare patologiche centinaia di personaggi che con vari gradi di timidezza affollano la cinematografia mondiale. Non si saprebbe da dove iniziare e ogni elencazione non può che essere lacunosa. Solo per esemplificare, tra i film più recenti si possono ricordare il banale *Roger Dodger* di Kidd (2002), il delicato *Il favoloso mondo di Amelie* (2001) di Jeunet e il meraviglioso *Quel che resta del giorno* (1993) di Ivory, recensito in questo volume come disturbo d'evitamento di personalità. Cercando tra i film più lontani, è facile ricordare alcune grandi caratterizzazioni di Buster Keaton, Harry Langdon, Harold Lloyd e Charlie Chaplin dell'epoca del muto. In particolare Charlot il vagabondo, con il suo malinconico stare discosto dal resto del mondo, appartiene alla grande storia del cinema.

Continuando, chi meglio di Woody Allen può essere eletto a rappresentare il disturbo d'ansia generalizzata? Quasi ogni suo personaggio è irrequieto, insicuro, teso, incapace a rilassarsi. Sarà per questo motivo che, accanto ai milioni di suoi fan, alcuni non lo riescono a sopportare. Tra suoi film, oltre a quello qui recensito (*Io e Annie*, 1977) si possono ricordare *Provaci ancora Sam* (1972), *Manhattan*

(1979), *Hannah e le sue sorelle* (1986), *Harry a pezzi* (1997; si veda tra i disturbi di personalità) e *Scoop* (2006).

Infine, l'ansia è presente nelle fasi di passaggio della vita. Si è voluto esemplificare questo aspetto con la proposta di due film, *Picnic a Hanging Rock* (1975), che metaforicamente illustra le ansie del difficile passaggio alla maturità, e *Il posto delle fragole* (1957), dove Bergman ci narra dell'emergere dei sensi di colpa in un anziano che riconsidera la propria esistenza.

8.2
Schede filmiche

Un anno a primavera
di *Angelo Longoni*
con *Nicoletta Romanoff, Giorgio Pasotti, Cosimo Cinieri, Eleonora Ivone, Marianna Morandi*
200' Italia 2005

Angela è una giovane ragazza la cui vita è stata segnata da un incidente stradale che ha causato la morte di sua madre. Il padre, sopravvissuto al sinistro, ha segregato la figlia, che a seguito dell'incidente ha iniziato a sviluppare crisi di ansia e attacchi di panico. Egli si oppone ai tentativi dei medici di intervenire con farmaci, psicoterapie e inserimento nelle attività di un centro di salute mentale. Quando il padre muore improvvisamente, la sorella maggiore di Angela si prende carico di lei, anche sopportando le sue aggressività. Riesce a convincerla a essere seguita da una psicoterapeuta al centro di salute mentale. Angela conosce un giovane obiettore e tra i due nasce una forte amicizia, pur tra diverse difficoltà. L'incidente da cui ha avuto origine il trauma verrà ricostruito in una luce diversa.

Critica psicopatologica. Vicenda giocata sui sensi di colpa (di Angela e della sorella) e sulle possibilità di cambiamento da parte di vari personaggi. Il film, fatto per la TV, è in effetti una soap piuttosto schematica e priva di ombre. Ha il pregio di mostrare appunti di vita in un centro di salute mentale, ma tutto è permeato da buonismo e semplificazione dei rapporti. La guarigione avviene grazie all'accoglienza, all'accettazione dell'altro e soprattutto all'amore. La protagonista stessa guarisce attraverso l'amore con l'obiettore, anche se la psicoterapia arriva a far ricordare ad Angela la vera dinamica dell'incidente in cui è morta sua madre. Ciò determina lo sblocco della situazione, in accordo con schemi vetero-freudiani. Film non certamente memorabile, può essere utile per una discussione, non solo sull'ansia, ma anche sugli strumenti terapeutici e sulla visione che il mondo ha della malattia mentale.

Scene. La scena in cui Angela, preda di incubi, ricorda l'incidente, si alza e scappa di casa in bici per tornare sul luogo dell'incidente, cade, resta per terra e ha un attacco con fame d'aria, confusione, disorientamento e rilascio degli sfinteri vescicali. Sul finale, la nuova crisi di Angela, che questa volta tenta il suicidio, a seguito del rifiuto delle sue proposte da parte di Nicola, l'obiettore.

[MB]

The Aviator
di *Martin Scorsese*
con *Leonardo DiCaprio, Cate Blanchett, Kate Beckinsale, Adam Scott, Kelli Garner, Alec Baldwin,*
Gwen Stefani, Ian Holm, Alan Alda
160' USA-Giappone 2004

Biopic del famoso petroliere miliardario texano Howard Hughes, con le sue passioni per l'aviazione, l'ingegneria aeronautica, il cinema e le donne. In parallelo si mostra la sua psicopatologia, che nel film trova origine nel rapporto infantile con una madre ossessiva e piena di ambizioni nei confronti del proprio figlio. HH ha il terrore delle infezioni, si lava di continuo le mani, non tocca le posate altrui, beve solo latte da bottigliette ermeticamente sigillate. Ne esce l'immagine di un uomo affascinante e anche simpatico, in netto contrasto con quello l'immaginario che il mondo ha dello Hughes reale.

Critica psicopatologica. L'andamento della malattia è descritto con verosimiglianza, anche nella progressione da sintomi minori, fino a sfociare nella psicosi. Vi è sempre il tentativo di far capire il punto di vista del protagonista, fino a renderlo simpatico anche quando diventa intollerante verso gli altri. È evidente il suo grande narcisismo, che gli impedisce di cogliere il punto di vista degli altri, per usarli invece e gettarli via se necessario. HH riesce a stare in mezzo agli altri grazie al denaro, ma riesce anche a stimolare sentimenti di umanità.

Scene. HH è nel locale con Katharine Hepburn e sta mangiando. Nel suo piatto ci sono un filetto di carne e una composizione simmetrica di pastiglie. Un conoscente mette le mani nel suo piatto e gli sottrae alcune pastiglie. A causa della sua rupofobia e ossessività, per HH diventa impossibile proseguire a mangiare. In un'altra scena HH ha avvolto nel cellophane la cloche del suo aereo, perché "non si ha idea di che porcherie ha la gente sulle mani". In seguito HH si lava forsennatamente le mani, fino a ferirsi un dito, poi rimane nel bagno aspettando per poter uscire senza toccare la maniglia. In officina HH continua a reiterare la frase "fammi vedere i progetti", fino a doversi fermare mettendosi un fazzoletto in bocca. Quando l'ideazione fobica e ossessiva ha preso ormai il sopravvento, HH si rinchiude in camera, si fa pervenire generi di sopravvivenza dall'esterno, non può toccare niente che non sia stato sigillato, parla con gli altri al di là di una porta. L'ideazione assume caratteristiche psicotiche.
[MB]

Copycat – Omicidi in serie (*Copycat*)
di *Jon Amiel*
con *Sigourney Weaver, Dermot Mulroney, Holly Hunter*
243' USA 1995

Helen Hudson è una psicologa criminale di San Francisco che, in conseguenza di un attacco subito da un maniaco, soffre di attacchi di panico e agorafobia, e vive perciò rinchiusa in casa, munita di attrezzature tecnologiche d'avanguardia. Suo malgrado viene coinvolta nelle indagini di un serial killer, che uccide con modalità uguali a quelle di famosi strangolatori della storia (il mostro di Dusseldorf, Jack lo Squartatore, lo strangolatore di Boston). Il termine *copycat* significa grossomodo "imitatore" e i *copycat crimes* sono quei reati commessi come fotocopie di altri già avvenuti. La trama è quella stereotipa di un thriller centrato sulla figura di un serial killer – il confronto con *Il silenzio degli innocenti* è quasi inevitabile –, ma la complicazione è data dal fatto che la protagonista, proprio a causa dell'assalto subito, ha sviluppato un'agorafobia. La detective incaricata delle indagini è guidata da Helen sulle tracce dell'assassino, ma questi a sua volta sta braccando la psicologa. La trama di per sé non propone nulla di nuovo.

Critica psicopatologica. Può essere didattico assistere ai sintomi di panico e agorafobici, con le dispercezioni visive presenti durante l'attacco. Helen fa tutto quel che deve fare, assume i farmaci e respira in un sacchetto di carta posto davanti alla bocca per superare la crisi.

Scene. L'attacco di panico di Helen quando i due detective arrivano per la prima volta a casa sua. Le acrobazie che deve fare per agguantare il giornale fuori dalla porta di casa senza oltrepassarla (ma alla fine deve decidersi a farlo). [MB]

Il cuoco, il ladro, sua moglie e l'amante
(*The Cook, the Thief, His Wife and Her Lover*)
di *Peter Greenaway*
con *Richard Bohringer, Michael Gambon, Helen Mirren, Tim Roth*
124' GB 1989

In un lussuoso ristorante il ladro, Spica, maramaldeggia in cambio della *protezione* che offre contro l'arrivo *casuale* di cibo avariato, le ispezioni e il cattivo carattere dei suoi uomini. La finezza della *nouvelle cousine* del cuoco francese è il mezzo con cui Spica tenta di mascherare la propria ignoranza, l'intolleranza per la cultura e l'estrema violenza, unico strumento con cui governa il personale del ristorante, i suoi uomini, e la sua donna, Giorgina. Questa lo tradisce con un distinto cliente del ristorante. Quando Spica scopre la tresca giura di ammazzare e mangiare l'amante. La coppia di amanti, nudi, scappa all'interno di un camion in cui resti di animali sono lasciati putrefare (immagine sulla fusione di *eros* e *thanatos*), mentre Spica tortura il garzone Pup per sapere dove sono (gli strappa l'ombelico – Adamo e gli angeli sono i soli esseri privi di ombelico) e infine li trova, facendo così uccidere l'amante. Accanto al corpo dilaniato del garzone, Giorgina racconta di come ogni sera Spica la obbligasse con la violenza a lavarlo e a masturbarsi. Fuggita più volte, ora Giorgina può vendicarsi: convince il cuoco a cucinargli il cadavere dell'amante e lo dà in pasto a Spica. Questi, pur non trattenendo il vomito, assaggia la pietanza per essere poi ucciso come cannibale.

Critica psicopatologica. L'interesse psicopatologico, nonostante le sovrastrutture visive e simboliche, è dato dalla proposizione sfacciata e ossessiva di elementi disgustosi alimentari, sessuali e violenti. Il film è un vero festival del ripugnante, della putrefazione e del macabro, un catalogo di ossessioni, fobie e perversioni. La logorroica scatofilia e scatologia di Spica si polarizza non infrequentemente su ossessioni igieniche: non tollera che Giorgina fumi, le ricorda continuamente di lavarsi le mani e di guardarsi dallo sporco nelle toilette. Ma gli oggetti fobici sono spesso gli stessi che esercitano su di lui un'attrattiva.

Scene. Il film è una sequenza di situazioni estremamente perturbanti. A poco rimediano l'allestimento teatrale sontuoso e la vera e propria partitura musicale di Michael Nyman. È proprio la difficoltà nel vedere il film a testimoniare come esso immetta le sue radici nei contenuti ossessivi meno sopportabili e quindi psicopatologicamente più rilevanti.

[RDL]

Denti
di *Gabriele Salvatores*
con *Sergio Rubini, Paolo Villaggio*
98' Italia 2000

Quando viene colpito sui suoi enormi incisivi da un portacenere, scagliato da un'infuriata fidanzata, Antonio inizia una peregrinazione odontoiatrica ed esistenziale che lo porterà a contatto con le sue paure e i suoi desideri più profondi. Annebbiato dal dolore e dai farmaci che prende per controllarlo, passa da una visita all'altra, si confronta con dentisti reali e figure fantasmatiche di odontoiatri del suo passato, che scandiscono i momenti cruciali della sua vita: il senso di insicurezza legato ai suoi denti enormi e orribili che lo porta a cercare di distruggerli battendoli sulle lapidi delle rovine di Pompei, i primi turbamenti sessuali, il padre assente, la morte della madre, la separazione dalla moglie. Alla fine scopre di essere uno dei rari casi di uomini con una terza dentizione. La sua definitiva maturazione e l'affrancamento dalla nevrosi coincide con lo spuntare di incisivi nuovi di zecca e di dimensioni normali.

Critica psicopatologica. Film intrigante, ricco di simbolismi e significati psicopatologici, costruito intorno alla comune fobia del dentista. In ogni forma, dal tecnicissimo e affermato odontoiatra, amico e forse amante della sua compagna, che schiaccia grazie a una vita perfetta e a una autostima ipertrofica quelle precarie del protagonista, al truce praticone di periferia, che lo terrorizza e lo inibisce con la sua primordiale natura archetipica di medico cattivo, i dentisti di Antonio sono altrettante figure maschili inquietanti, padri padroni che lo annichiliscono, che lo fanno tornare bambino inetto, ingigantendo la sua connaturata incapacità di affrontare la vita. Indifeso, come il paziente a bocca spalancata sulla sedia dell'odontoiatra, Antonio deve affrontare un doloroso passaggio catartico per diventare padrone di sé, cancellare le proprie paure, archiviare definitivamente l'incombente figura dalla madre che soffoca e limita ogni sua relazione sentimentale. Oltre a mettere in scena una fobia, il regista scava molto più a fondo nell'animo di Antonio e utilizza la metafora corporea per rappresentare il nucleo intimo della nevrosi, che resta in fondo alla psiche, come un'ascesso indovato nel cavo dentario.

Scene. Grande immedesimazione empatica, anche per chi non teme il dentista, in tutte le scene delle dolorosissime visite. Su tutte spicca quella del dottor Cagnano, che disinfetta gli strumenti nella lurida pentola in cui cuoce l'acqua della pasta, mentre assaggia il ragù.

[PI]

La donna che visse due volte (*Vertigo*)
di *Alfred Hitchcock*
con *James Stewart, Kim Novak, Tom Helmore, Barbara Bel Geddes*
128' USA 1958

Affetto da una paura patologica delle altezze, nel corso di un inseguimento a un ladro John "Scottie" Fergusson è colto da vertigini e non avendo potuto aiutare un collega che era precipitato dall'alto di un palazzo, abbandona la polizia. Dopo qualche tempo un vecchio amico di scuola, Gavin Elster, gli chiede di sorvegliare sua moglie Madeleine, una donna che sembra vagare tutto il giorno per la città come un'ombra ed è afflitta da tendenze suicide. John la segue e scopre che Madeleine è irresistibilmente attratta da Carlotta Valdes, una donna vissuta molti decenni prima di lei e che impazzì dopo essere stata scacciata di casa dal marito. Sempre più affascinato da questa dolente e misteriosa creatura, giorno dopo giorno John si allontana dalla materna Midge e si innamora perdutamente di Madeleine. I due diventano inseparabili e un giorno lei, improvvisamente, sale di corsa in cima a un campanile; John prova a seguirla, ma prima di giungere in cima alle scale si blocca e non riesce a evitare che lei si lanci nel vuoto. Per il dolore John cade in un grave stato depressivo ed è ricoverato in una clinica. Essendosi infine ristabilito si imbatte in Judy, una donna identica come una goccia d'acqua a Madeleine. Dopo una serie di colpi di scena, John riesce a smascherare Madeleine, amante e complice di Gavin.

Critica psicopatologica. Film sulle passioni amorose infrante, sul doppio, sull'eterna lotta tra amore e ragione, tra presente e passato. Basato sul romanzo di Boileau e Narcejac, Hitchcock appone al testo alcune modifiche sostanziali; sposta l'azione dalla Francia in California, la ambienta negli anni Cinquanta e lascia che l'acrofobia sia il motore principale su cui ruota l'intero sviluppo narrativo.

Scene. Quella iniziale che mostra Scottie che non riesce ad aiutare il collega poliziotto che precipita nel vuoto; la scena successiva, dove Scottie mostra a Midge le sue teorie per poter superare le crisi di acrofobia e lo straordinario svelamento finale: Gavin aveva lasciato credere a Scottie che Madeleine fosse sua moglie e certo che John, vittima della sua patologica paura delle altezze non sarebbe riuscito mai a seguire l'amata in cima al campanile, aveva gettato la vera consorte dal campanile, lasciandogli credere fosse stata Madeleine a suicidarsi.
[IS]

Edipo Relitto (*Oedipus Wreck*, episodio di *New York Stories*)
di *Woody Allen*
con *Woody Allen, Mia Farrow, Mae Questel*
40' USA 1989

Un cinquantenne avvocato newyorkese, Sheldon, è ancora legato in maniera ambivalente a una madre intrusiva, dispotica, importuna, che palesemente disapprova il suo legame con una donna separata con tre bambini. Durante uno spettacolo di magia la madre scompare dentro una scatola magica. Dopo l'iniziale angoscia, Sheldon ha un periodo di straordinario benessere e anche la sua relazione affettiva e sessuale migliora di molto. Ma la catastrofe è in agguato perché la madre riappare misteriosamente nel cielo di New York, interagendo verbalmente con lui e i passanti, cui racconta, tra l'altro, dettagli imbarazzanti sulla sua infanzia. L'umore di Sheldon precipita e così la sua relazione; un'analista impotente lo invia da una maga per far cessare il sortilegio. Cartomanzie e rituali magici di quest'ultima saranno vani, ma tra i due nascerà l'amore, anche a causa della somiglianza della donna con la madre di Sheldon, che infatti, approvando il legame discende sulla terra.

Critica psicopatologica. È un piccolo apologo magistrale sulle *nevrosi indotte* dal rapporto con la madre e soprattutto sulla coazione a ripetere il legame con figure materne presente in molti maschi. Psicoanaliticamente ineccepibile, sia per la straordinaria caratterizzazione della madre ebrea, intrusiva e priva di rispetto per il figlio divenuto adulto, sia per la straordinaria invenzione di collocare l'imago materna nel cielo di Manhattan: una presenza incombente, non aggirabile, che tutto vede e commenta.

Scene. Il ghigno felice di Woody Allen quando la madre scompare, l'angoscia quando ricompare in cielo, il suo sorriso bonario quando la madre solidarizza e fa amicizia con la nuova fidanzata.

[RDL]

Elling (*Brøde i blodet*)
di *Petter Naess*
con *Per Christian Ellefsen, Sven Nordi, Per Christiensen*
90' Norvegia-Svezia 2001

Ricoverati da due anni in una clinica psichiatrica, Elling e il suo compagno di stanza Kjell Bjarne vengono inseriti in un programma riabilitativo del Governo norvegese che prevede l'assegnazione di un appartamento nel centro di Oslo, con l'aiuto di un assistente sociale che verifica le loro capacità di autonomia. Ma Elling ha sempre vissuto con la madre e dopo la sua morte è stato ricoverato perché incapace di vivere autonomamente. Dal canto suo Kjell Bjarne, uomo semplice e di grandi appetiti, appare meno regredito, ma incapace di controllare i propri comportamenti. Il problema è che la concessione dell'appartamento è subordinata alle capacità di gestirsi senza alcun aiuto. Lentamente la vita dei due uomini riprende un minimo di normalità e di autonomia. A partire da piccole cose ritrovano la gioia di vivere, Kjell Bjarne nell'amore di una donna, Elling nella poesia, in cui scopre il proprio talento e trova degli amici.

Critica psicopatologica. Il film accompagna i personaggi nel loro percorso di recupero. A tratti divertente, a tratti commovente, sempre corretto, parla della malattia mentale in modo realistico ed efficace. I due protagonisti appaiono esenti da sintomi produttivi della sfera psicotica. La psicopatologia di Elling è incentrata sull'angoscia e sui capogiri agorafobici, anche se la qualità psicotica che emerge dalle sue paure è, come spesso succede, in stridente contrasto con le sue risorse intellettive, culturali e di linguaggio, capaci di grande ironia. La situazione di Kjell Bjarne appare invece più compatibile con un quadro post-psicotico residuale, con qualche spazio per spunti paranoidei. Un aspetto peculiare del film è che il trattamento viene gestito in apparente assenza di psichiatri e infermieri, sottolineandone gli aspetti umani e sociali invece della medicalizzazione.

Scene. La prima cosa che i due fanno nel nuovo appartamento, dove hanno una camera a testa, è di portare un secondo letto in una delle due stanze, ricreando l'ambiente della camera dell'istituto. Ma si tratta solo dell'inizio: quasi tutte le scene successive del film offrono interessanti spunti per una lezione seminariale introduttiva alle tecniche socioriabilitative in psichiatria e al vissuto di una persona inserita in un gruppo-appartamento, in un percorso evolutivo di recupero per le disabilità sociali.
[SC]

 Il genio della truffa (*Matchstick Men*)
di *Ridley Scott*
con *Nicolas Cage, Sam Rockwell, Alison Lohman, Bruce McGill*
120' USA 2003

Roy ha messo su una piccola impresa di raggiri insieme a Frank. Senonché Roy soffre di ansia in modo devastante, ha diversi tic, è rupofobico e ha numerosi rituali ossessivi: la sua moquette deve rimanere immacolata, deve aprire e chiudere le porte ripetendo ogni volta tre volte il gesto, ha paura di stare all'aria aperta, obbliga le persone che entrano in casa a togliersi le scarpe, la sua dieta è composta di solo tonno in scatola. Lasciato quattordici anni prima dalla moglie incinta al secondo mese, da allora non si è più rifatto una esistenza affettiva. Nonostante questi problemi, anche grazie alla collaborazione con Frank riesce a organizzare diversi raggiri. Ma il suo equilibrio emotivo è sempre precario. Assume farmaci e quando sbadatamente li getta via, Frank lo aiuta a trovare uno psicoanalista. Nell'occasione della organizzazione di una truffa importante prende contatto con la figlia, Angela, che non ha mai conosciuto. L'incontro è stimolato dallo psicoanalista, che lo aiuta a guardare dentro di sé. Roy rinforza sempre di più il legame con Angela e scopre la propria vocazione di padre: progressivamente prende le distanze dalla propria identità di truffatore, per recuperare un sistema di valori positivi e responsabili. Il finale è a sorpresa.

Critica psicopatologica. Roy soffre di diversi tic (ammiccamento di un occhio, mugulati quando non sa decidersi sulle risposte da dare), rituali ossessivi (aprire e chiudere le porte), fobie (lo sporco, l'aria libera). Presenta una agorafobia con attacchi di panico, resi in soggettiva con la deformazione dei contorni e delle dimensioni di persone e cose. Infine, fuma compulsivamente per tutta la durata del film. Il mondo falso che costruisce attorno a sé gli serve a evitare di prendere contatto con la propria realtà interna. La sofferenza è controllata con gli psicofarmaci e non è in grado di approfondire le ragioni profonde della sua difficoltà. L'incontro con lo psicoanalista è un punto di svolta, mentre quello con Angela gli dà la possibilità di acquistare una identità positiva. Da segnalare la sociopatia del personaggio di Frank.

Scene. Soprattutto nella prima parte del film vi sono i rituali di pulizia in casa, quelli legati al pensiero magico della ripetizione del gesto, gli attacchi di panico con la deformazione della realtà. Il tic dell'ammiccamento dell'occhio continuerà a essere presente anche nella parte conclusiva del film.
[MB]

8

Io e Annie (*Annie Hall*)
di *Woody Allen*
con *Woody Allen, Diane Keaton*
94' USA 1977

Storia d'amore tra Alvy Singer, comico di successo con due matrimoni falliti, e la timida e insicura Annie Hall, cantante alle prime armi. Sappiamo dall'inizio che la storia è finita. Il film è come una lunga seduta psicoanalitica, in cui il protagonista ci dà la propria versione delle cose. Alvy ricorda la storia della sua relazione con Annie e associa a essa episodi del proprio rapporto con i genitori, con una narrazione priva di ordine cronologico, e rivolgendosi a noi con stacchi dello sguardo alla macchina da presa. Alvy fa il pigmalione di Annie, incoraggiandola nella sua carriera di cantante e introducendola ad alcune tematiche di suo interesse (il senso della morte, l'antisemitismo, la psicoanalisi). Annie è insicura, ondivaga, lo segue ma cerca anche altri riferimenti maschili. In conseguenza di ciò, arrivano scene di gelosia e una serie di incomprensioni fino alla rottura del rapporto. Passati alcuni mesi, Alvy scrive una commedia sulla storia con Annie, ma con un banale happy end come finale. La cruda e amara realtà è che invece la sua storia d'amore si è conclusa.

Critica psicopatologica. Il protagonista sembra soffrire di un disturbo d'ansia generalizzato. È insicuro nei rapporti interpersonali, tenta di sublimare le proprie fragilità con l'intellettualizzazione e l'uso dello humor. Nella coppia egli vuole assumere il ruolo di guida, ma in realtà non è capace di sostenerlo. Anche Annie e le altre fidanzate sono molto fragili. I rapporti sessuali non funzionano, Annie stessa deve far uso di marijuana per sbloccarsi fisicamente. Tutti sono così presi dalle proprie difficoltà da risultare incapaci di amare. In effetti il titolo originario del film doveva essere *Anhedonia*. L'analisi protratta da quindici anni non ha fornito al protagonista strumenti conoscitivi importanti. Egli ironizza sul fatto che la sua analisi durerà solo un altro anno e poi andrà a Lourdes. E conclude che non c'è una vera spiegazione per i suoi fallimenti, perché in realtà i rapporti umani, del tutto irrazionali e pazzeschi e assurdi, nella maggior parte dei casi continuano per il semplice fatto che tutti noi ne abbiamo bisogno.

Scene. Diverse scene riguardano il rapporto con la psicoanalisi, ma va notato soprattutto il continuo livello di ansia del protagonista che lo rende insicuro e alla ricerca di certezze nei rapporti interpersonali. Divertenti le sue interazioni con le varie fidanzate e le grosse difficoltà a letto.
[MB]

In viaggio con Alberto
di *Arthur Joffè*
con *Alberto Castelletto, Nino Manfredi, Marco Messeri*
89' Francia-Italia 1990

Poco prima di lasciare la casa natale, il giovane Alberto viene convocato dal padre, che con modi esageratamente cordiali e rassicuranti, gli sottopone, con tanto di scontrini e calcolatrice meccanica, il conto di tutte le spese sostenute per crescerlo. La somma, dice al figlio, gli dovrà essere restituita nel momento in cui lui stesso starà per diventare padre. Anni dopo, proprio in prossimità del parto della moglie, Alberto si ricorda della richiesta paterna e si mette in viaggio da Parigi a Roma nella vana speranza di trovare il denaro da restituire al padre. Nell'angosciosissimo viaggio in treno chiederà prestiti, proverà a rubare, a fare il gigolò al soldo di un vecchio, e vivrà altre avventure cariche di simbolismi edipici. Alla fine avrà la somma, ma la perderà e si dovrà presentare dal padre con il debito insoluto. Lo soccorreranno però i *fantasmi* di nonni, bisnonni e avi che, nella ricorrenza della loro riunione rituale, continuano a litigare perché nessuno di loro ha perfettamente onorato il debito.

Critica psicopatologica. È un piccolo grande film, trascurato e dimenticato, che con un tono surreale e ironico interpreta alla perfezione le angosce edipiche legate all'impossibilità di soddisfare e risarcire il debito con il proprio padre. Questo percorso appare necessario per poter a propria volta divenire padri e non interrompere la catena infinita delle connessioni edipiche. La morale di questo vero e proprio apologo sull'Edipo (un tema che ingiustamente è stato marginalizzato dalle più recenti teorie della personalità) è che il rapporto padre/figlio è necessario e ineludibile, foriero soprattutto di angosce necessarie alla responsabilizzazione sociale, e comunque mai concluso né concludibile.

Scene. Evocativa al massimo la scena in cui Alberto si trova a dover soddisfare i desideri di una giovane moglie sotto gli occhi esigenti del vecchio marito; bellissima la scena del convivio degli avi, con il loro litigio perpetuo a causa dei debiti reciproci insoluti.

[RDL]

 ### Maledetto il giorno che ti ho incontrato
di *Carlo Verdone*
con *Carlo Verdone, Margherita Buy, Giancarlo Dettori*
115' Italia 1992

Storia d'amore atipica tra Bernardo, storico del rock, e Camilla, attrice di teatro. I due si incontrano dall'analista dal quale vanno il primo per una crisi abbandonica alla rottura del fidanzamento, la seconda al termine di un'analisi infruttuosa che non vuole concludere perché innamorata dell'analista. Tra i due, entrambi insicuri, soggetti a crisi di panico e affetti da fobie di vario tipo, nasce un'amicizia basata sul mutuo aiuto; tra l'altro si espongono insieme agli stimoli fobici, in una sorta di terapia comportamentale. Purtroppo le loro stesse nevrosi e idee prevalenti li portano a combinare e combinarsi vicendevolmente vari guai, tanto che la loro amicizia finisce in modo traumatico. Si incontrano di nuovo in Inghilterra, dove lei è in tournée e lui è sulle tracce di improbabili verità sulla morte del suo idolo Jimi Hendrix. Dopo traversie e litigi i due scoprono di amarsi.

Critica psicopatologica. Una delle migliori commedie di Carlo Verdone, sia per l'ottima sceneggiatura e la caratterizzazione dei due personaggi ansiosi-fobici-ipocondriaci-farmacofili, sia per la riuscita comicità delle situazioni e delle battute. Oltre agli aspetti sintomatici, molto chiari anche didatticamente, è molto fine l'analisi della relazione amorosa nella quale sono evidenti in Camilla catastrofiche modalità borderline, in Bernardo tratti fobico-dipendenti. L'analista freudiano spocchioso e inarrivabile, e ciononostante ambiguamente alle prese con il transfert erotico di Camilla, è da manuale.

8

Scene. Didatticamente eccellente la crisi claustrofobica che Camilla presenta quando resta involontariamente chiusa nel bagno. Molto interessante l'esposizione in vivo che i due, appoggiandosi l'un l'altro, decidono di intraprendere. In varie scene entrambi tentano di camuffare le proprie ansie, insicurezze e fobie, e di nascondere il ricorso rassicurante ad ansiolitici e antiderepssivi.
[RDL]

Marnie
di *Alfred Hitchcock*
con *Sean Connery, Tippi Hedren*
129' USA 1964

Marnie Edgar viene assunta come segretaria da Mark Ruhland, presidente di una società editrice di Philadelphia. Sotto un'apparenza irreprensibile la giovane nasconde molti segreti. Vive derubando ingenui datori di lavoro e cela numerose fobie: ha paura dei tuoni e detesta il colore rosso, che la terrorizza. Mark, scoperto il tentativo di furto da parte di Marnie, le propone un curioso patto: non la denuncerà se lei accetterà di sposarlo. Il matrimonio viene celebrato frettolosamente. Durante il viaggio di nozze si scopre che la donna ha anche una invincibile avversione per il sesso. Il marito decide di indagare e scopre un trauma rimosso nell'infanzia della moglie: la madre di Marnie era una prostituta e durante una lite aveva ucciso un cliente di fronte alla figlia che, sconvolta dalla vista del sangue, aveva sviluppato la paura del rosso. Nel rivedere la casa dell'infanzia e la madre, Marnie ricorda l'avvenuto e sembra guarire, per catarsi, dalle proprie fobie.

Critica psicopatologica. La raffigurazione del lavoro di analisi come una sorta di indagine poliziesca sembra piuttosto semplicistica. Lei seduce gli uomini, li manipola, li usa per ottenere denaro e non riesce a costruire relazioni veridiche. Sotto la maschera si cela una profonda psicopatia, in cui il furto e la truffa sono a metà tra una vera vocazione criminale e una sorta di cleptomania, in cui il beneficio più che economico è psicologico, e consiste nel senso di controllo sugli uomini. La maschera si sgretola negli elementi fobici descritti, sui quali fa presa Mark, sinceramente innamorato ma non immune, anche lui, da elementi disturbati di sadismo e manipolatorietà, che lo portano a gestire il rapporto con la moglie mediante una sorta di sotterranea violenza, pur giustificata dalla volontà di *cura*.

Scene. I ripetuti attacchi di panico/isteria, che colgono la protagonista di fronte agli stimoli fobici sono efficaci ma piuttosto stereotipati. Più di questi sono belle le scene di interazione tra i due, in cui l'uomo la costringe quasi fisicamente ad affrontare i propri timori. Molto discussa una scena che rasenta la violenza, durante la prima notte di nozze in crociera. È un rapporto evocativo delle dinamiche distruttive di coppia, che nascono in presenza di questi gravi disturbi di personalità, tutti al femminile, di cui la cleptomania, la tendenza alla menzogna patologica e gli agiti antisociali sono solo l'aspetto più di superficie.
[PI]

Ogni cosa è illuminata (*Everything Is Illuminated*)
di *Liev Schreiber*
con *Elijah Wood, Boris Leskin, Eugene Hutz, Laryssa Lauret*
106' USA 2005

Il film racconta in modo anche divertente il drammatico viaggio in Ucraina di Jonathan, giovane americano occhialuto dai tratti ossessivi e fobie varie, alla ricerca delle origini del proprio nonno, emigrato negli Stati Uniti durante la Seconda guerra mondiale. Di sottofondo un episodio della Shoah, l'annientamento nazista di uno *shtetl*, villaggio di ebrei. Jonathan ha con sé solo una vecchia foto del nonno insieme alla sua fidanzata, Augustine. Scoprirà, attraverso la sorella di Augustine, unica sopravvissuta all'eccidio, che ogni traccia del villaggio è stata cancellata. Sopravvivono solo i cimeli dei concittadini trucidati, che lei pazientemente ha catalogato. Lo guidano nella ricerca Alex, giovane ucraino fan della musica e dei miti americani, e il nonno dello stesso Alex, che concilia la sua affermazione di essere cieco con il fatto di guidare l'auto. Ogni cosa è illuminata dal proprio passato, ma è una luce così abbagliante che il nonno preferisce scegliere una fuga da non vedente. Quando è costretto a fare i conti con il proprio passato sceglie ancora, con serenità, di fuggire da una vita troppo carica di dolore, non nascondendosi però più agli altri.

Critica psicopatologica. Il protagonista raccoglie oggetti legati alle situazioni importanti della sua vita e della sua famiglia (foto, terra, cibo, insetti, altri oggetti) per ricordare, o meglio nella paura di non ricordare il passato, che Jonathan non conosce ma che intuisce terribile. In Jonathan sono presenti anche i sintomi fobici possibili nella società americana, che non vengono però compresi all'interno della non sovrastrutturata società ucraina. Il contrasto è divertente e fa riflettere sul fatto che i sintomi abbiano anche un'origine culturale. Come Jonathan, anche la sopravvissuta all'eccidio utilizza l'isolamento emozionale garantito dalla catalogazione per difendersi dal dolore della memoria. Da segnalare infine il meccanismo di dissociazione con cui il nonno concilia l'essere cieco (e avere una cagnetta di accompagnamento *psicopatica*) con il fatto di guidare l'auto.

Scene. La raccolta di oggetti di Jonathan e la sua fobia per la cagnetta, che l'animale tuttavia è capace di trasformare in affetto reciproco. L'arrivo nella locanda dove Jonathan rivela di essere vegetariano, e la difficoltà da parte dei suoi accompagnatori di capire se si tratti di una malattia. La parete colma di cimeli della sorella di Augustine.

[MB]

La parola amore esiste
di *Mimmo Calopresti*
con *Fabrizio Bentivoglio, Valeria Bruni Tedeschi, Marina Confalone, Daria Nicolodi, Mimmo Calopresti, Emanuela Macchniz, Giovanna Giuliani, Gérard Depardieu*
84' Italia 1998

Angela, ragazza di buona famiglia senza assilli economici, soffre di sintomi ossessivo-compulsivi e fobie sociali e specifiche. Per questo è in analisi. Le è difficile affrontare la vita quotidiana, circondata com'è da segni e ostacoli che la bloccano e terrorizzano. Si sente sola e incapace nello stabilire relazioni affettive. Maschera,

8

non sempre con successo, un'aggressività diretta contro gli altri. Marco, separato con una figlia, è un insegnante di violoncello distratto e sognatore, concentrato sul proprio mondo interno, che mal concilia con le necessità della vita. Angela e Marco si sfiorano più volte, ma non riescono a definire un avvicinamento. La crisi di Angela avviene quando anche la sua casa diventa non più sicura, perché a essa viene assegnato il numero 11, simbolo di solitudine. Angela reagisce con rabbia e aggressività contro tutti, analista e madre in particolare. La crisi, di coloritura persecutoria, determina il ricovero in una casa di cura sul mare. Qui trascorre le giornate con le sue ossessioni, fino a un nuovo fortuito incontro con Marco. Il film si conclude con Angela e Marco che, spingendo la macchina in panne, si dicono che sono su un falsopiano.

Critica psicopatologica. Sono da manuale i sintomi ossessivi di Angela, legata magicamente ai numeri e alla simmetria, e i suoi divieti a passare sopra linee e soglie. La rigidità superegoica della donna emerge nei pensieri sui propri e altrui doveri e nelle proprie autopunizioni. La freddezza e i tratti anancastici della madre hanno certo contribuito al formarsi delle sue modalità di *attaccamento insicuro*. Colpisce la rabbia che Angela cova dentro di sé, perché si sente non considerata, al contempo senza concedere agli altri di avvicinarsi.

Scene. I sintomi ossessivo-compulsivi e le fobie disseminati nel film. Le posizioni fetali assunte a letto da Angela. I dialoghi difficili tra Angela e la madre, impossibilitata ad avvicinarsi alla figlia. La rabbia di Angela, contro la madre e contro l'analista, ma anche contro il mendicante che non le ha chiesto l'elemosina come avrebbe dovuto. Nella casa di cura gli ambienti sono dominati dalla senso di vuoto e solitudine. In una scena Angela ridà simmetria nel corridoio al carrello dei medicinali, ma getta questi ultimi per terra con ira.
[MB]

Parole, parole, parole (*On connait la chanson*)
di *Alain Resnais*
con *Pierre Arditi, Sabine Azema, Jean-Pierre Bacri, Andre Dussolier, Agnes Jaoui, Lambert Wilson*
120' Francia 1997

Intreccio di personaggi parigini, gran parte dei quali presentano un certo grado di psicopatologia. Camille da sette anni è impegnata su una tesi di laurea di storia medievale e soffre di attacchi di panico, definiti come spasmofilia. Si innamora per equivoco di Marc, titolare cinico, dai tratti antisociali, di un'agenzia immobiliare. Ma conosce come amico anche Simon, un uomo pacato, sensibile nonché un pò depresso. C'è poi Nicolas, ipocondriaco, che nasconde il proprio fallimento dietro una facciata di successo. Su tutti campeggia una mobilissima e irrequieta Odile, sorella di Camille, che sostiene la propria ipomaniacalità cantandosi ogni tanto "resisti, per poter esistere". Il risultato che ottiene è però di distruggere il marito, manifestamente depresso, e di essere sfruttata per la propria inavvedutezza. I personaggi interagiscono in una commedia degli equivoci.

Critica psicopatologica. Il tema di questa operetta melodrammatica è quello della maschera sociale. La caratteristica formale del film è invece l'uso di spezzoni di canzoni pop francesi (tra cui *Parole, parole, parole* cantata da Alain Delon e

Dalida) che esprimono sentimenti o pensieri nascosti, in divertente contrasto con i dialoghi. Il valore specifico per la psicopatologia va ricercato nel modo, solo apparentemente leggero, con cui sono affrontati vari aspetti dell'area ansioso-affettiva. Accanto a fini rappresentazioni dei disturbi di questo ambito (in particolare gli attacchi di panico di Camille), vengono forniti spunti di rilievo sulla psicogenesi dei sintomi stessi, e riflessioni sul modo con cui gli altri affrontano la malattia mentale, chi negandola (Marc pensa che Camille abbia una carenza di zucchero) e chi facendone il proprio vessillo. Il film sostiene la teoria della genesi sociale dei disturbi psichiatrici, indicando che la soluzione può venire da un rapporto più sincero con se stessi e con gli altri.

Scene. Gli attacchi di panico di Camille e le divertenti visite di Nicolas presso diversi medici, alla maniera morettiana di *Caro Diario*. Il divertimento è assicurato dall'assoluta indifferenza con cui i personaggi cantano in playback con voci di sesso, età, epoca diversi. La cultura pop, sembra dirci Resnais, è un valore comune da cui possiamo attingere in modo quasi automatico. Il pop è insomma il nostro inconscio collettivo.
[MB]

Picnic a Hanging Rock (*Picnic at Hanging Rock*)
di *Peter Weir*
con *Rachel Roberts, Vivian Grey, Melene Morse*
115' Australia 1975

Nel giorno di san Valentino del 1900 le ragazzine di un collegio aristocratico femminile effettuano un'escursione nell'arcano e arcaico massiccio montuoso di Hanging Rock. Nella calura del meriggio quattro di loro ne compiono l'ascensione, in un'atmosfera sempre più derealizzata, panica e ipnotica. Miranda, la capogruppo, di aspetto botticelliano, si toglie le scarpe e trascina le altre nella salita. Una di loro, la più goffa, preda del terrore, rientra nel gruppo originario, le altre scompariranno come nel nulla. Un'altra sarà ritrovata in stato di shock e totalmente amnesica venti giorni dopo. Miranda e Marion non saranno più ritrovate. Anche una giovane insegnante, nel tentativo di rintracciarle scomparirà nel nulla. Morirà anche la direttrice del collegio.

Critica psicopatologica. Forse ispirato da un fatto vero, il regista si dimostra capace di creare un'atmosfera irreale e inquietante, sospesa tra realtà, sogno e mito, che si sposa perfettamente con il mistero volutamente irrisolto. Il rapporto civilizzazione/natura, il brusco impatto delle giovani puberi con il mondo selvaggio rinviano a una serie di simbologie legate al mito di Pan e ai disturbi panici, sottolineate dalla musica del flauto di Pan. Chi non viene colto dal panico si trasforma, diviene tutt'uno con la natura; forse Miranda e Marion divengono Ninfe? Il film affascina e si apre a un'ermeneutica decifrativa estremamente complessa e ricca.

Scene. Didattico l'attacco di panico che colpisce la ragazza più grassa e goffa costringendola alla fuga. Memorabili le sequenze della progressiva smaterializzazione delle due ragazze-Ninfe e della loro scomparsa dietro una roccia.
[RDL]

8

Il posto delle fragole (*Smultronstället*)
di *Ingmar Bergman*
con *Victor Sjostrom, Bibi Andersson, Ingrid Thulin, Gunnar Björnastrand, Max von Sydow*
b/n 95' Svezia 1957

Il posto delle fragole è la storia della trasformazione del breve viaggio che il vecchio medico di successo Isaac Borg intraprende per ricevere un'onorificenza, in uno spietato viaggio interiore, anticipato e accompagnato da alcuni sogni, tra i più *alti* e verosimili della storia del cinema. Su tutto troneggia il presentimento della morte (nel primo sogno simbolizzato dall'orologio senza lancette e dal carro funebre con la finale visione autoscopica), e un diffuso sentimento di colpa inconscio (il sogno dell'esame, nel quale il vecchio medico dimostra la propria ignoranza, sia della biologia – non vede niente al microscopio – sia soprattutto del "primo dovere del medico": quello di "chiedere perdono", e viene punito con la "solitudine" per i peccati di egoismo, incomprensione, indifferenza verso la moglie morta e le altre persone in genere). Queste angosciose dimensioni oniriche contrastano con il carattere apparentemente equilibrato, sereno, gioioso e soddisfatto della personalità del medico da sveglio. Il film-viaggio è costellato anche da vividi ricordi a occhi aperti della giovinezza del vecchio, con una ricostruzione tutta bergmaniana, tra l'ironico e il grottesco, della vita piccolo borghese di inizio secolo.

Critica psicopatologica. Siamo di fronte a un film di altissimo valore *psicoanalitico* senza che ve ne sia l'intenzione (Bergman non ha mai avuto rapporti con la psicoanalisi). Si colgono come in pochi o forse nessun altro film le ansie proprie della terza età, in un clima luterano di resa dei conti e di necessità di espiazione melanconica.

Scene. Va sottolineata l'estrema verosimiglianza della rappresentazione della scena onirica: l'atmosfera estraniante, angosciosa e passiva è resa con dettagli, primi piani, ombre, scarti di montaggio che, studiati minuziosamente, potrebbero dire molto sull'isomorfismo tra mente e *occhio* cinematografico.
[RDL]

Qualcosa è cambiato (*As Good As It Gets*)
di *James L. Brooks*
con *Jack Nicholson, Helen Hunt, Greg Kinnear, Cuba Gooding Jr, Harold Ramis*
138' USA 1997

Melvin soffre di un disturbo ossessivo-compulsivo. Pratica una serie di rituali per poter entrare in casa, per mangiare al ristorante e per muoversi in strada. L'aspetto più disturbante è però che Melvin è razzista, misogino e omofobico. Si diverte a offendere e ferire gli altri e lo fa particolarmente con Simon, pittore gay che abita sul suo pianerottolo. Al ristorante l'unica cameriera che lo sopporta è Carol, una ragazza madre con figlio asmatico. La svolta ("qualcosa è cambiato") è innestata dalla brutale aggressione che Simon subisce in casa. Melvin, dapprima a malincuore, accetta di occuparsi del suo cagnolino. L'aiuto che in modo impacciato Melvin dà prima a Simon e poi a Carol e suo figlio finisce per creare un rapporto di vicinanza. I pregiudizi di Melvin ostacolano i rapporti, ma alla fine Melvin e Carol decidono di provare a vivere insieme.

Critica psicopatologica. È il film probabilmente più citato quando si parla di disturbo ossessivo-compulsivo, ma il rischio è di attribuire a questo disturbo una serie di caratteristiche che non gli sono proprie. In realtà l'istrionicità non è di Melvin, quanto è invece propria di Jack Nicholson, il quale mette in scena tutto il proprio repertorio di ghigni, sorrisi mefistofelici e occhiatacce oblique. Altri aspetti, come la proiezione sugli altri delle proprie negatività, possono fornire un buon esempio di psicopatologia non collegata alle difese ossessivo-compulsive. Queste sono invece presenti nei tanti atti compulsivi che annullano le ossessioni di rupofobia, paura di contagio, mantenimento della simmetria ed evitamento delle soluzioni di continuità. La seconda parte del film si regge sugli ostacoli creati dai pregiudizi di Melvin, il quale si rivela alla fine come una persona ipersensibile con un grande bisogno di certezze.

Scene. I rituali di Melvin quando entra in casa, si lava utilizzando diverse saponette, scende dal letto mettendosi le pianelle. La scena del ristorante in cui reagisce malamente al fatto che, non più protetto da Carol, gli viene impedito di seguire le proprie abitudini. La necessità di non mettere i piedi al di fuori dei bordi delle mattonelle e l'impossibilità di poter procedere quando queste sono troppo piccole. La patologia caratteriale presente nelle scene di cattiveria e disprezzo per gli altri. [MB]

 Terapia e pallottole (*Analize This*)
di *Harold Ramis*
con *Robert De Niro, Billy Cystal, Lisa Kudrow, Joe Viterelli, Chazz Palminteri*
103' USA 1999

Paul Vitti è un italianissimo padrino di mafia che soffre di attacchi di panico. Non riesce più a punire i traditori, usare la pistola, avere rapporti sessuali con l'amante. Lo strizzacervelli ebreo Ben Sobel si trova sulla sua strada e non può dire di no all'ordine di Vitti di prenderlo in cura. Inizia così un tentativo di terapia che è completamente governato da Vitti stesso, il quale dispone tempi e modi del trattameno e si intrufola continuamente nella vita privata di Sobel, fino a rovinargli la cerimonia di matrimonio. Il culmine della vicenda si raggiunge quando lo psicoanalista deve sostituire Vitti in una riunione fra boss mafiosi. Sobel riesce a immedesimarsi nel ruolo di boss, ma è necessario il ritorno in scena di Vitti per portare a casa la pelle. Tutti i boss sono poi arrestati e Sobel continuerà la terapia di Vitti nel penitenziario. Divertente commedia che prende brillantemente in giro sia il modo della mafia americana sia i complessi di uno psicoanalista con un Edipo ancora irrisolto. Con un seguito: *Un boss sotto stress*.

Critica psicopatologica. Lo psicoanalista Ben è vittima del confronto con il proprio padre, che fa il suo stesso mestiere, ma con molto più successo e celebrità. Per questo motivo Ben è preso in giro dal suo stesso figlio. Anche Vitti è vittima del proprio complesso edipico ed è perciò oppresso dai sintomi di panico.

Scene. La spiegazione del complesso di Edipo a Paul Vitti. Sono esemplificativi i diversi momenti di panico di Vitti, in particolare nell'attacco iniziale. Più divertenti che realistiche sono le scene di inibizione a uccidere, vale a dire il comportamento che dovrebbe essere la normalità per un boss di mafia. [MB]

8

Tutte le manie di Bob (*What About Bob?*)
di *Frank Oz*
con *Bill Murray, Richard Dreyfuss, Julie Hagerty, Charlie Korsmo, Kathryn Erbe*
99' USA 1991

Attraverso un sotterfugio, il multifobico Bob Wiley viene scaricato dal suo vecchio terapeuta a uno nuovo, Leo Marvin. Questi è un comportamentista di grande narcisismo, molto autocompiaciuto per il successo del suo volume *Passi di Bimbo*, che insegna come affrontare le proprie fobie. Dal momento in cui Bob si incontra per la prima volta con Leo, che chiama da subito per nome, non se ne distaccherà più. Leo viene inseguito e perseguitato da Bob in quella che doveva essere la sua vacanza, nelle interviste con la televisione e soprattutto all'interno della sua stessa famiglia. Progressivamente Leo va incontro a una disgregazione psichica, mentre Bob si integra sempre di più, fino a sposare la sorella di Leo stesso.

Critica psicopatologica. Commedia brillante, che prende in giro la psichiatria e la psicoterapia, attraverso la sottolineatura del narcisismo di alcuni terapeuti, della loro incapacità di osservare i principi che regolano il setting e del loro fallimento nei rapporti familiari. Pur se espresse a livello caricaturale, rimangono esemplari le fobie multiple di Bob, tanto che questo film è tra i più citati quando si affronta l'argomento dei disturbi fobici. Degna di ancora maggiore interesse è la riflessione sulla incapacità di Bob a mantenere le distanze, tanto da incollarsi a Leo (fino a sposarne la sorella) e portarsi sempre dietro il suo pesciolino rosso, pena l'insorgere delle crisi ansiose.

Scene. Sono indicative le scene della prima parte del film, con l'illustrazione delle innumerevoli fobie di Bob e il suo primo incontro con il suo terapeuta.
[MB]

Gli uccelli (*The Birds*)
di *Alfred Hitchcock*
con *Tippi Hedren, Jessica Tandy, Rod Taylor, Suzanne Pleshette, Veronica Cartwright, Lonny Chapman, Melanie Griffith*
120' USA 1963

Melanie si innamora di Mitch e gli dona una coppia di pappagallini *inseparabili*. Va poi a trovarlo in un paesino vicino San Francisco. Al suo arrivo accadono però strane cose: Melanie viene attaccata da un gabbiano che la ferisce al volto, poi tutti i volatili prendono ad assalire progressivamente gli abitanti della cittadina, uccidendone alcuni. Barricati in casa, Mitch e Melanie devono uscire per andare in ospedale a San Francisco, perché Melanie è ferita in modo grave. Escono cautamente di casa e, in un silenzio irreale, migliaia di uccelli appollaiati ovunque li osservano immobili e minacciosi.

Critica psicopatologica. L'atmosfera di ansia e tensione è continua. Molti hanno cercato di interpretare il significato dell'opera: una delle spiegazioni più comuni è la ribellione della natura contro l'uomo quando cerca di arginarla. Mereghetti ha scritto che "tutto il film è una riflessione sull'angoscia, affrontata da diversi punti di vista (psicologico: quello della madre del protagonista, che teme di essere abbandonata dal figlio avvocato; morale: quello di Melanie, che si inventa un ruolo sociale per riempire il vuoto della propria vita scioperata; metafisico: quello della comunità assediata, che vede improvvisamente ribaltarsi il tradizionale rapporto tra Uomo e Natura), tutti materializzati nelle torme di corvi e gabbiani che riempiono sempre più l'inquadratura e trasmettono un insostenibile senso di minaccia già prima di attaccare". Possiamo interpretare la vicenda in senso psicoanalitico, con gli uccelli che rappresentano le paure persecutorie inconsce proiettate all'esterno. Ancora, possiamo attribuire ai pennuti gli usuali simbolismi fallici e far risalire il tutto alle angoscie dell'algida Melanie. Il fatto che il finale sia lasciato in sospeso colpisce profondamente lo spettatore e rimanda al suo sentire più che alla sua ragione. In ogni caso Hitchcock ha fatto aumentare le fobie per gli uccelli, così come con a *Psycho* aveva fatto crescere le fobie per la doccia.

Scene. Oltre agli spaventevoli attacchi diretti degli uccelli, sono sparsi nel film tanti indizi che ci fanno capire che *qualcosa non va*: comportamenti inusuali degli animali, tazze rotte, grandi aggregazioni di centinaia di uccelli in attesa. Impareggiabile la scena finale, che ci lascia con sentimenti di catastrofe imminente.
[MB]

 ### Lo Zoo di Venere (*A Zed & Two Noughts*)
di *Peter Greenaway*
con *Brian Deacon, Eric Deacon, Andrea Ferreol, Frances Barber, Joss Ackland*
115' GB 1985

Leda, un cigno femmina sfuggito dallo zoo e investito da un'auto, crea un incidente nel quale periscono le mogli di due etologi gemelli, Oliver e Oswald. Una loro amica, Alba, si salva perdendo nell'incidente una gamba e il figlio che portava in grembo. I due gemelli hanno caratteri opposti: Oswald *freddo*, Oliver *caldo*. Entrambi incapaci di tollerare il dolore del lutto e di sopportare l'idea della putrefazione del corpo delle mogli, iniziano a porsi domande scientifiche ossessive sui fenomeni della decomposizione dei corpi, visionando documentari e cinematofotografando la putrefazione di esseri viventi. Dopo aver generato, con Alba, due gemellini (Castore e Polluce) Oswald e Oliver saranno però costretti a diventare i soggetti dei loro stessi esperimenti. Licenziati dallo zoo allestiscono un nuovo laboratorio-palcoscenico. Uniti dall'abito, i due gemelli si fanno reciprocamente iniezioni letali e si lasciano quietamente morire sdraiandosi nudi sul tavolato mentre la cinepresa scatta fotogrammi a intervalli, per i posteri. L'abnorme densità di chiocciole produrrà un cortocircuito che vanificherà il progetto.

Critica psicopatologica. Film unico, si fonda sulla saturazione delle dimensioni ossessive nascita-morte, evoluzione-putrefazione, solitudine-gemellarità (simbiosi), riunite nella più astratta categoria simmetria-asimmetria. Il tema del superamento del lutto viene proposto come superabile esclusivamente con modalità ossessive, isolando gli affetti a favore dell'interesse *scientifico*. Solo intraprendendo un progetto scientifico i due gemelli possono dare avvio a un processo di morte-rinascita. Il carattere profondamente angoscioso del film sta nelle continue sfuggenze dei fatti dai tentativi di contenimento ossessivo: l'asimmetria della putrefazione (la perdita di una sola gamba di Alba è l'inizio della sua morte); l'impossibilità della rifusione simbiotica; la perpetua sfuggenza e delimitazione perversa della sessualità (feti-

8

cismo, sadismo, zooerastia e pornografia dei vari personaggi, soprattutto Milo, la "Venere dello Zoo" del titolo italiano); il fallimento del progetto scientifico (a causa delle chiocciole). Solo un filo di autosarcasmo mitiga la visione cupamente darwinistica di Greenaway.

Scene. Ciascuna sequenza è una fonte di decifrazioni infinite. Per chi lo ama è un film da vedere tutto, analiticamente, all'infinito, ossessivamente...

[RDL]

Disturbi post-traumatici

9

I. Senatore

9.1
La rappresentazione dei disturbi post-traumatici al cinema

È mia opinione che se ci fosse una divinità protettrice degli psicoterapeuti, questa non potrebbe che essere Sheherazade, la protagonista del racconto *La tessitrice delle notti* tratto dalle *Mille e una Notte*. Com'è noto, la storia narra di una giovane donna, Sheherazade, che per non morire è costretta a raccontare ogni notte una storia al suo sposo. Ho definito *sindrome di Sheherazade* quella sorta di affezione che colpisce noi terapeuti che, in ragione del nostro destino, siamo condannati, come l'eroina del racconto, a narrare storie ai nostri pazienti.

Il cinema è una grande macchina narrativa e risponde al bisogno primario dello spettatore di essere *distratto* (etimologicamente vuol dire "trasportato altrove") dal flusso di una storia.

Identificazione e proiezione sono i meccanismi psicologici più elementari che scattano durante la visione di un film e, nel buio della sala, lo spettatore sogna di lasciarsi cullare dal fascino delle immagini. Sin dagli albori il cinema ha proposto storie liquorose e sentimentali, vicende divertenti che scatenano sorrisi e ilarità, trame avvincenti e misteriose infarcite di folli inseguimenti, scazzottate e duelli all'ultimo respiro. Altre pellicole, legate per lo più ai generi drammatico, giallo e thriller, propongono tagli diversi e si dipanano intorno a un trauma subito dal protagonista nell'infanzia o nell'età adulta.

C'è chi da bambino ha assistito all'uccisione del padre (*Notte senza fine*, 1947) o della madre (*Santa sangre*, 1988); chi da piccola non ha potuto cancellare dalla propria mente un duro rimprovero e una ingiustificata punizione (*Il segreto del medaglione*, 1946); chi ripercorre ossessivamente con la mente una scena che lo ha condizionato per tutta la vita (*Omicidio a luci rosse*, 1984), chi infine si colpevolizza per un evento drammatico che non è riuscito a evitare (*La donna che visse due volte*, 1958) e di cui si sente responsabile.

9

Chi è vittima di un trauma può reagire vendicandosi delle persone che non hanno subito la stessa triste sventura (*Il coltello di ghiaccio*, 1972) o, dopo essere rimasto illeso a seguito di uno spaventoso incidente aereo (*Fearless – Senza paura*, 1967) per reazione sfida la morte a ogni occasione.

In alcune pellicole i protagonisti riescono, seppur con difficoltà, a convivere con il ricordo dell'evento traumatico, in altre, dopo la drammatica morte di un loro familiare scivolano irrimediabilmente nella follia (*La leggenda del re pescatore*, 1991) o nella depressione (*Europa 51*, 1952; *Turista per caso*, 1988).

Una grande parte di film mostra, in maniera romantica e spettacolare, come il protagonista vittima di un trauma, grazie all'insorgere di un altro evento traumatico (*La scala a chiocciola*, 1946) o all'intervento di uno psichiatra (*K-Pax*, 2001) di una psicoanalista (*Il principe delle maree*, 1991; *Io ti salverò*, 1945) o di una persona cara (*Marnie*, 1946) riesca a rivivere la scena traumatica e a guarire cataricamente. In questo schema narrativo, spesso sin dalle prime battute si intuisce che il climax sta proprio nell'happy end, dove il protagonista si libererà dei propri fantasmi e in seguito potrà affrontare la vita con rinnovata sicurezza.

Generalmente i registi mostrano la scena del trauma ricorrendo a qualche artificio stilistico (dei flashback spesso in bianco e nero e qualche sfumata dissolvenza) e la dilatano, riproponendola più volte nel corso della narrazione. Alcuni registi lasciano fuori campo la scena incriminata, altri spezzettano la narrazione prediligendo il taglio onirico e sognante o quello crudo e realistico.

Hitchcock, Rossellini, Siodmak, De Palma e altri maestri del cinema hanno utilizzato in maniera originale l'idea del trauma come espediente narrativo, ma questo elemento, messo al servizio di trame sbilenche, traballanti e incolori, è stato nel tempo talmente abusato da registi e sceneggiatori da diventare prevedibile e inflazionato.

9.2
Schede filmiche

 Allucinazione perversa (*Jacob's Ladder*)
di *Adrian Lyne*
con *Tim Robbins, Elizabeth Peña, Danny Aiello*
115' USA 1990

Jacob Singer, reduce del Vietnam, vive a New York, dove, nonostante la laurea in filosofia, si mantiene facendo il postino. A volte nei sogni, a volte in forma di flashback, ricordi della guerra irrompono nella sua coscienza. A queste memorie vivide si associano poi vere e proprie allucinazioni visive in cui vede demoni e mostri. Facendo alcune ricerche viene a sapere che altri commilitoni, come lui feriti nel 1971, soffrono della stessa sindrome. Scopre dettagli inquietanti: durante la guerra gli sarebbe stata somministrata una droga sperimentale per aumentare le sue capacità di combattimento. Comincia a sentirsi osservato, seguito, e diviene vittima di una serie di attentati. Il suo unico amico e confidente sembra essere il chiropratico Angel, che, oltre ad alleviargli il dolore alla schiena, funge anche da maestro spirituale. Nel finale a sorpresa è lui che lo conduce a scoprire la verità. Tutta la sua vita dopo il Vietnam è solo una fantasia allucinatoria: Jacob nel 1971 è morto, ucciso dai suoi stessi commilitoni sotto l'effetto della terribile droga, a loro somministrata dall'Esercito.

Critica psicopatologica. È un film che mescola ambizioni metafisiche, critica antimilitaristica, riferimenti religiosi e biblici, intessendoli sul canovaccio di matrice horror-thriller, con un risultato imperfetto ma intrigante. È la storia di un uomo che nei pochi attimi precedenti la morte vive un'intera esistenza allucinatoria come rifiuto dell'estrema dipartita. Le allucinazioni vere e proprie, in un singolare rovesciamento, sono gli unici indizi di realtà, che potrebbero far capire al protagonista cosa sta accadendo e la sua vera condizione. È una sorta di viaggio iniziatico in cui il protagonista, con la guida del più che metaforico Angelo, riesce a distaccarsi dal mondo terreno. Fino al colpo di scena finale sembra di assistere a una spy story e per lo spettatore psicopatologo Jacob mostra i segni di un grave disturbo post-traumatico da stress con sintomi psicotici.

Scene. I flashback della guerra, gli incubi vividissimi del protagonista descrivono realisticamente aspetti della sindrome del reduce; meno realistiche per il quadro psicopatologico suddetto, ma altrettanto efficaci, le dispercezioni visive, dai dettagli illusionali fino alle allucinazioni complesse (la compagna di Jacob avvinghiata a un demone disgustoso durante una festa).
[PI]

L'amore molesto
di *Mario Martone*
con *Anna Bonaiuto, Angela Luce, Licia Maglietta, Gianni Cajafa, Francesco Paolantoni, Peppe Lanzetta*
104' Italia 1995

Delia vive a Bologna e sta aspettando la visita della madre rimasta a vivere a Napoli, ma si allarma per strane telefonate, in cui la madre ride con voce sconnessa e pronuncia parole incomprensibili. Il giorno dopo il cadavere della madre, seminuda e senza oggetti personali, viene recuperato sul litorale di Formia; Delia inizia a indagare sulle sue ultime settimane di vita della donna. In parallelo avviene una lancinante e lirica riesplorazione del proprio mondo interno. Alla sua infanzia risalgono alcuni dolorosi sensi di colpa, che erroneamente attribuisce alla propria ingenua sincerità di bambina, che con una incauta testimonianza contribuì a sostanziare un'accusa di infedeltà del violento padre verso sua mamma. Ma questo ricordo è solo la copertura di una realtà molto più dolorosa, tanto da essere stata rimossa: lei fu vittima di una violenza sessuale, impossibile da confessare se non in un racconto in cui attribuiva alla madre e al suo presunto spasimante le parole e gli atti di cui era stata lei stessa oggetto. Il senso di colpa si placa di fronte alla ritrovata verità.

Critica psicopatologica. La vicenda del film, tratta dal romanzo della misteriosa scrittrice Elena Ferrante, delinea con una traiettoria quasi perfetta la dinamica del *ricordo di copertura*, in cui un episodio traumatico viene occultato da una costruzione mnestica artificiale attraverso un meccanismo di rimozione. La storia appare ben congegnata nelle conseguenze psicopatologiche che l'evento rimosso continua a esercitare, in questo caso attraverso la solitudine e la sofferenza esistenziale di Delia adulta. Anche il finale, seppure aperto, indirizza la storia verso un epilogo di maggiore felicità per la protagonista, liberata da un fardello di colpa che, come spesso succede, risulta collegato all'avere subito una violenza e di sentirsene in parte complice.

Scene. Tutti i flashback, veri e propri viaggi nella memoria, ma specialmente quello in cui Delia rivive l'evento traumatico rimosso. In questa parte del film viene mirabilmente tratteggiata l'operazione mentale dell'insight, forse unico esempio cinematografico di una rappresentazione fedele e credibile dopo centinaia di esempi grossolani di cui la storia del cinema, specialmente americano, abbonda.
[SC]

Dal nostro inviato a Copenaghen
di *Alberto Avallone*
con *Antonio Casale, Osvaldo Ruggiri, Walter Fabrizio, Maria Pia Luzi*
89' Italia 1970

Dopo aver combattuto in Vietnam due giovani marine americani, Dick Valenti e William Cole, sono inviati nella base militare di Berlino. Grazie all'aiuto di un'organizzazione pacifista i due si rifugiano a Copenaghen dove fingono di essere degli studenti. A corto di quattrini, Dick raggranella qualcosa lavorando come fotomodello per fumetti pornografici; William sta male ed è sommerso da deliri e allucinazioni uditive che lo riportano con la mente alle drammatiche esperienze vissute in guerra. Max, uno psichiatra scaltro e arrivista, lo prende in cura ma William, sempre più sommerso dalla proprie allucinazioni, finisce per confondere Ulla, la moglie di Max, per sua sorella Katie, alla quale era legato da un affetto velatamente incestuoso. La vicenda si chiude con un finale cupo e disperato.

Critica psicopatologica. Sin dalle prime battute il regista mostra gli effetti devastanti della guerra su due reduci del Vietnam e lascia che la follia di William, dapprima più sottotraccia e controllata, deflagri nel finale. William è descritto come una persona fragile, insicura e dipendente dall'amico Dick. Dopo aver aggredito Monica, una ragazza che li aveva ospitati, telefona a Dick e, tremante, dopo aver farfugliato qualcosa, con la mente in frantumi, gli dice: "La testa di William è partita, la testa di quel cretino è chiusa, la testa non può tenerli tutti. Ho freddo e loro mi sono passati addosso come se non ci fossi. La cantina, non hanno visto la cantina. È importante, Dick". Max è descritto come uno psichiatra algido e distante che non prescrive a William nessun psicofarmaco, né lo sottopone a test o a indagini cliniche. La tenera e affettuosa Ulla è l'unica che accudisce William e si prende cura di lui, e funge da suo unico punto di riferimento affettivo. Avallone lascia chiaramente intendere che la mente di William è andata in frantumi per aver assistito in guerra a delle scene di inaudita violenza e per rinforzare questa tesi inserisce, nel corso della narrazione, dei flashback che ripropongono le incursioni nei villaggi vietnamiti a opera dei soldati americani che uccidono e torturano senza pietà donne e bambini.

Scene. Lo struggente finale e i documentari che mostrano come la vera follia è quella che spinge gli uomini ad armarsi l'uno contro l'altro.
[IS]

Jacknife – Jack il coltello (*Jacknife*)
di *David Jones*
con *Robert De Niro, Ed Harris, Kathy Baker, Tom Isabell*
102' USA 1989

Joseph Megs, reduce dal Vietnam, bussa alla porta di Dave, un ex commilitone perennemente sbronzo, e urlando come un matto lo invita ad andare con lui a pesca di trote. Marta, la sorella di Dave, prova ad arginare lo sconosciuto che invece riesce a sradicare Dave dal letto e lo porta con sé sul fiume. Joseph è una forza della natura, e nei giorni successivi torna a fare visita a Dave, che nega di conoscerlo e lo prende per matto. Marta si invaghisce di Joseph che ricambia il suo affetto e Dave, sempre più divorato dall'alcol, prova a opporsi alla loro fragile storia d'amore. Sul finale Joseph affronta Dave e lo costringe a fare i conti con il doloroso passato che lo tormenta: Dave, Joseph e Bob erano tre amici inseparabili che combattevano insieme al fronte e Dave affogava nell'alcol i sensi di colpa, convinto di aver contribuito alla morte dell'amico Bob, ucciso da un cecchino.

Critica psicopatologica. Pellicola che tratta la dolente sofferenza dei reduci di guerra. Il tema non è una novità al cinema, e Jones lo affronta partendo da una visuale simile a quella già proposta da *Birdy – Le ali della libertà*, mettendo al centro la medesima storia: un amico con tutte le proprie forze cerca di aiutare un ex commilitone con la mente ridotta a un colabrodo a ritrovare se stesso. Rispetto al film di Alan Parker, Jones si tiene lontano dagli psichiatri e dai manicomi e in luogo di un soggetto in ritiro catatonico ci mostra un uomo che cerca di guarire le cicatrici dell'anima e del corpo in un fiume di whisky. Sin dalle prime battute Dave cerca di dimenticare gli orrori della guerra rimanendo perennemente ubriaco. Solo verso il finale il regista propone la scena della morte di Bob di cui Dave si sente (erroneamente) responsabile. Per cercare di superare i fantasmi della guerra, Dave frequenta una terapia di gruppo per ex reduci. Il regista concentra l'attenzione sui tre protagonisti, regalando loro una pulsante umanità: Marta ha sacrificato la vita per accudire, in silenzio e amorevolmente, i familiari; Joseph ha provato a gettare alle spalle gli orrori della guerra ma è costretto a tirare avanti faticando su un camion lercio e spompato; Dave non sa darsi pace e cerca se stesso sul fondo di una bottiglia. Il finale è ben dosato e la tensione esplode senza rompere gli argini.

Scene. Le sedute di terapia di gruppo e di testardi tentativi di Joseph di stanare il suo vecchi amico dal suo torpore.
[IS]

K-Pax
di *Iain Softley*
con *Kevin Spacey, Jeff Bridges*
115' USA 2001

Alla stazione di New York un uomo fermato dalla polizia per un banale controllo sostiene di chiamarsi Prot e di essere un alieno proveniente dal pianeta K-Pax della costellazione della Lira. Ricoverato all'Ospedale psichiatrico di Manhattan è affidato alle cure del dottor Mark Powell, uno psichiatra che rimane affascinato da questo singolare personaggio che afferma di essere ritornato sulla Terra per svolgere un'in-

9

chiesta e di aver già fissato per il 26 luglio la data del proprio ritorno su K-Pax. Nel corso del ricovero Prot si aggira con aria disinvolta per il reparto, lega con i diversi pazienti e dimostra di possedere doti non comuni: non solo può vedere i raggi ultra-violetti ma è a conoscenza di alcune informazioni topsecret di astrofisica. Divenuto il beniamino del reparto, puntando dritto al cuore degli altri ricoverati Prot li inco-raggia a reagire alle malattie, li sprona ad affrontare le loro paure e funziona da cata-lizzatore per i loro cambiamenti emotivi. Nel corso della degenza il dottor Powell prova a scoprire chi si nasconde dietro questo insolito paziente e durante una sedu-ta ipnotica scopre che Prot è rimasto vittima di un trauma nel passato; il suo vero nome è Robert Porter e si è rifugiato nel suo mondo fantastico dopo aver scoperto che la moglie era stata violentata e uccisa insieme alla figlia da un maniaco.

Critica psicopatologica. Si tratta di una favola metropolitana tenera e commovente che si snoda su due registri differenti: il primo, di chiaro stampo fantastico, teso ad ammantare di fascino e mistero la figura di Prot; il secondo, ispirato all'impianto dello psicothriller, orientato a svelare il mistero che avvolge il bizzarro paziente. La vicenda intriga e appassiona e il regista contrappone al dottor Powell, il classico psichiatra incapace di mettere ordine nella propria vita privata e annoiato dalla pra-tica professionale quotidiana, il bizzarro e vitale Prot, una persona intensa e magne-tica, in grado di ridare speranza e di infondere sicurezza ai pazienti ricoverati.

Scene. I colloqui tra Prot e il sensibile dottor Powell e la seduta ipnotica che catar-ticamente libera il paziente dal trauma.

[IS]

La leggenda del re pescatore (*The Fisher King*)
di *Terry Gilliam*
con *Robin Williams, Jeff Bridges, Mercedes Ruehl, Amanda Plummer*
135' USA 1991

Jack Lucas, seguitissimo conduttore di una rubrica radiofonica, mentre è in onda si lascia andare a un commento negativo sullo yuppismo imperante. Edwin, un suo fan, lo prende alla lettera, entra in un ristorante frequentato da giovani rampanti, uccide sette persone e rivolge poi l'arma contro se stesso. Corroso dai sensi di colpa, Jack va in pezzi, si rintana in casa e taglia i ponti con la radio. Tre anni dopo, mentre si aggi-ra trasandato e ubriaco per le strade di New York, è assalito da una banda di teppisti. Parry, un barbone mezzo matto, li mette in fuga e gli salva la vita. Colpito dalla sin-golarità di questo pittoresco personaggio, Jack inizia a indagare e scopre che il suo vero nome è Henry Segan, ex professore di storia medievale, e che dopo la morte di sua moglie, una delle vittime della strage di Edwin, era stato ricoverato in manicomio dove si era chiuso in un mutismo assoluto. In seguito si era rifugiato in un proprio mondo fantastico e aveva scambiato per il Santo Graal una coppa vinta da un magna-te in un trofeo sportivo; era convinto che se fosse entrato in suo possesso avrebbe sconfitto un cavaliere rosso, simbolo del Male. Jack scopre che Parry è segretamente innamorato di Lydia, una ragazza pasticciona. Jack gliela presenta e quando l'amore tra i due sembra trionfare, Henry è picchiato da alcuni teppisti ed entra in coma. Jack lo abbandona al suo destino, ma quando gli propongono un programma che racconti la vita di alcuni barboni, in lui si riaccende il desiderio di aiutare Henry. Ruba per lui quella coppa, va in ospedale, gliela regala ed Henry, credendola il prezioso calice, esce dallo stato catatonico e riprende a vivere al fianco della sua adorata Lydia.

Critica psicopatologica. Henry è mostrato come un clochard con la mente in disordine al punto che ha le allucinazioni di draghi e un cavaliere rosso. Grazie alle attenzioni di Jack si ristruttura, abbandona la vita da barbone, riprende le relazioni sociali. Il regista, in maniera scolastica, ci mostra Henry travolto dalle sue terrificanti allucinazioni ogni volta che risale a galla il ricordo del tragico incidente in cui aveva perso la vita la sua adorata moglie.

Scene. Sin dalle prime battute il regista svela il trauma che colpisce Henry e lascia che l'intera narrazione si dipani a partire da questo evento luttuoso. Da cineteca le sequenze nella quali compare il cavaliere rosso.

[IS]

Notte senza fine (*Pursued*)
di *Raoul Walsh*
con *Robert Mitchum, Teresa Wright, Judith Anderson, John Rodney, Dean Jagger*
b/n 101' USA 1947

Jeb Rand sin da piccolo vive nella casa di Medora Callum in Nuovo Messico, insieme ai suoi due figli Adam e Thorley, una dolce ragazza che ricambia il suo amore. Jeb è ossessionato da un sogno ricorrente: un paio di speroni che luccicano, un uomo che imbraccia un fucile e che, colpito da una raffica di proiettili, cade a terra stecchito. Jeb parte per la guerra e ritorna da eroe, ma Adam gli è sempre più ostile e lo invita ad abbandonare il ranch. Thorley, da sempre innamorata di Jeb, prova invano a placare gli animi e a dissuaderlo, ma Jeb è irremovibile e decide di andare via. Adam ha sempre covato nei suoi confronti invidia e gelosia così tende un agguato a Jeb che, più lesto di lui, lo uccide per legittima difesa. Distrutte dal dolore, Medora e Thorley gli giurano odio eterno. Dopo qualche tempo, per una tragica fatalità Jeb uccide anche Francis, il fidanzato di Thorley. Accecata dall'odio, lei medita vendetta e fingendo di essere nuovamente innamorata di lui decide di ucciderlo il giorno delle nozze. Quando sta per mettere in atto il suo diabolico piano, Thorley scoprirà un'inquietante verità.

Critica psicopatologica. Il film è un lungo flashback che si dipana a ritroso, sin dalla prima sequenza in cui Jeb e Thorley si rifugiano tra i ruderi di una fattoria. Il regista mescola i topoi del western con gli stilemi del noir e attinge alle più classiche tragedie greche, dove il destino e la vendetta regnano sovrani. Walsh è un maestro nel tenere alta la tensione che esplode nel sincopato finale: l'incubo ricorrente di Jebb era legato a un evento che aveva rimosso nel passato: da bambino aveva assistito, impotente, alla morte di suo padre; Grant Callum lo aveva ammazzato perché lui, dopo aver eliminato il marito di Medora, era divenuto l'amante della donna. Il bellissimo titolo americano *Pursued*, in italiano non rende quel senso di dolente oppressione che attanaglia il protagonista, condannato a non poter accedere a un passato a lui sconosciuto. L'uso della voce fuori campo, i frammenti onirici e i frequenti déjà vu amplificano l'effetto di spaesamento della pellicola.

Scene. Gli incubi che tormentano Jeb e che sono alla base del suo trauma infantile, e lo svelamento finale.

[IS]

Omicidio a luci rosse (*Body Double*)
di *Brian De Palma*
con *Melanie Griffith, Craig Wasson, Gregg Henry*
110' USA 1984

Jack Schully, un attore in bolletta, deve interpretare in un film horror la parte di un vampiro che esce da una tomba. Ma è affetto da una grave forma di claustrofobia e durante le riprese è colto da angoscia e cacciato dal set. Deluso, ritorna a casa, scopre la moglie a letto con un uomo e mentre cerca di affogare il dolore nel whisky incontra Sam, una sua vecchia conoscenza che gli confida di stare per partire, e gli dice che se non sa dove andare può trasferirsi a casa sua. Prima di salutarlo Sam gli mostra il potente cannocchiale che ha in terrazza, con il quale si diverte a spiare le finestre di fronte e in special modo quella di Holly, una donna sensuale che ogni sera ama esibirsi in bollenti strip-tease. Qualche tempo dopo, mentre si diverte a spiare la sua avvenente dirimpettaia Jack assiste in diretta a un omicidio. Jack piomba sul luogo del delitto e, indossati i panni del detective, prova a smascherare l'assassino. Dopo una serie di colpi di scena, sul finale scopre che tutto il piano era stato ordito dal perfido Sam per incastrarlo.

Critica psicopatologica. Non senza qualche difficoltà Jack rievoca che da bambino, mentre giocava a nascondino, si era rifugiato in cantina ed era rimasto incastrato tra il muro e il frigorifero. Paralizzato da quello spazio così angusto era stato poi assalito dal terrore che i suoi amici non l'avrebbero mai più ritrovato e che se avesse chiesto aiuto avrebbero riso di lui. Da quel giorno, come bloccato, non era riuscito a superare quel senso claustrofobico che lo attanagliava ogniqualvolta si trovava in spazi piccoli e ristretti.

Scene. Quella iniziale, in cui regista teatrale adotta il metodo dell'Actors Studio e nel corso di un'esercitazione chiama sul palco Jack che appare teso, rigido e spaventato: ben presto il regista lo incalza e lo spinge a confessare cosa lo blocca. Nel corso della vicenda De Palma ci mostra in più occasioni come il protagonista, colto da attacchi claustrofobici, annaspa in un ascensore affollato, suda e trema mentre attraversa un piccolo tunnel che porta alla spiaggia. Per rimarcare ancor di più la sua grave patologia, nel finale, venato da coloriture horror, Sam cerca di ucciderlo seppellendolo in una fossa.
[IS]

Santa sangre – Sangue santo (*Santa sangre*)
di *Alejandro Jodorowsky*
con *Axel Jodorowsky, Blancha Guerra, Guy Stockwell, Thelma Tixou, Sabrina Dennison*
119' Messico 1989

Orgo, famoso lanciatore di coltelli e dongiovanni impenitente, ha una relazione con la donna tatuata, Concha; la sua gelosissima moglie lo scopre e lui, dopo averle amputato le braccia, si suicida, tagliandosi la gola davanti agli occhi del piccolo Fenix, suo figlio. In seguito al trauma, il bambino è ricoverato in uno spoglio e tetro manicomio e per anni vive regredito in uno stato autistico, incapace di comunicare con il mondo esterno. Nel corso di una passeggiata in città, insieme agli altri ricoverati Fenix, divenuto ormai adolescente, resta abbagliato dalla vista del circo e, magicamente, risalgono a galla i sopiti ricordi del passato. Dopo essere fuggito dal manicomio, Felix raggiunge il circo e si prende cura giorno e notte di sua madre, una donna cinica e dalla forte personalità che ben presto gli ordina di uccidere la donna tatuata. Ma quando lei gli impone di ammazzare Alma, una ragazza sordomuta sua compagna di giochi sin da quando era bambino, si oppone ed elimina la madre.

Critica psicopatologica. Jodorowsky, regista anarchico e visionario, compone una pellicola onirica, poetica e struggente, venata da una sottile melanconia. Prediligendo una narrazione volutamente eccessiva e caricaturale, il regista messicano non disdegna qualche incursione nell'horror e una citazione cinefilica come il delicato omaggio al capolavoro *L'uomo invisibile* di James Whale. Il rapporto tra Felix e la madre è malsano e disturbante, e culmina con l'amore incestuoso tra i due, mostrato quasi sempre fuori campo. Per rendere ancora più torbida la vicenda il regista mostra l'incerta identità sessuale del giovane protagonista, che intreccia una fugace relazione con un transessuale. Il titolo fa riferimento a un tempio dedicato a una ragazza che dopo essere stata violentata aveva subito l'amputazione delle braccia ed era morta in un lago di sangue.

Scene. Suggestive quelle che mostrano la furia sanguinaria di Orgo che innesca il trauma del piccolo e quelle ambientate nel disadorno manicomio.
[IS]

La scala a chiocciola (*The Spiral Staircase*)
di *Robert Siodmak*
con *Dorothy McGuire, George Brent, Kent Smith, Gordon Oliver, Rhonda Fleming*
83' USA 1946

Un serial killer sceglie come vittime ragazze affette da infermità fisiche. Helen, ragazza muta, fa da governante a Mrs. Warren, una vecchia aristocratica signora che vive in casa con i suoi due figli Stephan e il maggiore chiamato da tutti "il professore". Il giovane dottor Parry, medico curante della signora, è intenerito dalla condizione di Helen, e cerca in tutti i modi di scuoterla. La invita a scacciare dalla propria mente il tragico ricordo legato al giorno in cui lei, bambina, tornò da scuola e vide la propria casa in fiamme e i genitori morire bruciati. Un'atmosfera minacciosa e spettrale avvolge l'appartamento dei Warren e una notte la fidanzata di Stephan, Bianca, è trovata morta. Sul finale si scopre che il professor Warren, incapace di controllare i propri istinti omicidi e in preda a deliranti farneticazioni, è il sanguinario maniaco che uccide tutte le creature disabili che incontra sul proprio cammino. Helen è la sua prossima vittima e nel momento in cui sta per essere uccisa è salvata dall'anziana signora, che uccide suo figlio.

Critica psicopatologica. Film più d'atmosfera che di contenuto. Siodmak non solo gioca stilisticamente sul contrasto luce/ombra, ma riesce anche a dare forma (con gli artifici e le distorsioni ottiche) alle immagini deliranti del protagonista. Il regista ambienta la vicenda nell'anno 1906 nel New England e, rispettando gli stilemi del giallo, mette l'omicida sullo sfondo e fa esplodere nel finale tutta la sua follia. Tenera e disarmante la figura del dottor Parry, che a tutti i costi vuole guarire Helen dal suo trauma infantile.

9

Scene. I primissimi piani dell'occhio dell'assassino che scruta nel buio le sue prossime vittime. Il sogno/incubo di Helen: si sta sposando con il dottore ma sull'altare non riesce a pronunziare il fatidico "sì". L'happy end ci regala la guarigione catartica di Helen che, magicamente, dopo la morte di Warren riacquista la voce. Infine, la scena iniziale con il flashback che mostra l'origine del blocco psicologico della giovane protagonista.
[IS]

Il segreto del medaglione (*The Locket*)
di *John Brahm*
con *Laraine Day, Robert Mitchum, Brian Aherme, Gene Raymond*
b/n 86' USA 1946

Durante i festeggiamenti per le nozze di Nancy Monks e di John Willis, il dottor Harry Blair, giovane psicoanalista, chiede di parlare al futuro sposo e gli rivela che Nancy è la sua ex moglie, e che si tratta di una donna profondamente disturbata e incallita cleptomane. John lo considera un folle, ma poi lo ascolta. Flashback: anni prima si era presentato Norman Clyde, un promettente pittore che gli aveva rivelato che Nancy, dopo aver rubato una preziosa collana, era implicata nella morte di Bonner, un ricco mecenate. Un altro flashback ci porta ancora più indietro e ci svela l'origine traumatica alla base dell'impulso cleptomanico della donna. Figlia di una povera governante, Nancy viveva presso la ricca famiglia Willis. La sua amica Karen le aveva regalato un bellissimo medaglione ma Nancy, accusata di furto dall'odiosa padrona di casa, era stata costretta a restituirlo e allontanata di casa insieme alla madre. John non crede a una parola di quanto l'uomo gli ha detto e si avvia a sposarla. Nancy, in abito da sposa, riceve dalla stessa signora Willis, madre di John, il sospirato medaglione, ma non appena corona il sogno della sua vita, crolla psicologicamente ed è ricoverata in una clinica per malattie mentali.

Critica psicopatologica. Impareggiabile per l'originalissima struttura narrativa a gomitolo che si svolge alternativamente avanti e indietro nel tempo, il film, intenso, carico di suspense e di struggente passione, ruota intorno alla straordinaria figura di Nancy che, dimentica dei furti compiuti e delle bugie che racconta, da vera *dark lady*, prima spinge al suicidio Norman e successivamente Harry alla disperazione. Da cineteca il finale: Nancy crolla e Harry, rivolgendosi a John, gli dirà: "Deve capire che non è la stessa Nancy. Ora è tornata bambina. Il ricordo della sua vita è così doloroso che lei lo ha cancellato. Ora non ricorda più nessuno di noi. Da bambina non ebbe il medaglione e il forte desiderio di possederlo l'ha pagato a caro prezzo, ma i gioielli sono un simbolo. È dell'amore che ha bisogno. Di tanto amore". Tragica e magnetica la figura di Norman Clyde che, dopo aver tentato invano di svelare a Harry il lato oscuro di Nancy, si getta nel vuoto dalla finestra del suo studio.

Scene. Quella che mostra la perfida signora Willis che accusa, ingiustamente, la piccola Nancy di furto e scatena in lei, da quel momento in poi, l'impulso cleptomanico.
[IS]

L'uomo senza sonno (*El maquinista*)
di *Brian Anderson*
con *Christian Bale, Jennifer Jason Leigh, Aitana Sanchez Gijon, John Sharian, Micheal Ironside*
90' Spagna-USA 2004

Trevor Reznik è un addetto alla catena di montaggio in un'abbrutente e rumorosa fabbrica. Abita in uno squallido appartamento della periferia di una degradata città americana. Trevor non dorme da un anno, non mangia, si trascina allucinato bevendo caffè in una sorta di non-vita, dividendo le uniche relazioni significative tra la prostituta Stevie e la commessa del bar dove trascorre le sue notti insonni, Marie, oggetto di un amore rarefatto e idealizzato. Poi nella vita di Reznik irrompe la paranoia. Una serie di biglietti anonimi e provocatori compaiono attaccati al suo frigorifero e in fabbrica arriva l'inquietante storpio Ivan, che sembra essere a conoscenza di qualche oscuro segreto. Durante la sua indagine per smascherare il complotto che vede ordito ai suoi danni, Reznik finisce per riportare alla luce ricordi sopiti, e si rende conto che Ivan e Marie stessi sono frutto dell'immaginazione, fantasmi allucinatori su cui ha riversato il proprio senso di colpa per un delitto dimenticato. Solo dopo una sofferta confessione alla polizia l'uomo riesce, in prigione, ad addormentarsi sereno come un bambino.

Critica psicopatologica. Se si può tracciare una ricognizione cinematografica esaustiva della psicopatologia del senso di colpa, Anderson lo fa in questo film. Da una colpa che a tratti viene rimossa e internalizzata e dolorosamente pagata, con l'insonnia, la depressione, i rituali ablutomanici e a tratti viene proiettata paranoicamente all'esterno, si giunge poi alla consapevolezza dell'introspezione e alla vera espiazione di dostoevskjiana memoria. La storia del protagonista, divorato nel corpo e nell'animo, è anche quella di un'autoterapia catartica, efficace ma spietata.

Scene. Per il delirio persecutorio sono molto suggestivi tutti i colloqui allucinatori tra Trevor e Ivan, esempio di sottile ambiguità e del connubio tra dispercezione e sconvolgimento della sfera ideoaffettiva. Le liti tra il protagonista e i colleghi sono la sintesi della profezia autoavverantesi del paranoico, che con il suo atteggiamento si condanna da solo all'avversione da parte degli altri. Imperdibile la scena in cui Trevor cerca di pulire con uno spazzolino gli interstizi tra le mattonelle del suo ancor più sporco pavimento: ossessione, complusione e anche definitiva metafora dell'inutile e reiterato tentativo di mondare l'anima da una macchia indelebile. [PI]

La vita segreta delle parole (*La vida secreta de las palabras*)
di *Isabel Coixet*
con *Tim Robbins, Sara Polley, Julie Christie, Javier Camara*
112' Spagna 2005

Hanna, timida e introversa, non ha mai preso un giorno di ferie. La sua amministrazione le impone una vacanza di un mese e lei accetta di lavorare come infermiera su una piattaforma in mezzo al mare e di assistere a tempo pieno Joseph, un operaio ustionato nel vano tentativo di salvare un collega di lavoro. Hanna si prende cura di lui e lo assiste amorevolmente. Le distanze emotive tra i due si accorciano progressivamente e Joseph, intuendo che lei nasconde dentro di sé un penoso segreto, prova a farle aprire il cuore. Le condizioni di Joseph si aggravano e Hanna, dopo aver suggerito un suo ricovero in ospedale, ritorna a lavorare in fabbrica. L'uomo migliora, si reca da Inge, la psicoanalista che per anni aveva sorretto psicologicamente Hanna, e ha una conferma del segreto che la sua amata covava nell'anima. Testardo e cocciuto vola a Copenaghen e confessa ad Hanna di non poter più vivere senza di lei.

Critica psicopatologica. Il film, carico di spiazzante umanità, è ambientato (non a caso) su una piattaforma in mezzo all'oceano, per sottolineare l'estrema solitudine dei due protagonisti. Senza scadere nel sentimentale la vicenda mostra due creature accomunate da identiche sofferenze; quelle di Joseph più esterne e visibili, e quelle di Hanna più interne e nascoste. La regista affronta con tocco sensibile e struggente il trauma della protagonista, lo tiene sottotraccia per (quasi) tutto il film e lo svela nell'intenso finale; Hanna, dopo essere stata sequestrata insieme ad altre donne durante la guerra dei Balcani, era stata ripetutamente picchiata e violentata da alcuni soldati. Per tutto il film, Isabel Coixet mostra Hanna che si aggira sullo schermo come un animale ferito. La sua sofferenza si sente, si tocca, e la regista sceglie giustamente di non aggiungere orrore a orrore, e lascia fuori campo le scene delle violenze sessuali subite dalla protagonista. L'happy end può sembrare un po' mieloso, ma è invece dosato alla perfezione; sembra suggerire che sia possibile lasciarsi l'inferno alle spalle solo se si incontra sulla propria strada un'altra persona che ha oltrepassato il muro dell'umana sofferenza.

Scene. La rievocazione del trauma da parte della protagonista e l'incontro tra Joseph e la fredda e controllata Inge.

[IS]

La voce del silenzio (*The House of Cards*)
di *Michael Lessac*
con *Kathleen Turner, Tommy Lee Jones, Asha Menina, Shiloh Strong*
107' USA 1993

Da quando suo padre, un famoso archeologo, era precipitato nel vuoto mentre era impegnato nel restauro di un'antichissima rovina Maya, la piccola Sally si è chiusa nel più assoluto mutismo. All'epoca del tragico incidente, avvenuto l'anno prima, un indio per rassicurarla le aveva detto che il papà era volato sulla luna. Sally non socializza con nessuno, litiga spesso con il fratello Michael e ama arrampicarsi in cima agli alberi e sul tetto di casa. Nonostante le riserve e le diffidenze di sua madre Ruth, su ordine del giudice della contea la bambina è affidata alle cure del dottor Jacob T. Birlander, un neuropsichiatria infantile saccente, freddo e pieno di sé, che da anni lavora con bambini autistici. Ruth intuisce che il dottore è incapace di trovare un varco nella mente di sua figlia e cerca, invano, di convincerlo a essere più morbido e accogliente nei confronti di Sally. Un giorno Ruth scopre per caso che la bambina ha eretto con delle carte da gioco una gigantesca torre a forma elicoidale alla cui sommità ne ha posto una che raffigura la luna ed è rimasta a lungo a fissarla. Avendo intuito che la figlia sta comunicando qualcosa, per sbloccarla costruisce con dei pannelli di legno una struttura elicoidale simile a quella che sua figlia ha composto con le carte da gioco. In una notte di luna piena Sally sale in cima alla torre, abbraccia nella fantasia il papà e, superato il trauma, riacquista la voce.

Critica psicopatologica. Il film liquida con il classico happy end hollywoodino la complessità della patologia autistica e la genesi di un trauma infantile. Il regista sceglie volutamente i toni leggeri e per non appesantire la sceneggiatura lascia che la sofferenza della piccola Sally rimanga sullo sfondo. Il film ruota attorno alla (banale) contrapposizione tra Ruth, madre affettuosa, dolce e comprensiva che non si arrende di fronte alla malattia della figlia e che, con coraggio, si batte per aiutarla a sconfiggere i fantasmi interni, e il glaciale e supponente dottor Birlander, un neuropsichiatra testardo ed emotivamente distante dai suoi piccoli pazienti.

Scene. Di grosso impatto visivo la scena che mostra la piccola Sally che, immersa nei propri pensieri, gioca con la sua torre composta da carte da gioco e la scena finale con la guarigione catartica.

[IS]

Disturbi somatoformi e dissociativi

10

S. Caracciolo

10.1
La rappresentazione dei disturbi somatoformi e dissociativi al cinema

Il disturbo somatoforme di gran lunga più diffuso e popolare nella produzione cinematografica, soprattutto nella commedia hollywoodiana, è l'ipocondria, che naturalmente viene messa quasi sempre in ridicolo. Essa rappresenta infatti il fallimento dei normali meccanismi di difesa dalle malattie, centrati in particolare sulla
negazione, che si verifica con grande frequenza, in misura modesta o trascurabile,
anche al di fuori della psicopatologia vera e propria. Essa è pertanto comprensibile e ben nota allo spettatore comune, che può quindi sorridere delle proprie paure
quando le vede rispecchiate sui personaggi dello schermo. Il riferimento è, innanzitutto, a Woody Allen, che dell'ipocondria cinematografica ha fatto un larghissimo
uso, secondo solo agli argomenti sessuali: valga per tutti l'esempio del Mickey
Sachs di *Hannah e le sue sorelle* (1985), le cui paure sono talmente esagerate che
nessuno riesce più a dargli ascolto, neppure per un secondo, a parte i medici che ora
minimizzano, ora amplificano il suo terrore di morire per malattie tanto spavento-
se quanto temporanee, dato che le sue *certissime* diagnosi cambiano nel giro di
pochi giorni. Davvero interessante anche il personaggio in *Non mandarmi fiori* di
Norman Jewison (1967), che proprio in seguito alle maldestre comunicazioni del
suo medico vede le proprie angoscianti preoccupazioni per sintomi banali trasformarsi in terribili certezze di morte imminente, con esiti esilaranti fino allo sciogli-
mento dell'equivoco. I rapporti fra ossessione e ipocondria sono portati sullo schermo nella *Strana coppia* di Gene Saks (1968), in cui il protagonista, sconvolto da tic
e allergie, riesce a dimenticare i suoi propositi suicidari grazie all'allegra compagnia di due esuberanti vicine di casa, e in *Così è la vita* di Blake Edwards (1986),
in cui emerge lo sconcertante contrasto fra le paure immotivate di un uomo per sintomi inesistenti e la compostezza con cui la moglie attende l'esito di una biopsia
mammaria. Per venire ad anni più recenti, si può citare *Bandits* (2001) in cui uno

dei protagonisti passa il tempo, fra una rapina e l'altra, leggendo enciclopedie mediche e, in macchina, ascolta cassette in cui si enumerano in ordine alfabetico le patologie secondo il Manuale Merck.

Un altro capitolo che ha trovato ampia rappresentazione è quello dei disturbi di conversione, specialmente collegato alle teorie psicoanalitiche e alla loro prima diffusione, in versione spesso semplificata e talora distorta, nella realtà d'oltreoceano. Per un excursus su questi argomenti e un rapido accenno all'ipnosi nel cinema europeo, dal *Gabinetto del dottor Caligari* di Wiene (1919) al *Faust* di Murnau (1926), fino al ciclo del *Dottor Mabuse* di Lang, iniziato nel 1922, si rinvia al volume *La Psicoanalisi e Hitchcock* (Cesario, 1996).

Una prima, doverosa, citazione riguarda il film biografico su Sigmund Freud di John Houston (*Freud passioni segrete*, 1962), che dà una puntuale e rigorosa ricostruzione dell'evoluzione del trattamento freudiano dei primi pazienti della psicoanalisi e, quindi, dell'isteria di conversione. La sceneggiatura, commissionata a Jean-Paul Sartre e da lui scritta con impegno spasmodico, fu talmente sforbiciata da Houston che Sartre pretese di non essere neppure accreditato. In particolare, nel film viene mostrata nei dettagli una delle famose dimostrazioni di Charcot della modificazione dei sintomi isterici con l'ipnosi alla Salpêtrière, a cui assiste attonito un giovane e affascinante Freud.

Il sintomo isterico, nella sua semplicistica derivazione da un trauma rimosso, e spesso affiancato a terapie ipnotiche assai teatrali, ha trovato una diffusione talmente vasta che è sufficiente citare *Il settimo velo* di Compton Bennett (1946) e, soprattutto, le numerose esemplificazioni che si trovano nell'opera di Alfred Hitchcock, come in *Io ti salverò* (1945) che il regista stesso definì "il primo film sulla psicoanalisi", dimenticandosi dei *Misteri di un'anima* di Pabst (1926), per il quale Freud in persona fu interpellato anche se si rifiutò di collaborare.

In anni più recenti, un film certamente di grande valore artistico, ma anche degno di nota sul piano esemplificativo e didattico, è *Persona* di Ingmar Bergman (1966), in cui una famosa attrice, all'improvviso e senza motivi apparenti, mentre sta recitando si blocca e non può più parlare.

In *Agnese di Dio* (1985) di Norman Jewison si presenta la vicenda dell'amnesia di una giovane suora accusata di infanticidio e del suo trattamento psichiatrico durante le investigazioni e dopo che la sua colpevolezza è stata dimostrata. La cecità isterica di un regista in cerca di rilancio, con l'immancabile trauma che l'ha determinata, viene raccontata con leggerezza da Woody Allen in *Hollywood Ending* (2002), in cui si gioca con la cecità di Edipo rovesciata nel rapporto padre-figlio e nell'oscuramento da contrappasso dello sguardo registico.

Problematico ma decisamente utile a riflettere sui problemi di somatizzazione è il caso di *Safe* di Todd Haynes (1995). Pochi, invece, sono gli esempi di dismorfofobie cinematografiche, fatta naturalmente eccezione per il nasone di Cyrano nella versione più classica di Jean-Paul Rappeneau (*Cyrano di Bergerac*, 1990) o in quella più stralunata di Fred Schepisi (*Roxanne*, 1987).

10.2
Schede filmiche

Bella di giorno (*Belle de jour*)
di *Luis Buñuel*
con *Catherine Deneuve, Jean Sorel, Michel Piccoli, Genevieve Page, Francisco Rabal, Pierre Clementi, Gorge Marchal, François Fabian*
100' Francia 1967

La moglie borghese di un medico teneramente amato, Severine, senza alcuna consapevolezza dei conflitti interiori che la condannano alla frigidità coniugale finisce in modo quasi ipnotico a prostituirsi in una casa di appuntamenti nelle prime ore del pomeriggio. Rivela una propensione a essere maltrattata e a unirsi a personaggi loschi, violenti, perversi e certamente lontani dal suo mondo; rifiuta invece nella vita reale, nonostante le forti tentazioni, di cedere alle profferte di un libertino annoiato. La storia è contrappuntata da sogni nei quali sono evidenti le sue tendenze masochistiche e la ricerca di una punizione. Brevi flashback rinviano all'abuso sessuale infantile che probabilmente è l'origine della psicopatologia dissociativa di Severine. È necessaria la visione dell'edizione integrale che contiene sequenze tagliate tra le più belle oltre che tra le più erotiche.

Critica psicopatologica. Per quanto Buñuel giochi molto con il soggetto introducendo come al solito forti compenetrazioni e ambiguità tra sogno e realtà, e divertendosi a rappresentare i perversi più bislacchi della storia del cinema nei clienti della casa, l'elemento chiave psicopatologico della dissociazione affettiva della ragazza è evidente. L'esperienza della prostituzione, pur minacciando in vari momenti la vita coniugale, funziona come una terapia comportamentale (ma anche cognitiva e analitica) che porta a una riduzione della scissione tra sentimenti e comportamenti verso il marito. Il film conserva a distanza di quarant'anni dall'uscita il potenziale scandaloso, una dimensione erotica non comune e un fascino unico nella rappresentazione psicologica della quotidianità del gruppo delle prostitute e della loro maîtresse.

Scene. Appartengono alla storia del cinema tutte le parti oniriche, introdotte dall'immagine della carrozza a cavalli guidata da due fiaccherai. Memorabile anche la sequenza del duca necrofilo (per quanto martoriata dalla censura), nella quale compare anche Buñuel. Bellissima la trance ambivalente che porta Severine nella casa di Mme Anaïs, le sue iniziali titubanze, il suo rapido adattamento professionale. [RDL]

Confessioni di una mente pericolosa (*Confessions of a dangerous mind*)
di *George Clooney*
con *Sam Rockwell, George Clooney, Drew Barrymore, Julia Roberts*
113' USA 2002

Tratto dalla sua autobiografia non autorizzata, il film racconta la doppia vita di Chuck Barris, celebre conduttore di fortunati quanto demenziali giochi televisivi negli anni Sessanta e Settanta, e nello stesso tempo serial killer per la CIA. Il popolare produttore e conduttore televisivo è in realtà un gravissimo psicopatico antisociale, con un forte carico ereditario e una vera e propria investitura del destino: alla fine del film apprendiamo infatti che è nato da una relazione occasionale della madre con un serial killer, poi giustiziato sulla sedia elettrica, e che durante la nascita il suo cordone ombelicale ha strangolato la gemellina. Per questo lutto la madre l'ha sempre fatto sentire in colpa e allevato come una bambina. Il risultato è questo tipetto in cui un'affettività non priva di profondità coesiste con la capacità di uccidere con la stessa levità con cui presenta ironicamente i candidati dei giochi televisivi. Su un altro piano, il suo desiderio di stabilità affettiva e di dipendenza coesiste con un ostinato rifiuto del matrimonio e un dongiovannismo sfrenato.

Critica psicopatologica. Il personaggio di Chuck Barris mostra quanto sia difficile, nel campo delle psicopatie e dei disturbi di personalità, definire un individuo secondo singoli tratti. È infatti piuttosto l'incongruenza tra di loro, qui tanto estrema da rasentare il disturbo dissociativo dell'identità, a indicare il disturbo. Chuck scarica infatti i suoi impulsi aggressivi e sessuali in modo quasi indifferenziato, in una necessità di soddisfazione immediata del bisogno, riesce però a coprire tutto questo attraverso un mimetismo sociale tanto perfetto da risultare vincente. Nel film si suggerisce l'esistenza primaria di un godimento omicida che caratterizza lui e altri killer della CIA. Tuttavia gli altri aspetti *nevrotiformi* del personaggio sono messi in risalto altrettanto bene. Chi è Chuck Barris? Forse il suo ghigno sardonico lo esprime meglio di ogni altra considerazione.

Scene. Da ricordare la crisi di depersonalizzazione-derealizzazione quasi psicotica che verso la fine del film, quando le due personalità tendono a confondersi, lo coglie sul palcoscenico televisivo: questo momento patologico, che è anche un momento di autenticità, appare come recitato e nessuno se ne accorge, tanto che viene seguito dai consueti siparietti musicali.

[RDL]

Doppia personalità (*Raising Cain*)
di *Brian De Palma*
con *John Litgow, Lolita Davidovich, Steven Bauer, Frances Sternhagen*
95' USA 1992

Il dottor Nix, luminare che dirigeva una clinica alla periferia di Oslo, sotto inchiesta per i suoi esperimenti sui bambini, è ormai creduto morto. Il figlio, lo psicologo Carter Nix, ha proseguito le sue ricerche ed è un impeccabile padre di famiglia; peccato che in lui alberghino il mite e timido Carter e lo spavaldo, sfrontato, aggressivo e violento Cain. Sua moglie Jenny, segretamente innamorata di Jack, è sempre più preoccupata per gli studi che il marito sta conducendo su Amy, la loro figlioletta. Essi ricalcano quelli effettuati dal luciferino dottor Nix, che è ancora vivo e ha bisogno di materiale per i propri esperimenti. Carter rapisce Sam, il figlio di un'amica, uccide la madre e quando scopre il tradimento della moglie tenta invano di ucciderla. In breve tempo scompaiono una babysitter e tre bambini, ma la polizia è ormai sulle tracce di Cain e di suo padre.

Critica psicopatologica. Non bastano gli omaggi a Hitchock e a *L'occhio che uccide* di Powell. Troppo scontato il ricorso delle personalità multiple che, nel corso del film, da due passano a quattro, grazie all'ingresso in scena di Josh e dell'enigmatica

Margo. De Palma ricorre a un po' di mestiere lasciando che il povero Carter si muova come un automa sullo schermo e accetti troppo passivamente le farneticanti imposizioni del padre, la cui entrata in scena, nel convulso finale, non fa che rendere ancora più cervellotica la trama. Il regista non dona al complessato Carter un minimo di ripiegamento interno e la comparsa sulla scena del violento Cain, troppo asettica e meccanica, sembra un banale espediente narrativo per dare un po' di brivido a una pellicola priva di appeal. De Palma ricorre a una banale caratterizzazione e per distinguere il timido e impacciato Carter dal cinico, violento e aggressivo Cain, lascia che quest'ultimo compaia sulla scena sempre con un impermeabile sgualcito, degli occhiali neri e un sorriso sardonico e beffardo stampato perennemente in volto.

Scene. Quelle che mostrano l'entrata in campo dell'odioso Cain e, sul finale, quelle un po' pasticciate di Josh e Margo.

[IS]

Hollywood Ending
di *Woody Allen*
con *Woody Allen, Geoger Hamilton, Tea Leoni, Debra Messing, Mark Rydell*
114' USA 2002

Un attempato regista in declino si ritrova costretto a girare il film della propria rinascita artistica senza poter vedere. Il suo disturbo di conversione (la cecità) sembra che abbia a che fare, almeno così suggerisce l'immancabile psicoanalista, con la corrispondenza della trama del film a quello del suo rapporto conflittuale con il figlio avuto anni prima da un matrimonio. Il McGuffin psiconevrotico, ovviamente, oltre a prestarsi a gag degne della slapstick comedy, si presta a divenire una metafora esemplare della *cecità* con la quale ogni regista creativo affronta il set. Se il risultato è prevedibilmente accolto come una schifezza dalla critica americana e quindi dagli squali degli studios, la pellicola viene acclamata in Francia come opera di estrema innovatività e rigore formale. Il titolo del film allude a questo inatteso happy end, in realtà accompagnato e moltiplicato dalla scomparsa del disturbo, dalla ripresa dell'amore per la ex moglie e dalla risoluzione dei conflitti con il figlio.

Critica psicopatologica. Il maturo Woody Allen, dopo una serie di film decisamente minori, ritorna con leggerezza su livelli importanti vestendo i panni di un regista in declino a cui l'ex moglie, per una volta in veste benevola, offre l'opportunità di lavorare ancora. Ma il risultato rischia seriamente di essere compromesso, e con esso l'intero futuro del regista, a causa della sua solita nevrosi, qui iperbolica (la cecità isterica). Il sintomo non solo è metafora di qualcos'altro (secondo lo psicoanalista), ma diviene esso stesso metafora del caso, della fortuna che accompagna l'opera anche di un grande autore.

Scene. Memorabile l'incontro con il figlio avuto in un lontano matrimonio, da lui visto occasionalmente e seguito a distanza, diversissimo dal padre (è un artista punk rock che ingoia topi sulla scena), ma persegue la sua stessa volontà creativa autonoma e autentica.

[RDL]

10

 Persona
di *Ingmar Bergman*
con *Liv Ullmann, Bibi Andersson*
b/n 85' Svezia 1966

Il film racconta la relazione terapeutica tra un'attrice, che improvvisamente sulla scena smette di parlare, e l'infermiera a cui viene affidata per la riabilitazione. L'attrice, pur condividendo atti e spazi quotidiani e interagendo in modo non verbale, continuerà a tacere mentre invece la *nurse* troverà nello specchio invertito del silenzio della paziente lo stimolo per una confessione impietosa. Tra le donne si genera così un transfert identificatorio rappresentato dalla celebre immagine della costituzione di un volto comune con i due mezzi volti delle protagoniste. Seguirà una brusca separazione dalla simbiosi terapeutica con crisi di rabbia e perfino morsi tra le due. L'esito dell'intero processo sarà, apparentemente, nullo.

Critica psicopatologica. Scritto mentre il regista, nel corso di una depressione, era finito in una casa di cura psichiatrica, è introdotto da una sequenza onirica straordinaria in cui varie immagini angosciose (nella versione italiana espunte dei fotogrammi relativi a un pene in erezione) perturbano il sonno di un bambino che, risvegliato, cerca invano il contatto con un'enorme immagine materna proiettata su uno schermo. Alla fine del film, quasi come contrappunto, si vedranno invece brevi immagini del set e del suo disfacimento alla conclusione delle riprese. È forse il capolavoro assoluto del cinema bergmaniano e, involontariamente, uno dei più importanti film psicoanalitici mai realizzati. Rappresenta un catalogo degli elementi essenziali della drammaturgia e dell'immaginario bergmaniano e della capacità straordinaria di questo autore di piegare la macchina da presa per far entrare lo spettatore direttamente nel mondo psichico dei personaggi. Il film è però anche, da un lato, un apologo radicale sull'impossibilità del processo di cura e sui rischi controtransferali di ogni intervento profondo, dall'altro una metafora dei limiti del cinema di rappresentare fino in fondo la complessità dei processi psichici e dei relativi disturbi (la pellicola che si brucia, si interrompe mentre tenta di rappresentare il non rappresentabile).

Scene. Oltre alla sequenza onirica introduttiva, resta nella mente la scena in cui i volti delle due protagoniste si sovrappongono a metà formando un volto unico: mai il cinema ha potuto rappresentare meglio il momento topico di una relazione terapeutica, quando le identificazioni uniscono i due membri della relazione in un *noi*. [RDL]

 Pizzicata
di *Edoardo Winspeare*
con *Cosimo Cinieri, Ines D'Ambrosio, Anna Dimitri, Fabio Frascaro, Paolo Massafra, Lamberto Probo, Chiara Torelli*
91' Italia 1996

Tony, pilota americano di origine italiana, nel 1943 precipita con il suo aereo nel Salento e viene accolto e nascosto dalla famiglia di un agricoltore. La passione che nasce tra Tony e Cosima, figlia dell'agricoltore, è contrastata dal promesso sposo di Cosima, un giovane ricco e spavaldo. Questi infine uccide a tradimento Tony con una coltellata. Cosima manifesta poco dopo i sintomi del morso della tarantola, inizia a tremare e poi si contorce in spasmi e convulsioni motorie. I suoi accessi convulsivi sono accompagnati dai musicanti della pizzicata.

Critica psicopatologica. Il regista Edoardo Winspeare, nato e cresciuto a Depressa (Lecce), è un profondo conoscitore della sua provincia. *Pizzicata* è interessante per l'illustrazione della cultura salentina degli anni Quaranta del secolo scorso. La pizzica, o pizzica tarantata, è un ballo paesano che mima sia l'amore tra uomo e donna, sia il duello fra avversari con il pugnale, sia il ritmo convulso che porta in trance le donne morse dalla tarantola. Tale fenomeno culturale, rilevante dal punto di vista psicopatologico per la rappresentazione delle tarantolate, è praticamente scomparso, ma viene rievocato nel periodo estivo in vari comuni della Grecia Salentina in un festival piuttosto noto, denominato "La notte della Taranta". Il film dà una spiegazione psicologica del fenomeno, illustrando come il dolore conseguente alla perdita violenta dell'amato si possa manifestare attraverso una conversione somatica. Il fenomeno da personale diventa sociale quando la tarantolata viene accolta nel proprio interno dalla comunità, attraverso la musica che accompagna le convulsioni dando loro ritmo e significato. Un bell'esempio di accoglimento, che fa riflettere sul rifiuto agito spesso contro la malattia mentale.

Scene. Le scene iniziali delle tarantolate, la prima manifestazione di conversione somatica della protagonista seduta al tavolo, la crisi convulsiva della tarantolata, l'assecondamento e l'accoglimento da parte dei musicanti che accompagnano l'invasata con la musica.

[MB]

 Una pura formalità
di *Giuseppe Tornatore*
con *Gérard Depardieu, Roman Polanski, Sergio Rubini*
108' Italia 1994

Dopo una corsa notturna in un bosco, sotto la pioggia scrosciante, un uomo viene fermato a uno squallido posto di blocco e condotto in una sperduta stazione di polizia. All'incredulo commissario lo sconosciuto rivela di essere il celebre scrittore Onoff, che il commissario stesso adora. Nonostante l'ammirazione, il funzionario sottopone Onoff a un serrato interrogatorio, coadiuvato anche da un pestaggio da parte dei poliziotti. C'è stato un assassinio e il commissario deve far luce sulla giornata di Onoff. L'interrogatorio diviene un'operazione di scavo nella mente dello scrittore, che ne denuda segreti, colpe e rimpianti fino al colpo di scena finale. Onoff ha davvero ucciso qualcuno: se stesso, con una rivoltellata alla testa. Tutto l'interrogatorio risulta essere un processo di presa di coscienza della transizione all'Aldilà. Mentre Onoff, finalmente consapevole e quasi rasserenato, se ne va in un'alba solare dopo la notte tempestosa, un altro uomo viene interrogato.

Critica psicopatologica. La non consapevolezza del proprio status, la dimenticanza del gesto cruciale della propria vita, allegoricamente il suicidio, rappresentano vividamente un'amnesia psicogena o post-traumatica. Molti aspetti della vita di Onoff, dal suo pseudonimo alla falsa biografia fino all'involontaria amnesia, indicano lo stato dissociativo della sua personalità. Allo spettatore psicopatologicamente accor-

10

to non sfugge il contrappunto tra la personalità ciclotimica, eccessiva, roboante del-l'artista e quella pacata, ma anche puntigliosa, ossessiva e animata da diffidenza paranoicale del vero uomo del sistema. Attraverso il dialogo e lo scontro con il commissario si realizza, per Onoff, una resa dei conti, una sorta di giudizio finale contrappuntato dall'atmosfera paranoidea inquietante del luogo. Vi si può anche leggere la presa di coscienza iniziatica del percorso del proprio trapasso, oppure la risoluzione della crisi psicologica ed esistenziale.

Scene. Memorabile l'atmosfera claustrofobica del bagno, dove Onoff, spiato, cerca di far sparire invano nel WC e ingoiandoli, brandelli dei suoi stessi abiti insangui-nati; il clima kafkiano di alcuni momenti dell'interrogatorio, l'uso di montaggi accelerati, con immagini in rapida dissolvenza, nei flashback che sottolineano i ricordi confusi e contraddittori del protagonista prima del colpo di scena finale. [PI, RDL]

 Stay – Nel labirinto della mente (*Stay*)
di *Marc Forster*
con *Ewan McGregor, Ryan Gosling, Naomi Watts, Kate Burton, Bob Hoskins, Elizabeth Reaser, Janeane Garofalo, Bradley D. Wong*
99' USA 2005

Sul ponte di Brooklyn un veicolo sbanda e si incendia, ne scende un giovane che si siede, con la testa fra le mani, e poi se ne va. In seguito Sam Forster, psichiatra, vede il ragazzo dell'incidente, Henry, che presenta spunti paranoidi. La trama suc-cessiva, estremamente complessa, include diversi personaggi (in gran parte psichia-tri e pazienti) che interagiscono, anche scambiandosi le identità, in un mondo nel quale non vi è differenza tra chi è vivo e chi è presumibilmente già morto. Alla fine la scena è di nuovo quella dell'incidente. Sam si china su Henry per verificarne le condizioni, guarda dentro il veicolo e trova i familiari di Henry morti nell'urto. Sam cerca di soccorrerlo e di tenerlo sveglio, rassicurandolo: è scoppiata una gomma, lui non ha responsabilità per l'incidente.

Critica psicopatologica. Il film è da interpretare come una contaminazione oniroide e confusa, in parte confabulatoria e frammentata, che produce la mente di un sogget-to gravemente ferito, in stato crepuscolare, a partire dagli stimoli casuali che racco-glie (voci e volti della gente intorno a lui), mentre è riverso dopo un tragico inci-dente d'auto. "Stay" è anche l'invito dello psichiatra al paziente a restare vivo, a non suicidarsi. Il film quindi si colloca fra le più riuscite realizzazioni cinematogra-fiche delle *near death experiences*, cioè dei resoconti fatti da soggetti sfuggiti alla morte dopo essere stati in condizioni molto gravi. Il film è disseminato di riferi-menti interessanti sul piano psicopatologico: il pittore Tristan Reveur rimanda alla tristezza e al sogno (*rêveur* significa "sognatore" in francese), Letham è l'anagram-ma di Hamlet e il film è pieno di spunti scespiriani.

Scene. Fra premonizioni, déjà vu, incontri con persone che dovrebbero essere morte, Sam non riesce più a distinguere ciò che è reale. Convincere Henry a non uccider-si, a "restare" (*stay*), sembra l'unica soluzione possibile. Nel primo colloquio dello psichiatra si vede chiaramente la reazione paranoide di un paziente psicotico di fronte a un evento realistico. Nel secondo colloquio con il paziente psicotico e allu-

cinato lo psichiatra riesce ad agganciare il paziente creando un'alleanza terapeutica. Nella scena successiva Sam va in psichiatria e discute con il collega sulla gestione della crisi suicidaria, un tema dominante del film.
[SC]

Sybil
di *Daniel Petrie Jr*
con *Sally Field, Charleston Brad, Davis Joanne Woodward*
132' USA 1976

Una giovane donna presenta gravi disturbi emotivi con continui cambiamenti di personalità. Mentre la personalità *Sybil* è gravemente regredita e sofferente, e presenta impulsi autolesivi, le altre hanno aspetti più rassicuranti e normali, benché siano fittizie. Una psicoterapeuta resta affascinata del caso e segue Sybil intervenendo anche nei momenti più critici come alcune emergenze domiciliari. Utilizzando psicoanalisi e ipnosi regressiva emergono sempre più chiaramente ricordi legati ai maltrattamenti, alle vere e proprie torture e sevizie sessuali di una madre vedova piuttosto anziana, terribile, sessuofobica e psicotica, seppure dalla facciata irreprensibile. Tra guarigioni e ricadute, grazie soprattutto al contatto emotivo sano con la psicoterapeuta-madre buona, Sybil riesce a salvarsi e a conservare un ruolo sociale, anche se le sue relazioni sessuali sembrano compromesse.

Critica psicopatologica. Basato su un caso vero, è un film nel quale lo spettatore italiano riconoscerà larghe affinità con *Diario di una schizofrenica* di Nelo Risi. In un primo momento il comportamento emotivamente confuso e i rapidi cambiamenti di personalità di Sybil rendono poco intelligibile il film, che però diviene sempre più chiaro nel corso del trattamento man mano che i flashback relativi ai maltrattamenti materni si fanno luce nella coscienza di Sybil. La madre ha alcuni aspetti fisiognomici che richiamano quella impagliata di *Psycho*, e le sue torture ai danni di una piccola bambina sono tra le più atroci mai viste sullo schermo. Sul piano psicopatologico inizialmente sembra di essere di fronte a una vera psicotica, mentre poi il quadro di grave disturbo dissociativo dell'identità (post-traumatico) di Sybil diviene evidente.

Scene. L'intero film ha valenze didattiche e la protagonista è indubbiamente molto brava nella difficile interpretazione del suo personaggio. Le scene dei maltrattamenti e delle torture materne hanno tratti talmente horror da far mettere in dubbio la loro veridicità. La psicoterapeuta ha una sua dignità e credibilità, essendo totalmente disponibile ed eclettica dal punto di vista teorico pur nella sua palese appartenenza alla psicoanalisi.
[RDL]

Le vie del Signore sono finite
di *Massimo Troisi*
con *Massimo Troisi, Jo Champa, Marco Messeri*
117' Italia 1987

In un paese dell'Italia meridionale, durante il periodo fascista il barbiere Camillo Pianese è ammalato e costretto su una sedia a rotelle da quando la fidanzata Vittoria

10

lo ha lasciato. Il fratellastro Leone, che lo accudisce, lo porta in treno a Lourdes. In viaggio conosce Orlando, anche lui invalido in sedia a rotelle, e diventano amici. Al ritorno da Lourdes Vittoria, ora fidanzata con il francese Bernard, riprende i contatti con Camillo, che si illude di poterla di nuovo conquistare anche perché il nuovo fidanzato, ingelosito, la lascia. A questo punto Camillo guarisce dalla paralisi, ma viene picchiato dalle camicie nere e poi arrestato come sovversivo. Nei due anni di carcere si ammala di nuovo, anche perché erroneamente convinto che Vittoria e il suo amico Orlando abbiano una relazione. Riesce infine a uscire proprio grazie all'amico Orlando, pezzo grosso del partito fascista, e guarisce ancora. Al ritorno a casa scopre che Leone è deluso dalla sua guarigione perché aveva trovato come significato nella propria vita quello di assisterlo, tanto da avergli nascosto una cartolina in cui Vittoria gli confermava il proprio amore. Camillo parte per ritrovare la fidanzata con cui, definitivamente guarito, si riconcilia.

Critica psicopatologica. Uno degli snodi narrativi più insistiti è quello della comparsa/scomparsa dei sintomi funzionali. Si tratta di un artificio compositivo, ma anche di un tentativo di definire un quadro clinico che allora si sarebbe potuto chiamare isterico, all'interno di una cornice storica e culturale, quella del ventennio fascista, in cui le teorie psicoanalitiche erano osteggiate. L'andamento clinico presenta le caratteristiche del disturbo di conversione, in presenza di tratti di tipo istrionico della personalità.

Scene. Nel viaggio in treno verso Lourdes Camillo racconta della sua malattia e del suo medico, che lo cura con un metodo nuovo, psicoanalitico. Il colloquio tra Camillo e la sorella che ha deciso di partire come missionaria.
[SC]

Zelig
di *Woody Allen*
con *Woody Allen, Mia Farrow, Garrett Brown, Stephanie Farrow, Susan Sontag, Bruno Bettelheim, Saul Bellow*
b/n-col 79' USA 1983

Film comico, presentato come un documentario in bianco e nero, con inserti di false testimonianze di grandi intellettuali (Susan Sontag, Bruno Bettelheim, Saul Bellow, Irving Howe) nella parte di sé stessi. Racconta la storia immaginaria di Leonard Zelig, un ebreo americano campione di trasformismo conformista, capace di istantanee quanto irreali trasformazioni nella persona che ha di fronte. Nel seguire le vicende ci si diverte per la subitanea e automatica tendenza del protagonista ad assumere linguaggio, abiti e persino lineamenti degli interlocutori del momento. La storia è ambientata negli anni Venti del secolo scorso, e le immagini rimandano alle comiche di Charlot, in un percorso in stile tutto statunitense che porta Zelig a divenire via via malato, celebrità, eroe, criminale, fenomeno da baraccone. La storia nella storia è però quella della relazione fra il paziente Leonard Zelig e la sua terapeuta, la dottoressa Eudora Fletcher.

Critica psicopatologica. Gran parte del film è dedicata alla relazione terapeutica fra la giovane psichiatra e l'uomo-camaleonte, nella finzione che le capacità di trasformazione siano il sintomo di una patologia fra la personalità istrionica e quella narcisistica. La deformazione satirica rimanda da un lato ai tratti basati su un falso Sé e a una tendenza al conformismo per essere accettati dagli altri, dall'altro all'elemento assai realistico nella società americana del *melting pot*, in cui l'immigrato cerca di omologarsi aderendo a certi stereotipi come la ricerca dell'affermazione attraverso il miglioramento della propria condizione e il raggiungimento della celebrità. La relazione terapeutica mantiene solo in superficie un'apparenza realistica, basata su tecniche ipnotiche e vetero-psicoanalitiche alla moda nel cinema hollywoodiano degli anni Cinquanta.

Scene. Eccezionali le sequenze di Zelig visitato dai medici a consulto, dotati di fonendoscopi multipli, e delle loro contrastanti e paradossali dichiarazioni, oltre a quelle in cui si trasforma in medico e psicoanalista. Di particolare interesse le sequenze girate nello studio della dottoressa Fletcher in cui le sedute terapeutiche vengono raffigurate sulla base di due modalità tecniche, seppure obsolete, di stampo psicoanalitico: la regressione ipnotica con la ristrutturazione dell'inconscio e la creazione di un legame di attaccamento nelle fasi conscie.
[SC]

Reazioni psicologiche alle malattie

11

S. Caracciolo

11.1
La rappresentazione delle reazioni psicologiche alla malattia al cinema

I film che includono scene su questi argomenti si possono valutare, al di là del loro valore artistico, in base a due criteri: la verosimiglianza e fedeltà rispetto alla realtà del caso clinico, e la rilevanza della reazione psicologica alla malattia rispetto alla storia narrata nel film. In questa sede saranno privilegiati i film più attendibili e verosimili e quelli in cui la storia della malattia si articola in diverse scene, tralasciando molte altre opere in cui la malattia rappresenta un mero espediente narrativo. Due esempi di film esclusi sono *Love Story* di Arthur Hiller (1970) e *Anonimo veneziano* di Enrico Maria Salerno (1970).

Nella storia del cinema i primi casi celebri di film in cui si trattano reazioni psicologiche alle malattie si possono ritrovare nel *Gobbo di Notre-Dame*, nella sua prima versione del 1923, e nella fioraia cieca di *Luci della città* del 1931 di Charlie Chaplin. Ma il film che propone la prima impressionante interpretazione dell'impatto psicologico della deformità è *Freaks* di Todd Browningm, che risale al 1932, capolavoro horror in cui i mostri non sono esseri immaginari ma persone deformi, e in cui si rappresenta un vero e proprio inno all'innocenza delle persone così gravemente malformate, contrapposte al mondo malvagio dei cosiddetti normali. Il film ebbe un tale impatto sul pubblico, inorridito, che oltre a tagli e rimaneggiamenti subì una censura totale fino al 1962, quando fu riproposto al festival di Cannes. Il film biografico *L'Idolo delle folle* del 1942 di Sam Wood racconta in modo commovente la vera storia del campione di baseball Lou Gehrig, affetto da sclerosi laterale amiotrofica. La malattia ha da allora preso il nome di malattia di Lou Gehrig, raro caso di morbo che prende il nome dal paziente invece che dal medico scopritore. In *Anna dei miracoli* (1962) di Arthur Penn una coraggiosa insegnante lotta per rieducare una bimba cieca e sordomuta, resa intrattabile e prepotente dalle sue reazioni al grave deficit polisensoriale, così come avviene in *Gli*

11

esclusi (1962) di John Cassavetes, girato in un istituto per handicappati della California. Il tema sarà poi ripreso nel 1986 in *Figli di un Dio minore* di Randa Haynes, con un insegnante dai metodi poco ortodossi ma rivoluzionari. L'epilessia è invece il motore narrativo principale nel film *I pugni in tasca* (1965) di Marco Bellocchio, che porta il protagonista a uccidere i suoi familiari e poi a morire lui stesso, in una crisi convulsiva che gli risulta fatale. Il protagonista di *E Johnny prese il fucile* (1971) di Dalton Trumbo presenta un gravissimo handicap fisico, mentre la cecità del protagonista di *Profumo di donna* (1974) di Dino Risi e del più recente remake del 1992 di Martin Brest, lo porta a cercare il suicidio. I reduci del Vietnam portatori di handicap fisico sono stati spesso mostrati sul grande schermo, come in *Tornando a casa* (1978) di Hal Ashby, *Il mio piede sinistro* (1989) di Jim Sheridan e *Nato il quattro di luglio* (1989) di Oliver Stone.

Alcune gravi disendocrinopatie fanno da sfondo a film di grande valore artistico come *Il tamburo di latta* (1974), grande affresco storico del nazismo tratto da un romanzo di Günther Grass con regia di Volker Schlöndorff, nel quale il protagonista presenta un grave nanismo, o come *Dietro la maschera* (1948) di Peter Bogdanovich, in cui una rara ipertrofia del massiccio facciale conferisce al protagonista un aspetto mostruoso. In *The Elephant Man* del 1980, il regista David Lynch disegna la biografia di John Merrick, noto come fenomeno da baraccone nell'Inghilterra vittoriana, sfigurato mostruosamente dalla neurofibromatosi e morto in una sorta di suicidio dopo vicende a esito doloroso. Anche in *Fur* del 2006, biografia romanzata della fotografa americana Diane Arbus di Steven Shainberg, compare un mostruoso personaggio affetto da una gravissima ipertricosi che gli rende impossibile la vita sul piano sociale; l'interesse per gli aspetti corporei distorti e alterati presenta notevoli analogie con il già citato *Freaks* e rimanda a modelli narrativi antichissimi legati all'incontro con esseri dalle fattezze mostruose o animalesche, come in *La Bella e la Bestia* portato sul grande schermo da Jean Cocteau nel 1946.

Alcuni interessanti film si occupano degli aspetti psicologici legati alla gravidanza. Ricordiamo *Il gruppo* (1966), girato da Sidney Lumet, in cui la gravidanza e il post partum di una delle amiche vengono mostrati nei particolari, con scene dedicate a illustrare il post partum blues e la difficile crisi psicologica del puerperio e dell'inizio dell'allattamento. Un aspetto spesso utilizzato nei film come espediente narrativo, ma solo raramente esplorato nelle sue dinamiche psicologiche, è l'interruzione volontaria di gravidanza. Se *Il segreto di Vera Drake* (2004) di Mike Leigh mostra il dramma delle pratiche abortive illegali nell'Inghilterra degli anni Cinquanta, il dolore profondo delle donne che decidono di interrompere una gravidanza trova una folgorante rappresentazione in *Le cose che so di lei* (2000) di Rodrigo Garcia, nell'episodio in cui la protagonista affronta l'aborto senza alcun appoggio affettivo e preparazione psicologica.

Una rivisitazione delle malattie neurodegenerative si trova in *Risvegli* (1990) di Penny Marshall, un film tratto dal romanzo di Oliver Sachs, nel quale una sperimentazione farmacologica riporta momentaneamente alla vita attiva un gruppo di pazienti che l'encefalite letargica aveva ridotto a uno stato vegetativo; il registro mediocre e un inguardabile finale zuccheroso ne limitano l'utilità didattica. L'impatto della sclerosi multipla è trattato con ben diversa onestà in almeno altre due significative pellicole: *Go Now* (1995) di Michael Winterbottom e *Duet for One* (1997) di Andrej Konchalosky.

Sul tema del riscatto dopo la malattia è da segnalare *A proposito di Henry* (1991) di Mike Nichols, recensito in questo volume. Una menzione a sé merita *Tutto può succedere* (2003) di Nancy Meyers, commedia leggera e frizzante dove un donnaiolo ricco e impenitente deve confrontarsi con il drammatico evento di una crisi cardiaca.

Un altro grande capitolo delle reazioni a patologie mediche che compare nelle vicende cinematografiche riguarda il drammatico impatto delle malattie neoplastiche sulla vita delle persone. Fra le innumerevoli possibili citazioni elenchiamo:

- film centrati sull'esordio e sulla fase diagnostica: *Cleo dalle 5 alle 7* (1962) di Agnes Varda, dramma intimista nel quale una giovane cantante esce dal proprio egoismo nelle due ore in cui attende il risultato delle analisi in sospetto di neoplasia; *Così è la vita* (1986) di Blake Edwards, in cui spicca la giudiziosa compostezza della protagonista in attesa degli esiti di una biopsia; *La stanza di Marvin* (1996) di Jerry Zaks, melodrammatica storia a intreccio familiare nella quale la protagonista, in cura a un medico incapace, risulta affetta da leucemia e convoca i parenti per una donazione di midollo; e *La mia vita senza me* (2004) di Isabel Coixet, in cui la protagonista, rifiutando ogni cura, trascorre gli ultimi mesi cercando con serenità alcune delle cose belle che la sua vita breve e difficile le aveva negato. Lo spunto è lo stesso di *Non è mai troppo tardi* (2008) di Rob Reiner, dove due malati terminali riscoprono in extremis la gioia di vivere. Al contrario, il lieto fine restituisce la serenità all'avvocato Lorenzo dopo un sospetto di tumore cerebrale, in un film del 2006 di Eugenio Cappuccio il cui titolo, *Uno su due*, allude alle altalenanti probabilità di sopravvivenza dei pazienti di fronte alle statistiche mediche; da notare in questo film, come nel precedente e in *Un medico, un uomo* (1991*)*, l'importanza della nascita di una solidarietà fra pazienti;

- film centrati sul decorso e sul trattamento: in un episodio di *Nove vite di donna* (2005) di Rodrigo Garcia, la paziente Camille, in attesa di mastectomia, mostra tutte le caratteristiche irrazionali della paura, della rabbia e della tensione nella reazione di attesa all'anestesia e all'operazione mutilante. Altri esempi sono *Un medico, un uomo* (1991) di Randa Haynes e *La forza della mente – Wit* (2001) di Mike Nichols;

- film centrati sulle fasi terminali della vita: *My Life – Questa mia vita* (1993) di Bruce Joel Rubin, in cui il paziente morente, affetto da tumore del rene, affida alle videocassette i suoi messaggi al figlio che sta per nascere, oppure il melodrammatico *Scelta d'amore* (1991) di Joel Schumacher, in cui la leucemia pone fine alla storia d'amore fra un miliardario e la sua infermiera, o ancora *Autumn in New York* (2000) di Joan Chen, delicata storia d'amore in cui sopraggiunge una morte per tumore. In *Il tempo che resta* (2005) di François Ozon, il protagonista riceve la comunicazione di una diagnosi di tumore in fase metastatica da un medico assai corretto e rispettoso; egli decide però di passare tutto il tempo che gli resta da vivere senza accettare alcuna cura. Un discorso a parte merita *Le invasioni barbariche* (2003) di Denys Arcand, per la grande umanità del protagonista, l'accuratezza della descrizione delle fasi di reazione psicologica alla malattia, la vicinanza e il calore del gruppo *storico* degli amici, il mobilitarsi della famiglia di fronte alle necessità della malattia nelle fasi più avanzate. Per qualità artistica e originalità si segnala *Voglia di tenerezza* (1983) di James Brooks, in cui la protagonista, affetta da neoplasia incurabile, trova nella crisi di malattia un'occasione di crescita per riconciliarsi con l'ex marito e la madre.

Il tema della reazione e dell'adattamento psicologico alle affezioni croniche, debilitanti e minacciose per la vita confina spesso con quello del suicidio e, più raramente, con quello dell'eutanasia. Data la drammaticità del tema e la facilità del coinvolgimento emotivo, è comprensibile che il cinema abbia affrontato frequentemente le storie in cui la reazione psicologia alle malattie fisiche evolve in questa direzione. Ricordiamo *Di chi è la mia vita?* (1981) di John Badham, lo straziante *Million Dollar Baby* (2005) di Clint Eastwood e il pluripremiato *Mare dentro* (2004) di Alejandro Amenàbar. In tutti i casi almeno tre diverse linee di lettura attraversano queste vicende: la storia clinica del paziente, con il suo carico di sofferenza fisica e le conseguenze emotive per lui e i familiari, il tema della situazione psicopatologica del soggetto e del suo diritto di prendere decisioni autonome sulla propria vita, e il tema del comportamento delle altre persone coinvolte, sanitari o no, sul piano deontologico dell'aiuto alla persona che desidera morire.

11.2
Schede filmiche

Così è la vita (*That's Life*)
di *Blake Edwards*
con *Jack Lemmon, Julie Andrews, Jennifer Edwards, Sally Kellerman*
102' USA 1986

Harvey, affermato architetto californiano, sta per compiere sessant'anni ma è assillato da sintomi somatici di natura ipocondriaca e angosciato dall'idea di invecchiare, mentre la moglie Gillian, cantante, è in attesa della risposta per una sospetta neoplasia del cavo orale. Il film si apre proprio con il prelievo bioptico in narcosi, e con la sua decisione di non dire a nessuno della cosa, per non guastare la festa di compleanno al marito, già agitato per conto proprio. Questi, fra una visita e l'altra in cui i medici tentano invano di tranquillizzarlo con ragionamenti secondo loro del tutto convincenti, trova il tempo di tradire la moglie con una capricciosa cliente, sperimentando però difficoltà sessuali che confermano le sue certezze ipocondriache. L'arrivo dei figli sconvolge il già angosciato Harvey, fermo sul proprio egocentrismo ipocondriaco, ed espone a un ulteriore carico di stress Gillian, disponibile e accogliente nonostante la sua profonda preoccupazione. Ma il responso arriva, inaspettato e rassicurante, già durante la festa, con sollievo di Gillian e del suo stupitissimo marito.

Critica psicopatologica. La vicenda delinea la personalità ipocondriaca di Harvey, convinto in maniera incrollabile di essere affetto da gravi disturbi, ma soprattutto sottolinea la capacità di Gillian di governare con fermezza quasi serena l'angoscia che la pervade, di fronte all'idea di cosa potrebbe succedere se il risultato della biopsia, mostrando l'esistenza di un tumore maligno, dovesse rivoluzionare la vita sua e del marito. La sua ostinata volontà di tenere per sé questa angoscia, per risparmiarla ai figli e al marito, sottolinea le capacità di coping della donna, la cui personalità appare in grado di fronteggiare le eventuali cattive notizie in autonomia, grazie a meccanismi difensivi adulti e maturi come la formazione reattiva e la sublimazione.

Scene. Le scene ipocondriache di panico e agitazione di Harvey stridono come urla in una chiesa: il terrore delle malattie, la nevrotica agitazione, l'incapacità di comprensione delle logiche argomentazioni mediche hanno come contraltare la sobria compostezza di Gillian che è un mirabile esempio, chiaramente ispirato alla realtà e del tutto credibile, della mobilitazione di stili difensivi opposti nella reazione alle malattie e ai sintomi fisici.
[SC]

Di chi è la mia vita? (*Whose Life Is It Anyway?*)
di *John Badham*
con *Richard Dreyfuss, Christine Lahti, John Cassavetes*
118' USA 1981

Ken Harrison, brillante scultore di successo, si schianta contro un grosso camion, restando tetraplegico e con insufficienza renale cronica. Durante il ricovero presenta una sorprendente capacità di scherzare, intrattiene buone relazioni con il personale infermieristico e con la dottoressa Ross. Quando però la prognosi gli viene comunicata in modo assai maldestro – in particolare dal primario dottor Michael Emerson, esponente della medicina *dura e pura* che non lascia spazio al rapporto empatico – Ken allontana definitivamente la fidanzata, maledice i medici ed esprime la volontà di morire. Obbligato a una terapia farmacologica dal primario, che lo considera depresso, richiede un'udienza al tribunale e ottiene infine il diritto a essere dimesso e a sospendere le cure. Ma il primario gli offre di restare in ospedale, senza cure e senza tentativi di rianimazione a meno che non sia Ken stesso a richiederle. Quando Ken gli chiede il perché di questa offerta, Emerson gli risponde che spera in un suo ripensamento.

Critica psicopatologica. Le difese maniacali di fronte alla paralisi si esprimono verbalmente in battute, spesso a fondo sessuale, che tradiscono però la loro origine (per esempio: "Stanotte l'infermiera di turno mi ha portato a fare skateboarding: peccato che lo skateboard ero io!"). Per questo motivo nessun membro dell'équipe lo considera pronto a discutere della sua prognosi. Quando però qualcuno gli si avvicina con il dovuto rispetto e l'autenticità che dovrebbero essere consuete, Ken riesce a costruire un dialogo vero. La depressione che viene addotta dal dottor Emerson come principale motivazione della necessità di cure appare in realtà una reazione emotiva perfettamente adeguata alla situazione, nonostante sia piena di emozioni negative come rabbia proiettiva, risentimento persecutorio e tristezza.

11

Scene. Molte scene sono assai incisive sul piano didattico: dal quadro clinico di reazione alla paraplegia, al rapporto con gli infermieri e i medici, alla psicologa che viene rifiutata e commette una serie di imperdonabili errori di comunicazione, agli psichiatri che effettuano le perizie e interagiscono con il paziente in modo assai discutibile. Di particolare interesse il coinvolgimento umano e personale della dottoressa Ross, che va decisamente oltre il segno a dimostrazione dei pericoli del burnout e dell'eccessivo investimento emotivo.

[SC]

 La forza della mente (*Wit*)
di *Mike Nichols*
con *Emma Thompson, Christopher Lloyd*
90' *USA-GB 2001*

La professoressa Vivian Bering, studiosa di sonetti sacri sulla Morte, dichiara di voler affrontare qualunque terapia quando le diagnosticano un tumore ovarico in diffusione metastatica. Ma il curante le annuncia con soddisfazione che dovrà affrontare un cocktail chemioterapico sperimentale con cui contribuirà al progresso della scienza. Affronta così una realtà ospedaliera in cui l'efficienza non va di pari passo con le competenze comunicative e con il rispetto alla persona. Sottoposta a indagini e cure, con pesanti effetti collaterali dovuti alla chemioterapia, rivisita la sua vita familiare e professionale in estesi flashback. Dopo lunghe e atroci sofferenze il suo cuore cessa di battere ma, contro le sue volontà espresse, accorre la task force per la rianimazione. Le ultime sofferenze le vengono risparmiate grazie a un'infermiera, l'unica che le ha mostrato empatia e rispetto.

Critica psicopatologica. La reazione della protagonista è caratterizzata da grande lucidità e compostezza, nonostante l'atteggiamento non empatico e di persuasiva mistificazione da parte del medico. Ben presto si pente di essersi prestata al gioco dei ricercatori, rendendosi conto che nell'ospedale viene considerata come un oggetto di osservazione e sperimentazione e non come una persona. Le difese di negazione e razionalizzazione lasciano il posto al terrore senza nome di fronte al dolore fisico, alle crisi di vomito reiterate e al decadimento psicofisico. Gli aspetti ansiosi e depressivi appaiono più che mai adeguati alla situazione. Nelle ultime fasi di coscienza piena prende la decisione di esprimere parere contrario a ogni forma di rianimazione, in una sorta di *eutanasia passiva*.

Scene. Illuminante la scena sulla comunicazione della diagnosi e della prognosi, incalzante, feroce nella sua crudezza. Significative molte altre scene di quotidiana sofferenza ospedaliera, come l'insopportabile necessità (?) di essere intervistata ex novo da tutti i medici che incontra, con la noncuranza destinata automaticamente a tutti i pazienti. In particolar modo raccapricciante è la visita ginecologica a cui la paziente è sottoposta da un suo ex studente, del tutto incapace di rispetto per la sua sensibilità e il suo pudore. Sono significative le scene in cui almeno un'infermiera appare capace di addolcire i suoi ultimi momenti di vita con comportamenti empatici di assoluta semplicità.

[SC]

Go Now!

di *Michael Winterbottom*

con *Robert Carlyle, Janet Aubren, James Nesbitt, Sophie Okonedo*

83' GB 1995

Nick conosce una bella ragazza, Karen, e in breve tempo i due vanno a vivere insieme. La loro felicità, già minacciata dalla incombente presenza di un ex fidanzato di Karen e suo superiore sul lavoro, rischia di andare in pezzi quando Nick va incontro a diversi incidenti sul lavoro e a casa. Gli episodi si rivelano legati all'esordio della sclerosi multipla. La diagnosi di malattia, prima tenuta nascosta e poi comunicata solo a Karen da un medico inetto, condiziona gravemente la vita di Nick, che cerca di convincere Karen a lasciarlo. Ma la malattia non impedisce loro di sposarsi e di cercare la felicità insieme.

Critica psicopatologica. Le reazioni psicologiche a una grave condizione medica vengono fedelmente ritratte senza esagerazioni o cadute nel registro del patetico. Si tratta di un ottimo esempio di come la medicina narrativa possa trasmettere in modo efficace le vicissitudini emotive del paziente, della sua famiglia e del gruppo sociale di appartenenza. Nick viene tenuto all'oscuro della sua condizione per la sconcertante superficialità di un medico che trova naturale non fare menzione della diagnosi con il paziente e scaricare l'intera responsabilità sui familiari. Naturalmente questo innesca una reazione rabbiosa da parte del paziente quando questi trova un libro dal titolo *Come vivere bene con la sclerosi multipla* e comprende in un lampo l'accaduto e il nome della malattia da cui è affetto. La reazione depressiva e poi l'emergere delle reazioni di coping sono tratteggiati con insolita e incisiva precisione, così come la tentazione da parte di Karen di sparire di fronte alla prospettiva di una vita di sofferenze condivise, e come la tendenza da parte della famiglia di origine a riprendere comportamenti regressivi di accudimento per il "povero" Nick. Questi, con uno scatto di grande dignità chiede invece a tutti di ricominciare a maltrattarlo come sempre per sentirsi vivo più che mai.

Scene. Vi è un efficace susseguirsi di sequenze di grande rilevanza clinica: dal primo sottoporsi a esami clinici di Nick, alla comunicazione – mancata – della diagnosi, al disagio dei sintomi ingravescenti, alla reazione finale che dà il titolo al film ("Vai adesso!"). Una delle scene più significative è quella in cui Nick è costretto a mostrare con vergogna i segni socialmente più imbarazzanti della sua condizione patologica che lo ha costretto alla cateterizzazione urinaria.

[SC]

Mare dentro (*Mar adentro*)

di *Alejandro Amenábar*

con *Javier Bardem, Belén Rueda, Lola Dueñas, Mabel Rivera, Celso Bugallo, José Maria Pou*

125' Spagna-Francia-Italia 2004

Ramón Sampedro si tuffa in acqua da uno scoglio e si frattura la colonna vertebrale con esito di tetraplegia. Viene accudito dalla famiglia, cui esprime spesso la richiesta di essere aiutato a morire. Dopo ventisei anni si rivolge a una avvocatessa, Julia, affetta da una grave malattia neurodegenerativa. Nel frattempo, Rosa si innamora di Ramón. Julia scopre che Ramón scrive poesie e anche lei finisce con l'innamorarsi, ricambiata. Non riesce però a ottenere un'ordinanza che autorizzi il suicidio, e arriva a promettergli di tornare per un suicidio a due non appena le poesie di Ramón saranno pubblicate. Ma non farà più ritorno da Ramón. Egli deciderà allora di proporre a Rosa di andare a vivere con lei, in cambio dell'aiuto per morire. Rosa accetta: in un testamento videofilmato Ramón si fa riprendere mentre beve una dose letale di veleno con una cannuccia, scagionando così tutti. Soltanto dopo la sua morte si scopre che Julia è peggiorata e apparentemente non ricorda più nulla.

Critica psicopatologica. Ispirato alla vera storia di Sampedro, che si è suicidato nel 1998 grazie alla complicità di parenti e amici, il film affronta il tema delle reazioni psicologiche alla tetraplegia senza mai sfiorare la vera questione psicopatologica: quali sono le condizioni mentali di Ramón? La soluzione prospettata è quella di presentarci una persona lucida, determinata e solo raramente sofferente, con segnali depressivi. Lo sguardo più realistico è sui familiari, non solo di Ramón ma anche di Julia (il marito impassibile). Da sottolineare che il film cade involontariamente nell'equivoco di usare impropriamente il termine eutanasia per parlare di suicidio.

Scene. Fra le scene più osannate vi è quella del volo immaginario di Ramón dal letto attraverso la finestra di casa. La scena più efficace e utile ai nostri fini è il *duello filosofico* fra il gesuita tetraplegico Padre Francisco e Ramón sul senso della vita, condotto a distanza e con passa-parola a causa delle barriere architettoniche che impediscono al gesuita, in sedia a rotelle di salire le scale e raggiungere il letto di Ramón. La scena risulta involontariamente pedagogica perché esemplifica con chiarezza quanto possano risultare inutili e controproducenti i tentativi di dissuasione con metodi dialettici nei confronti di una persona con ideazione suicidaria. [SC]

Un medico, un uomo (*The Doctor*)
di *Randa Haines*
con *William Hurt, Christine Lahti, Elizabeth Perkins, Adam Arkin*
125' USA 1991

Tratto dalla vera esperienza del dottor Ed Rosenbaum, il film narra la trasformazione del dottor Jack McKee da chirurgo cinico e sprezzante a medico sollecito con i propri pazienti. Questa metamorfosi avviene perché, improvvisamente, egli deve affrontare l'esperienza personale di un tumore maligno alla laringe. È una trasformazione difficile, non senza contrasti interni ed esterni. Il rapporto coniugale vacilla perché la relazione con la moglie è da diverso tempo costruita su formule di convenienza, mentre la malattia costringe moglie e marito ad avvicinarsi. Allo stesso tempo l'esperienza di malato spinge Jack a condividere pensieri e sentimenti con un'altra paziente, malata di un cancro al cervello che la porterà alla morte.

Critica psicopatologica. Piuttosto schematica, pelosa e retorica la tesi del film. Il messaggio, del tutto fuorviante, è che il medico deve avvicinarsi emotivamente al proprio paziente, perché prima o poi potrebbe toccare a lui l'esperienza di diventare a sua volta paziente (sic!). Il film sostiene la causa dell'umanizzazione della medicina e viene spesso utilizzato per illustrare la trasformazione necessaria a un medico per capire davvero i suoi pazienti. Una lettura che non sia solo superficiale, però, fa aprire gli occhi sul fatto che il chirurgo Jack McKee non è per nulla cambiato.

Dall'alto del suo irrimediabile narcisismo ha scoperto una nuova verità grazie alla propria esperienza personale e la impone agli altri, sprezzante come sempre, incurante del fatto che lui stesso sosteneva e insegnava il contrario fino a poco tempo prima. Non a caso, le uniche scuse gli riescono quando, operato alla gola e non potendo parlare, scrive su una lavagnetta "I am sorry" alla moglie. Probabilmente non sarebbe riuscito a pronunciare queste parole.

Scene. Nella prima parte vi sono scene di humour nero tra colleghi e arroganti comunicazioni con i pazienti. Jack McKee dice al suo codazzo di studenti che "è molto pericoloso provare un sentimento per un paziente; un chirurgo entra, aggiusta e se ne va". Successivamente sono interessanti i dialoghi tra i medici (con Jack nella parte del paziente). Grande retorica finale quando Jack costringe gli studenti (giustamente frastornati) a mettersi nei panni del paziente, imponendo loro di indossare la divisa da degente e affrontando una situazione reale di ricovero. [MB]

 La mia vita senza me (*Mi vida sin mi*)
di *Isabel Coixet*
con *Sarah Polley, Mark Ruffalo, Scott Speedman, Deborah Harry, Amanda Plummer*
106' Spagna-Canada 2002

Ann ha vent'anni e vive con un marito immaturo e due figlie in un camper. Nonostante le difficoltà economiche e un rapporto ruvido con la madre, la donna ha una vita serena. Quando inizia a provare alcuni sintomi, le viene diagnosticato un cancro alle ovaie con la prospettiva due soli mesi di vita. Decide di non dire niente, mantiene una facciata di tranquillità e continua la propria vita. Il suo programma è però quello di fare le cose che non ha mai potuto fare. Tra queste, fare l'amore con un altro uomo. Ma anche cercare una donna per suo marito e una nuova madre per le figlie. Il primo obiettivo le riesce, avvia il secondo e può solo sperare che il terzo si realizzi quando la vita continuerà senza di lei. Ann sarà comunque presente nella vita della famiglia, perché dopo aver registrato molti messaggi su cassetta affida al suo oncologo l'incarico di inviarli alle figlie a ogni loro futuro compleanno.

Critica psicopatologica. Ann si prende le sue piccole e grandi soddisfazioni nel modo cinico che le è permesso dal non avere più tempo a disposizione. Decide che non comunicare il proprio stato significa "fare un regalo" agli altri. Si capisce che Ann agisce così perché è una donna temprata e forte, abituata da sempre a prendersi carico di tutti, dal marito-fanciullo al suo provvisorio amante. Sa che nessuno potrebbe essere in grado di aiutarla ed è impaurita dal fatto che la disperazione degli altri la costringerebbe a una ulteriore fatica. L'unica persona di cui si fida è il bizzarro oncologo, estremamente imbarazzato nel riferirle la diagnosi: senza guardarla negli occhi le confessa: "Non riesco a sedermi di fronte a qualcuno e dirgli che sta per morire. Non ne sono mai stato capace". Ovviamente sono riprovevoli sia il modo con cui egli comunica sia la confessione non richiesta della propria incapacità. Tuttavia, Ann è così forte che in qualche modo si prende carico anche di lui e proprio il medico è la persona che le appare più concreta e a cui affida le proprie cassette registrate.

11

Scene. Significativa la scena della comunicazione della diagnosi. In una scena successiva, Ann dice di non volere farmaci palliativi, perché non ha bisogno di avere la sensazione di controllare la situazione. Quando il medico imbranato alla fine le si siede di fronte, Ann, un po' ironicamente e un po' affettuosamente, gli chiede se non sia una terapia per superare la timidezza.

[MB]

Million Dollar Baby
di *Clint Eastwood*
con *Clint Eastwood, Hilary Swank, Morgan Freeman*
137' USA 2005

Frankie Dunn è un anziano allenatore che gestisce una palestra di pugilato a Los Angeles. In palestra viene anche Maggie, una ragazza che vorrebbe diventare allieva di Frankie, il quale non intende certo allenare una donna. Le sue resistenze in realtà sono inconsciamente legate al difficile rapporto con la figlia. La tenace Maggie riesce a convincere l'allenatore ad allenarla, e con enorme forza di volontà scala rapidamente le classifiche con il misterioso soprannome di Mo Chùisle affibbiatole dall'allenatore. Tuttavia nel decisivo incontro per il titolo mondiale a Las Vegas, Maggie viene colpita a tradimento, restando paralizzata dal collo in giù. Il suo terribile calvario nei mesi successivi, passa per l'insorgenza di piaghe da decubito, la necessità di amputazione di una gamba, fino al giorno in cui chiede a Frankie, che la segue quotidianamente, un aiuto per morire. Dopo il suo rifiuto, Maggie si taglia la lingua a morsi per morire dissanguata. Frankie, distrutto dal dolore e dal senso di colpa, accetta di farle il favore e le pratica un'iniezione letale. Mentre lei è in coma, le svela il significato del suo soprannome: Mo Chùisle significa in gaelico "il mio sangue", "il mio tesoro".

Critica psicopatologica. La prima parte del film si sviluppa come una variazione al femminile dei classici film sul pugilato. La seconda parte si snoda invece dolorosamente lungo le tappe di una via crucis già destinata al tragico finale, in cui lo scontro caratteriale si trasforma in un incontro forgiato dal dolore, a cui ciascuno dei due risponde con grande compostezza e capacità reattiva, anche se senza speranze. Le reazioni di Maggie appaiono coraggiose e comprensibili, e non traspaiono mai elementi psicopatologici che trasformino la sua sofferenza dignitosa e forte in sintomo. Analogamente, il rimorso che tormenta Frankie nel profondo per aver accettato di allenare la ragazza quando tutto gli diceva di starne lontano, non si traduce in una sofferenza visibile, soprattutto di fronte a Maggie, con la quale riesce a utilizzare empatia e umorismo.

Scene. Le scene del ricovero nella clinica in cui la mancata mobilizzazione porta a lesioni da decubito, quelle della necessità di amputazione e le sequenze finali con la richiesta di aiuto per suicidarsi e la successiva morte di Maggie.

[SC]

Patch Adams
di *Tom Shadyac*
con *Robin Williams, Monica Potter, Philip Seymour Hoffman, Bob Gunton, Daniel London*
115' USA 1998

Dopo aver tentato il suicidio ed essersi ricoverato in un ospedale psichiatrico, Hunter Adams decide di studiare medicina. Così come accadeva durante il suo ricovero (lo psichiatra non lo ascoltava), anche alla Virginia Medical University i medici non ascoltano i loro pazienti, presi dai dettami di una medicina classica e oggettivante. A loro Patch contrappone la "terapia della risata", vale a dire un approccio umanizzante con i pazienti. Questo lo porta a scontrarsi con il decano Walcott. Riesce tuttavia ad aprire una clinica dove accoglie gratuitamente (concetto nuovo per gli Stati Uniti) persone diseredate che abbisognano di cure. Purtroppo la sua amica Corinne, da lui convinta alle sue teorie, viene uccisa da un paziente. Questo provoca una crisi in Patch, innamorato di lei, e lo porta ad abbandonare tutto, ma poi si riprende, combatte contro il decano e alla fine trionfa.

Critica psicopatologica. Il film racconta la storia vera di Hunter Doherty Adams, fondatore nel 1972 del Gesundheit! Institute in Virginia, ospedale rurale nel quale le cure sono gratuite e basate su compassione e amicizia. All'interno di esso è nata la cosiddetta *clownterapia*, che ha trovato proseliti in molti Paesi. Il film contrappone i dettami di una medicina umanistica a quelli di una medicina oggettivante. L'obiettivo sarebbe degno di approfondimento, ma il film utilizza la modalità di una commedia schematica (i buoni e i cattivi, la rendenzione, l'innamoramento, una ragazza che si sacrifica, il lieto fine) nella quale, a parte il sospetto di bipolarità di Patch, ciò che rimane è il pericolo di fare del buonismo tout court. Un buon segnale all'interno della sceneggiatura è quello del pericolo di volere essere altruisti a tutti i costi. La morte di Corinne per mano del paziente (a parte la fastidiosa equivalenza *malato mentale = pericolo*) è indicativa del rischio di sottovalutare i bisogni degli altri, volendo appiccicare loro addosso etichette senza una seria valutazione. Il film rischia anche di banalizzare questo rischio, classificando l'avvenimento solo come un mero incidente di percorso.

Scene. I colloqui iniziali con lo psichiatra disattento, un po' di scene stucchevoli con i pazienti, i discorsi ufficiali del decano. Divertente la scena in cui, per accogliere nel campus eminenti ginecologi, Patch li fa entrare all'università facendoli passare tra due gigantesche gambe di donna divaricate.
[MB]

Lo scafandro e la farfalla (*Le scaphandre et le papillon*)
di *Julian Schnabel*
con *Mathieu Amalric, Emmanuelle Seigner, Marie-Josée Croze, Anne Consigny, Patrick Chesnais,*
Niels Arestrup, Olatz Lopez Garmendia, Jean-Pierre Cassel, Marina Hands, Max von Sydow,
Emma De Caunes, Michael Wincott
112' Francia 2007

Caporedattore di una rivista di moda, Jean-Dominique Bauby si risveglia in un letto d'ospedale e si rende conto di essere uscito dal coma ma di essere completamente paralizzato. Il sintomo che più di tutti lo atterrisce è che gli altri non sentono una

11

parola di quello che dice, o meglio crede di dire. Jean-Do scopre di aver conserva-
to tutti i ricordi e la lucidità: presenta una LIS, acronimo di *Locked-In Syndrome*,
la sindrome del sepolto vivo. Gli resta solo l'occhio sinistro come finestra sul
mondo e come unica via motoria di uscita per comunicare. Un particolare sistema
lo aiuta a comporre parole battendo le ciglia. Riesce così a comunicare con l'équipe curante, con la madre e il vecchio padre. Riuscirà a scrivere un libro che si inti-
tola come il film, con riferimento al battito delle ciglia, che come ali di farfalla lo
fanno volare oltre lo scafandro in cui è rinchiuso.

Critica psicopatologica. È una storia vera con un triste epilogo. L'elemento caratteriz-
zante è l'assoluta normalità del protagonista dal punto di vista psicopatologico,
secondo l'effettivo resoconto del vero protagonista della storia. L'aspetto più utile
a scopo didattico è quello delle reazioni dei familiari e dell'équipe curante, dal profondo dolore del padre alla misurata disperazione dell'ex moglie, capace peraltro di
meschine rivincite, fino alla totale incapacità della nuova compagna. Nell'équipe
curante troviamo aspetti positivi (la logopedista e la fisioterapista, brave, attente e
premurose oltre che avvenenti) accanto ad aspetti disastrosi (la totale incapacità
comunicativa dei medici).

Scene. La comunicazione della diagnosi e della prognosi da parte del neurologo è
un vero campionario di errori ed equivoci, conditi da imbarazzo e impreparazione,
e mescolati a un'insopportabile presunzione. La scena più impressionante è quella
in cui il chirurgo viene incaricato di suturare le palpebre a destra, manovra necessaria perché l'occhio con deficit della motilità interferisce con la visione del sinistro. La voce implorante e angosciata di Jean-Do, che solo lo spettatore riesce a
sentire, si sovrappone alla tranquilla voce del chirurgo che con superficiale noncuranza e distacco compie la sua routinaria operazione.
[SC]

12.1
La rappresentazione dei contesti di cura nel cinema

Com'è stato già fatto per la storia della psicoanalisi e della psicoterapia, sarebbe certamente possibile e didatticamente auspicabile ricostruire una storia della psichiatria del Novecento attraverso un montaggio dei moltissimi film le cui vicende narrative portano i personaggi alla necessità di trattamenti psichiatrici, un tempo istituzionali, ora territoriali. In generale, rivedendo i film si nota come quasi sempre la ricostruzione ambientale sia realistica ed encomiabile, indipendentemente dall'uso narrativo che se ne fa e dalla visione dell'istituzione che il regista vuole proporre. Se nei film più vecchi il manicomio è un luogo oscuro e temibile, in cui psichiatri un po' folli e altri personaggi sordidi sfruttano ai loro fini i malati di mente (come nella trilogia del *Dottor Mabuse* di Lang del 1922 e in *Bedlam* di Robson del 1946), in altre rappresentazioni più realistiche sono evidenti le drammatiche condizioni manicomiali e la scarsità di terapie all'epoca di Bleuler e Jung (*Prendimi l'anima*, 2003) e nei tempi del dopoguerra fino a tutti gli anni Sessanta, con la necessità del ricorso alle terapie di shock, sia insulinico che elettroconvulsivante, con elevato rischio di abuso (*La fossa dei serpenti*, 1948; *Il corridoio della paura*, 1963; *Un angelo alla mia tavola*, 1990; *Frances*, 1982; *Family Life*, 1971; *Per le antiche scale*, 1975; *Shine*, 1996). La pratica dell'elettroshock, così come viene rappresentata al cinema, è spesso diventata una specie di espediente horror di genere che fa chiudere gli occhi agli spettatori dall'animo troppo sensibile.

Uno spaccato delle condizioni degli istituti per minori *devianti* a quell'epoca è dato dal bellissimo *I quattrocento colpi* (1959) di François Truffaut, dal quale si capisce bene quanto fossero diversi, allora, i sistemi psicopedagogici.

Le condizioni generali degli ospedali psichiatrici migliorano alla fine degli agli anni Sessanta e, pur con tutti i limiti istituzionali, l'ospedale rappresentato in *Qualcuno volò sul nido del cuculo* (1975), nonostante la forte enfasi antipsichiatrica

12

del film, è decisamente ben organizzato, pulito e accudente, e non molto diverso da quello, giudiziario, rappresentato nel più recente *Lama tagliente* (1996*)*. Nei film cominciano ad apparire case di cura *residenziali* in cui i pazienti godono di comfort e grande libertà, come nel bellissimo *Lilith* (1964) di Robert Rossen e in *L'australiano* (1978) di Skolimowski. Anche le case di cura private hanno però i loro meccanismi istituzionalizzanti, sebbene non palesemente violenti, e l'uso ordinario della terapia di elettroshock, come si vede bene in film quali *Diario di una schizofrenica* (1968) di Nelo Risi e nel recente, retrospettivo, *Un'ora sola ti vorrei* (2002) di Alina Marazzi. L'ospedale psichiatrico per pazienti borderline degli anni Settanta di *Ragazze interrotte* (1999) è organizzato con modalità moderne e politerapeutiche.

Particolare importanza, per il nostro ipotetico progetto di ricostruzione storica, hanno i riflessi cinematografici delle vicende deistituzionalizzanti italiane: si va dal celebre *Matti da slegare* (1975), documentario girato per l'Assessorato della provincia di Parma da Agosti, Bellocchio, Rulli, Petraglia, in cui l'istituzione manicomiale è presentata soprattutto per i suoi orrori, a una visione più fatalista e decadente, come in *Per le antiche scale* (1975) di Bolognini, e infine alla descrizione delle condizioni del manicomio criminale nel recente *Il papà di Giovanna* (2008) di Pupi Avati. La fase *selvaggia* della liberazione dei pazienti, con tutti i rischi connessi, è ben evidenziota nel film *La ragazza di Trieste* (1982) di Festa Campanile, nel quale lo psichiatra tenta invano di convincere la paziente a curarsi. Più di recente le vicende del percorso basagliano sono state rivisitate in chiave ormai storica e vagamente agiografica in *La seconda ombra* (2000) di Agosti, o in modo molto ottimistico nel film di Manfredonia *Si può fare* (2008).

Un ottimo spaccato delle vicende dell'epoca, con il passaggio alla territorializzazione dell'assistenza, lo si può ritrovare nella storia del fratello Nicola, psichiatra basagliano, in *La meglio gioventù* (2003) di Marco Tullio Giordana.

Assai peggiori dei nostri appaiono i manicomi turchi degli anni Settanta, vale a dire delle specie di segrete in cui vengono letteralmente imprigionati folli e devianti di ogni genere, almeno stando alla splendida sequenza contenuta in *Fuga di mezzanotte* (1977) di Alan Parker.

Il conflitto tra vecchi e nuovi modelli di assistenza è ben evidente anche in film dell'area anglosassone come *Family Life* (1971) di Ken Loach, dove lo psichiatra aperto e anticonformista crede di poter sostituire alla gestione clinica manicomiale una forma comunitaria di psicoterapia allargata alla famiglia. Anche in *Un angelo alla mia tavola* (1990) la protagonista si imbatte come paziente nei due diversi e incompatibili modi di cura. Nei film ambientati a partire dalla fine degli anni Ottanta in poi cominciano ad apparire le strutture psichiatriche territoriali: si va dall'iniziale, surreale sbandamento (*Strana la vita* di Giuseppe Bertolucci, 1987, e *La voce della Luna,* 1990 di Federico Fellini), a vicende che vedono coinvolti gli psichiatri in un corpo a corpo drammatico con i loro pazienti non più istituzionalizzati (*Controvento,* 2000 di Peter Del Monte; *Un silenzio particolare*, 2004 di Stefano Rulli; *Amorfù,* 2003 di Emanuela Piovano); anche film stranieri ci riportano entro queste realtà, come *Le persone normali non hanno niente di eccezionale* di Ferrero Barbosa (1993), con la prima grande prova in veste di paziente psichiatrica di Valeria Bruni Tedeschi, ed *Elling* (2001) di Petter Naess.

Le attuali condizioni degli ex ospedali psichiatrici abbandonati in condizioni fatiscenti – con tutto il loro patrimonio architettonico e *museale* spesso importante e gli archivi pieni di documenti clinici dell'epoca – sono evidenti nel notevole horror ambientato nel gigantesco Danvers State Hospital, *Session 9* (2001).

12.2
Schede filmiche

 Amorfù
di *Emanuela Piovano*
con *Sonia Bergamasco, Ignazio Oliva, Luigi Diberti*
100' Italia 2003

Sullo sfondo abbastanza realistico delle pratiche psichiatriche attuali, una specializzanda in psichiatria, Elena, si innamora di un giovane paziente ricoverato in una comunità terapeutica, con un bel curriculum psichiatrico alle spalle (sedici trattamenti sanitari obbligatori, comportamenti violenti, allontanamento dai familiari). Contro le direttive amichevoli dello psichiatra anziano finisce per favorirne lo svincolamento dall'assistenza psichiatrica e addirittura per ospitarlo in casa sua, dopo aver lasciato il proprio protettivo fidanzato *normale*. Verrà a sua volta lasciata dal paziente, intollerante della sua protezione, grato per quello che lei ha fatto ma forse non innamorato di lei. È Elena a soffrire e perdere il controllo emotivo per la separazione. Tuttavia, a distanza di sei mesi, i due si ritrovano come buoni amici, lui annunciando la sua reintegrazione sociale, lei una futura carriera negli Stati Uniti.

Critica psicopatologica. La Piovano, sfruttando una notevole verosimiglianza dell'ambientazione e della storia, riesce a firmare un film molto poco condivisibile che perpetra, in pieno terzo millennio, tutti i peggiori stereotipi antipsichiatrici e arricchisce la schiera infinita degli psichiatri incompetenti sullo schermo. La psichiatra è del tutto falsa nell'espressione e nella gestualità; il paziente passa senza mediazioni da un eccesso di drammatizzazione all'assoluta normalità, è un bordeline psicopatico, impulsivo, per cui anche il messaggio della *guarigione tramite l'amore* (contrapposto implicitamente alla cronicizzazione senza amore della prassi psichiatrica istituzionale) è privo di significato clinico. Migliore è il personaggio dello psichiatra senior, che non manca però di suonare il flauto traverso mentre fornisce le informazioni sul tentato suicidio del paziente ai suoi familiari (sic!).

A causa di questi madornali difetti il film ha un notevole potere didattico *negativo*, nel senso che può essere visto per mostrare come non deve comportarsi uno psichiatra, come non si deve rappresentare la psichiatria al cinema, come non si possano utilizzare temi seri per tentare di mettere in scena un melodramma peraltro inconcludente.

Scene. Discretamente verosimili le scene delle crisi clastiche in famiglia e dei due tentativi di suicidio del paziente (uno per taglio delle vene, l'altro per ingestione di psicofarmaci accuratamente accumulati).

[RDL]

12

Bedlam
di *Mark Robson*
con *Ann Lee, Boris Karloff, Richard Fraser*
b/n 76' USA 1946

Alla fine del Settecento, l'Età dei lumi, come recita un'epigrafe iniziale, l'Asilo di Bedlam (abbreviazione di St Mary of Bethlem Hospital) è retto da una specie di despota tuttofare, Sims, sotto la protezione di Lord Mortimer. Sims vi porta a pagamento le persone a vedere i pazzi, e senza scrupoli utilizza questi ultimi in spettacoli teatrali, è padrone della loro vita e della loro morte. Nell'asilo, accanto a veri pazzi d'epoca ci sono i "pazzi morali", messi lì dalle famiglie per non far loro nuocere, gli alcolisti e anche qualche dissidente politico. Vi finisce anche la protetta di Lord Mortimer che, colpita dalle condizioni dei ricoverati durante una visita, aveva chiesto invano a Lord Mortimer le sovvenzioni per la riforma dell'ospedale, e poi gli si era ribellata e l'aveva sbeffeggiato. Su iniziativa fraudolenta di Sims viene internata dopo la sommaria valutazione di una specie di giuria collegiale. Nell'asilo, pur terrorizzata, la ragazza solidarizza con un gruppo di pazzi più gestibili e si mette anche a fare un po' di ordine e pulizia contrapponendosi a Sims, per il quale i ricoverati non sono altro che bestie cui spettano solo un po' di cibo e paglia. Alla fine lei riesce a fuggire e Sims viene prima giudicato dai pazzi (che lo assolvono in quanto sano di mente), poi ferito, in uno sblocco impulsivo, da una ricoverata catatonica. Per occultare il fatto ed evitare le punizioni, Sims verrà in seguito murato vivo in una cella. Sarà la fine del periodo disumano a Bedlam, che diventerà poi il primo vero ospedale per la cura degli infermi di mente.

Critica psicopatologica. Ispirato a una celebre incisione di *The Rake's progress* di William Hogarth, è uno dei primi film dedicati al periodo premanicomiale degli ospizi per alienati, forse l'unico. Sullo sfondo del buio stanzone dei pazzi e delle loro approssimative vicende si muove la storia metà thriller e metà horror. Alcuni pazzi d'epoca sono ben rappresentati, così come il mondo politico, giuridico e amministrativo che allora si muoveva intorno a queste primitive istituzioni.

Scene. Qua e là spuntano strumenti di contenzione indisitinguibili da veri strumenti di tortura; il film non mostra ma lascia immaginare quali fossero le condizioni igieniche in simili ambienti; imperdibili sono il tribunale dei pazzi e l'imprevedibile gesto omicida della ragazza catatonica dal viso di madonna.
[RDL]

Il corridoio della paura (*Shock Corridor*)
di *Samuel Fuller*
con *Peter Breck, Contsance Towers*
b/n-col 101' USA 1963

Per capire chi è l'autore dell'assassinio di un ricoverato, un giornalista ambizioso, con il beneplacito del suo direttore e l'aiuto forzato della fidanzata, si fa ricoverare in un ospedale psichiatrico simulando di essere feticista. Intervistando i ricoverati ne scoprirà le storie esemplari dei loro fallimenti esistenziali, secondo una visione della follia come sconfitta e fuga dal reale. Lentamente però la lunga simulazione lo porterà a perdere egli stesso il contatto con il reale per cui, poco dopo aver scoperto l'autore del delitto se ne dimentica a causa dei prodromi della personale catastrofe psicotica.

Critica psicopatologica. Sia la storia del giornalista che quelle dei pittoreschi ricoverati sono assai poco verosimili, molto teatrali ed effettistiche (si veda la rappresentazione grottesca dei catatonici). Anche gli psichiatri fanno la figura degli sciocchi e le angosce della fidanzata, ambivalente nel suo ruolo di complice, sono molto sentimentali ed hollywoodiane, come in generale tutta la recitazione. Un film da non raccomandare per la didattica psicopatologica.

Scene. Molto famosa la scena finale del reparto allucinatoriamente devastato da un uragano. Più che ai contenuti delle scene in primo piano è consigliabile rivolgere l'attenzione a ciò che avviene sullo sfondo, per aver un ulteriore esempio di come si svolgeva la vita negli ospedali psichiatrici americani degli anni Cinquanta. [RDL]

Family Life
di *Ken Loach*
con *Sandy Ratcliff, Grace Cave*
110' GB 1971

Janis, una giovane un po' ribelle (per l'epoca), tendenzialmente disinibita e promiscua, depressa dopo un aborto subdolamente imposto dalla madre, trasportata dagli atteggiamenti e dalle convinzioni morali dei genitori e dal tritatutto dell'incomprensione istituzionale, finisce inesorabilmente verso l'ospedale psichiatrico. Tra elettroshock, crisi di agitazione con sedazione e tentativi di fuga, la ragazza diventa davvero schizofrenica tanto da essere presentata a una lezione accademica come chiaro esempio di malata, senza che alcun fattore psicogeno e relazionale venga ufficialmente riconosciuto.

Critica psicopatologica. È animato dallo stesso impegno documentaristico di *Diario di una schizofrenica*, e volto a mostrare le sperimentazioni dell'epoca nelle comunità terapeutiche (contrapposte agli ospedali psichiatrici tradizionali), nonché la partecipazione *etiologica* nella schizofrenia delle dinamiche relazionali e familiari in particolare; i contenuti assumono un valore decisamente condizionato dall'ideologia antipsichiatrica. Astuzie registiche quali la messa in risalto di una figura di madre moralista, ipocrita e precocemente senescente, l'impotenza del padre a uscire dai propri stereotipi piccolo borghesi, la descrizione della freddezza dei vertici sanitari e dei meccanismi istituzionali repressivi sono efficaci nel trasportare su pellicola le idee del movimento antipsichiatrico; tuttavia oggi la contrapposizione tra derivabilità psicologica occulta e processualità psicotica ricevono un consenso molto minore da parte dello spettatore e tutta la vicenda assume il sapore di un feuilleton ottocentesco, dove l'eroina romantica finisce distrutta dai meccanismi repressivi sociali.

Scene. Sapientemente realizzate, le interviste cliniche ai genitori mostrano come i loro imbarazzi, all'interno di una logica del sospetto, vengano inesorabilmente considerati dagli operatori come indici di tratti patogeni. [RDL]

12

La fossa dei serpenti (*The Snake Pit*)
di *Anatole Litvak*
con *Olivia de Havilland, Mark Stevens, Leo Genn*
b/n 92' USA 1948

Una giovane scrittrice bella e gentile, ma dal passato lacunoso, Virginia Cunningham, si sposa e dopo un certo periodo presenta un crollo psicotico e alla fine degli anni Quaranta finisce in un manicomio americano. Qui verrà amorevolmente seguita da uno psichiatra che, alternando cure fisiche (elettroshock), narcoanalisi e psicoterapia analitica, la accompagnerà alla guarigione *riscrivendo* la sua vita secondo gli stereotipi psicoanalitici freud-kleiniani dell'epoca.

Critica psicopatologica. Il film, tratto da un libro con rinvii biografici di Mary Jane Ward, è giustamente il più celebre film sulla vita manicomiale prima di *Qualcuno volò sul nido del cuculo*. Al di là dello schematismo e delle banalizzazioni della trama, alcune fasi di malattia (crisi di agitazione, stati dissociativi, amnesie, allucinazioni acustiche imperative) sono molto verosimili, così come i trattamenti terapeutici, l'ambiente dei reparti suddivisi per patologia e talora sovraffollatissimi, le dinamiche istituzionali eccetera sono perfettamente rappresentati. Un po' troppo spettacolarizzata, ma nondimeno efficace, è la messa in scena delle varie forme di patologia psicotica delle compagne di ricovero di Virginia e dei legami di competizione o di mutuo aiuto tra di loro. La ricostruzione delle vicissitudini edipiche e di perdita sono raccontate con efficaci flashback, secondo l'uso dell'epoca, ma oggi sono forse gli elementi meno interessanti del film. Il titolo rinvia all'antica usanza romana di gettare i pazzi in una fossa dei serpenti per guarirli confrontandoli con un pericolo reale; è quanto accade a Virginia quando, nel suo vissuto, vede il brulicare di psicotiche intorno a lei trasformarsi in un groviglio di serpi. La sua psicopatologia suggerisce infatti l'importanza della componente funzionale e psicogena, e la differenza rispetto alle vere psicotiche che l'attorniano è ben sottolineata, tanto che Virginia assume dei ruoli quasi curanti rispetto ad alcune di loro. Analoghe dinamiche si osservano ancor oggi quando nei servizi psichiatrici di diagnosi e cura pazienti borderline o reattivi si ritrovano a condividere gli spazi con dei veri psicotici.

Scene. È raccomandabile la visione integrale del film, soprattutto per la splendida ricostruzione di ambienti, atteggiamenti e pratiche terapeutiche che fanno pensare a quanto e cosa sia realmente cambiato (o meno) nella pratica psichiatrica. [RDL]

Frances
di *Graeme Clifford*
con *Jessica Lange, Sam Shepard*
140' USA 1982

Il film racconta la storia dell'attrice Frances Farmer che, con ambizioni di teatro, negli anni Trenta diventa una diva di Hollywood. Entrerà presto in collisione con lo star system e con la propria madre, che vi collude caratterialmente. Per la sua intransigenza, la sua impulsività e anche la sua instabilità affettiva, che si basano su una profonda moralità e un credo socialista, diviene alcolista e tossicofila, e presen-

ta anomalie comportamentali che la immettono nel circuito psichiatrico. Il suo ste-
nico rifiuto dei trattamenti e l'assenza di consapevolezza di malattia, uniti alla convinzione di essere sempre dalla parte della ragione, la portano progressivamente
alla distruzione della propria immagine e della sua stessa vita; finirà "quasi norma-
lizzata" dopo la lobotomia.

Critica psicopatologica. Si tratta di un film narrativamente convenzionale che tuttavia
ha molti pregi legati alla ricostruzione degli ambienti psichiatrici sia privati (lo psicoterapeuta perfetto) che pubblici (la situazione disumana dei manicomi-lager americani degli anni Quaranta). Non diversamente da *Family Life* di Ken Loach, lo
spettatore è portato a simpatizzare con la protagonista, a scapito degli atteggiamenti terapeutici della madre e delle istituzioni. Uno sguardo esperto potrà individuare
con facilità le caratteristiche borderline (l'ambivalenza affettiva verso la madre e i
partner) e le crisi maniacali-disforiche acute della protagonista, una bipolare molto
efficacemente rappresentata anche secondo la clinica di oggi.

Scene. Splendide le ricostruzioni dei vari ambienti psichiatrici, del ricovero coatto,
delle terapie dell'epoca: coma insulinico, elettroshock senza anestesia, uso disperato dei primi farmaci (reserpina) e infine della tecnica lobotomica; quasi visionarie
le rappresentazioni dei reparti manicomiali sovraffollati di psicotiche d'altri tempi.
[RDL]

Fuga di mezzanotte (*Midnight Express*)
di *Alan Parker*
con *Brad Davis, Randy Quaid, John Hurt*
121' GB 1977

Il film racconta le disavventure giudiziarie e carcerarie (adattate da una storia vera)
di un turista americano in Turchia, imputato di traffico di hashish.

Critica psicopatologica. L'interesse psichiatrico di questo film risiede nella allucinatoria rappresentazione del manicomio criminale dove il protagonista finisce dopo
aver aggredito un compagno di cella. In questi locali di pietra, file di detenuti folli
vengono fatte camminare come in una processione. Un ricoverato (filosofo e pedofilo) spiega al protagonista, nel tentativo di facilitargli l'adattamento all'istituzione
ed enunciando una sorta di teoria generale della malattia mentale: "A volte produ-
cono delle macchine difettose che non funzionano, perciò le mettono qui. Le macchine difettose non sanno di esserlo, ma quelli della fabbrica lo sanno... loro sanno
che lei è una delle macchine che non funzionano... ".

Scene. Quella in cui vengono mostrate le condizioni di detenzione dei folli nel mani-
comio-carcere turco. Bellissime, realistiche ma anche, allo stesso tempo, allucinate.
[RDL]

Gothika
di *Mathieu Kassovitz*
con *Halle Berry, Charles Dutton, Robert Downey Jr, Penelope Cruz*
98' USA 2003

In un ospedale psichiatrico criminale, la giovane, amabile e brillante dottoressa di
colore Mirando Grey, moglie del direttore, una sera rientrando a casa ha la visione

12

di una ragazza seminuda, insanguinata e disperata, che tenta di soccorrere, ma che poi prende fuoco. Si ritrova ricoverata in una cella del suo stesso ospedale, trattata come una psicotica acuta e incriminata di aver ucciso il marito, trovato a pezzi in casa. Attraverso varie apparizioni la dottoressa colmerà lentamente la lacuna mnesica legata allo stato *psicotico*, scoprirà che la ragazza *vista* la sera del delitto è la figlia, morta, di uno degli psichiatri dell'ospedale, prenderà coscienza di non essere pazza e di non aver commesso il delitto da sola. Alla fine, dopo un'avventurosa fuga dall'ospedale psichiatrico, dimostrerà che il marito, in combutta con lo sceriffo cui spettano le indagini e che è il suo principale accusatore, era un maniaco omicida che seviziava, relegava e riprendeva le sue vittime durante gli atti sessuali che faceva loro compiere prima di ucciderle.

Critica psicopatologica. È un insolito thriller gotico che ha un interesse psicopatologico soprattutto per la veridica ricostruzione di un *moderno* ospedale psichiatrico giudiziario, con tanto di celle a vista dietro porte di cristallo antisfondamento, videocamere di controllo, sbarre, cancelli e barriere di ogni tipo, che il nitore e la lucentezza non riescono a nobilitare più di tanto, e con il solito miscuglio di personale di custodia e personale sanitario. La vicenda, un po' scontata, ha il suo fascino nel fatto che una psichiatra carina, amabile e insospettabile, con cui lo spettatore tende a immedesimarsi, si ritrova *d'emblée* dalla parte delle gravi psicotiche "indemoniate" che tenta di curare, senza sapere nemmeno perché: un vero incubo-contrappasso di ogni psichiatra.

Scene. La doccia comune, nella quale la psichiatra ha di nuovo l'allucinazione della ragazza morta, che le scrive, con dei tagli sull'avambraccio, "Not alone", richiama angosciosamente i lager nazisti. In cella la dottoressa ha delle crisi allucinatorie furiose, interpretate come raptus suicidari; di notevole espressività e realismo sono anche gli interventi sedativi del personale.
[RDL]

Lama tagliente (*Sling Blade*)
di *Billy Bob Thornton*
con *Billy Bob Thornton, Dwight Youkam, JT Walsh*
126' USA 1996

Karl, dopo molti anni di reclusione e riabilitazione, viene dimesso come *guarito* da un ospedale psichiatrico giudiziario. Si tratta apparentemente di una persona con lieve insufficienza mentale, che presenta però anche stereotipie da psicotico residuale con abitudini da istituzionalizzazione. Poco più che bambino, in un contesto familiare altamente degradato, aveva ucciso la madre e il suo amante. Il film racconta le vicende del reinserimento sociale, senza alcuna assistenza sociale, favorito dall'accoglienza di alcune persone della provincia americana. Entra in una famiglia dove, dopo la morte per suicidio del marito, una vedova subisce le angherie di un alcolista violento; Karl ha infatti instaurato un tenero rapporto con il figlio, un ragazzino nei confronti del quale riveste anche un ruolo paterno sostitutivo. Con l'aiuto di un amico di famiglia omosessuale riuscirà a salvare la donna e il ragazzino e a uccidere, questa volta con piena consapevolezza, l'alcolista. Rientrerà nell'ospedale psichiatrico giudiziario.

Critica psicopatologica. Il film è interessante perché affronta la problematica rimossa del reinserimento dei folli criminali (in Italia sono tuttora operanti cinque ospedali psichiatrici giudiziari). La trama del film risulta tuttavia poco realistica, è eccessivamente buonista e ha molte sfilacciature: ci stupisce l'accoglienza spontanea e costruttiva dell'ex ricoverato omicida nell'ambiente sociale, senza alcuna mediazione istituzionale; il personaggio di Karl all'inizio è un grave ritardato, ma geniale nel riparare motori agricoli, e alla fine è un saggio che si fa carico, lucidamente, di liberare la società da un individuo malvagio e pericoloso. L'attore-regista Billy Bob Thornton è quasi irriconoscibile nella maschera dell'insufficiente mentale, con le stereotipie, le *grimaces*, gli atteggiamenti posturali caratteristici. Estremamente verosimile è il personaggio dell'amante della madre, un *guy* maschilista tipico di quell'ambiente sociale, che si comporta in modo animalesco sotto l'effetto dell'alcol.

Scene. Molto bella la crisi pantoclastica dell'alcolista con il ragazzino che prende le difese della madre. Molte sono le scene in cui viene sottolineata l'incapacità di Karl di eseguire normali azioni sociali come suonare un campanello oppure ordinare delle patatine fritte da un chiosco.
[RDL]

Lilith, la dea dell'amore (*Lilith*)
di *Robert Rossen*
con *Warren Beatty, Jean Seberg, Peter Fonda, Gene Hackman, Kim Hunter, Renè Auberjoinoi*
b/n 114' USA 1964

Un giovane reduce del Vietman, melanconico e solitario, Vincent Bruce, trova lavoro in una casa di cura per malati di mente ricchi. Qui incontra Lilith, una paziente ricoverata estremamente seducente, e ne diviene l'amante. Ma Lilith ha un erotismo diffuso, che non disdegna bambini e donne. Vincent la scopre con un'altra ricoverata omosessuale e ha una reazione di rabbia furiosa. Diviene geloso anche di un altro ricoverato, Steven, e fa in modo che lui si senta respinto, causandone la reazione suicida. Le condizioni psichiche della ragazza precipitano perché identifica Steven con il proprio fratello, che si suicidò per non agire l'incesto, come lei avrebbe voluto. La ragazza ha una crisi pantoclastica e poi finisce catatonica nelle stanze chiuse. Anche Vincent è sull'orlo di un crollo psicotico e chiede allo psichiatra della struttura di salvarlo.

Critica psicopatologica. Il film coniuga il realismo della psicologia dei personaggi e della ricostruzione ambientale con il tragico melodramma e una serie di rinvii metaforici, in primis i rimandi alla mitologia (secondo la cabala Lilith è la prima donna e compagna di Adamo; nell'immaginario popolare è un demone notturno nocivo per i bambini maschi, dedita all'adulterio e alla stregoneria). Lilith assomma tutte le caratteristiche della borderline seduttiva e promiscua, post-traumatica, totipotente e scissa, intollerante del rifiuto ma del tutto indipendente. La casa di cura è dotata di lussuosi parchi e di un attrezzato laboratorio. La maggior parte dei pazienti è libera di girare e ciascuno di loro ha un assistente privato. L'insieme appare vicino agli standard attuali delle comunità residenziali. Anche la tipologia dei ricoverati è molto verosimile, e include quadri organici, ebefrenici, catatonici, paranoici, fobico-ossessivi, borderline.

12

Scene. Da segnalare la scena in cui Lilith chiede l'amore di Vincent e, non avendo-lo ottenuto, reagisce con violenza. Al contrario si veda la sua indifferenza quando viene scoperta in intimità con un'altra ricoverata. Inquietanti le scene di seduzione pedofila verso un bambino. Bella la disintegrazione finale, con progressiva perdita di controllo sia sull'ideazione che sulla gestualità. Didattico anche il percorso psi-copatologico di Vincent che, mosso da oscure istanze riparatrici, finisce sopraffat-to, nonostante le sue buone intenzioni e la sua salda moralità.
[RDL]

 Il papà di Giovanna
di *Pupi Avati*
con *Silvio Orlando, Francesca Neri, Ezio Greggio, Alba Rohrwacher*
104' Italia 2008

A Bologna nel 1938 il professore di storia dell'arte Michele Casali vive con la moglie Delia e la figlia Giovanna, un'adolescente taciturna, insicura e problemati-ca che frequenta la sua stessa scuola. Con incondizionato amore paterno, per ren-derle meno dura la realtà, Michele le confeziona delle puerili bugie e, nel tentativo di regalarle qualche attimo di felicità, promette a uno studente, gran seduttore, di ammetterlo agli esami se fa gli occhi dolci alla figlia. Giovanna crede di aver espu-gnato il cuore del ragazzo, ma quando scopre che Marcella, la sua unica amica e compagna di banco, gli fa il filo, la uccide senza pietà a rasoiate. Al processo Giovanna è giudicata malata di mente e rinchiusa nel Manicomio giudiziario di Reggio Emilia; Delia l'abbandona ma Michele continuerà a starle accanto.

Critica psicopatologica. Il modesto professor Casali, pur percependo le difficoltà emo-tive e relazionali della figlia, continua a nutrire le sue farneticanti convinzioni. Artista fallito, solo e senza amici, ha sposato una donna che non ha mai ricambia-to il suo amore e, per riempire il proprio vuoto interiore, si aggrappa con i denti e con le unghie a Giovanna, l'unica persona con la quale può condividere i propri aspetti infantili e regressivi. Dopo il feroce assassinio, ingoiate in fretta rabbia, delusione e sconcerto, invece di aiutare Giovanna a rileggere criticamente la real-tà, Michele continua a rapportarsi con lei, nell'unica maniera che conosce, proteg-gendola in maniera puerile dal mondo esterno, snocciolando le sue pietose bugie e alimentando, indirettamente, le costruzioni deliranti della figlia. La tragedia è die-tro l'angolo e non può che trascinare negli Inferi i protagonisti. La pellicola, cupa e senza speranza, mette al centro le relazioni disfunzionali di un intero gruppo familiare. Le tipiche pazienti ricoverate, ormai indementite, sono legate a un letto di contenzione nel gelido e disumanizzante manicomio criminale.

Scene. Da segnalare le scene realistiche girate all'interno dell'Ospedale psichiatrico di Maggiano, dove un tempo lavorava Mario Tobino.
[IS]

Per le antiche scale
di *Mauro Bolognini*
con *Marcello Mastroianni, Lucia Bosè, Barbara Bouchet, Adriana Asti, François Fabian, Marthe Keller, Silvano Tranquilli, Ferruccio De Ceresa*
105' Italia 1975

Il professor Buonaccorsi vive quasi da recluso in un ospedale psichiatrico pre legge 180. Qui è considerato il più dotato dei medici, soprattutto sul piano del rapporto coi malati; il suo fascino lo porta a essere l'amante condiviso delle mogli dei colleghi (una dei quali perversa e ninfomane per noia) e probabilmente anche di qualche malata. La sua vera passione però è inseguire in modo quasi delirante la fantasia di scoprire l'essenza e la causa biologica (il microbo) della follia. Si scopre poi che anche lui presenta attacchi di panico, fobie varie (è affetto dalla fobia dei temporali e necessita della sua amante per essere rassicurato) e altre manifestazioni minori della malattia mentale, e che sua sorella, gravissima, staziona da molti anni nella cella delle alghe. Una dottoressa tirocinante osserva criticamente gli avvenimenti di questo mondo chiuso in se stesso e destinato a scomparire. La moglie del direttore, amante-protettrice di Buonaccorsi, si suicida per defenestrazione.

Critica psicopatologica. Tratto liberamente dal romanzo di Mario Tobino, è però girato all'Ospedale psichiatrico di San Salvi a Firenze e non a quello di Fregionaia-Lucca poco prima della promulgazione della legge che ne decretava la chiusura. Molto interessanti sono la ricostruzione della patologia in era preneurolettica, con le catatonie, le manie agitate, nonché dei mezzi di assistenza, incluse le gabbie, i cancelli con il filo spinato, le celle di isolamento e quelle, famose, alle alghe. Alcuni malati (soprattutto cerebropatici) sono interpretati da veri ospiti della struttura. Lo sguardo di Bolognini è però molto estetizzante, sovrabbondante e troppo decadente nella rappresentazione dei *sani* che in realtà non lo sono e della libido primitiva che straborda ovunque tra di queste antiche mura. Fuori di esse, come potrà vedere Buonaccorsi nella sua unica uscita finale, un branco di fanatici maniacali e beceri si sta dirigendo in camicia nera verso Roma; questo episodio che serve al regista per mostrare che nessun essere umano è esente dalla follia.

Scene. È un film complessivamente didattico, soprattutto nelle scene d'insieme e nella rappresentazione di singoli malati, nella rivisitazione dei luoghi originali dell'ospedale psichiatrico e del *vagare nel buio* degli stessi medici nelle loro speculazioni sulla natura della follia.
[RDL]

Prendimi l'anima
di *Roberto Faenza*
con *Emilia Fox, Iain Glen*
100' Italia 2003

Sabina Spielrein, giovane rampolla di una ricca famiglia di ebrei russi, viene condotta all'Ospedale psichiatrico di Zurigo in uno stato di psicosi confusionale. A seguirla è il giovane psichiatra Carl Gustav Jung, che decide di applicare a lei il nuovo metodo catartico di Freud. Una terapia, incentrata su un'intensa relazione terapeutica e sulle nuove tecniche, sembra avere effetti miracolosi sulla giovane,

12

che guarisce e mostra un animo sensibile e profondo. Nel progredire del rapporto, però, terapeuta e paziente si innamorano e questo mina l'equilibrio della vita borghese di Jung. Lo psichiatra, non volendo rinunciare alla famiglia e alle apparenze sociali, decide di troncare la relazione con Sabina. Tra loro rimane un'amicizia epistolare che li accompagna negli anni, mentre Sabina, tornata nella natia Russia, studia medicina e poi psichiatria, per divenire la prima psicoanalista del suo Paese e fondare il celebre Asilo Bianco, dove vengono curati i bambini con disagio psichico. Lavorerà in questa struttura fino al 1942, quando sarrà uccisa dai nazisti nella sua sinagoga.

Critica psicopatologica. La storia non ufficiale della relazione tra Jung e Sabina Spielrein è stata esplorata da Faenza con un'attenzione particolare alla ricostruzione d'ambiente, efficace nella raffigurazione degli istituti psichiatrici e dei medici dell'epoca: dall'istituzione quasi manicomiale gestita da un vecchio Bleuler, alla sua riforma tramite i metodi di Jung, fino all'avveniristico esperimento dell'Asilo Bianco. Più vacillante, anche se non priva di fascino, la ricostruzione psicoanalitica, dove il classico tema del transfert perde nell'analisi psicopatologica quello che dona alla narrazione di una bella e tormentata storia d'amore. Sullo sfondo rimane il ritratto della malattia di Sabina, come malattia di una società che vieta l'emergere di una natura intelligente ma passionale, sensibile ma impulsiva. Del resto lo stesso inesperto Jung si innamora sinceramente di Sabina, ma al contempo rimane figlio del suo tempo e si percepisce come una quasi involontaria vittima della seduzione dell'irrazionale, rappresentata dalla natura femminile.

Scene. Le più significative sono probabilmente quelle dei trattamenti nelle istituzioni d'epoca. Quasi obbligato il confronto tra le gabbie e i bagni gelati di Bleuler e la delicatissima terapia raccontata dall'ultimo superstite dell'Asilo Bianco, curato da un mutismo elettivo tramite il rapporto giocoso con una scimmietta.
[PI]

Qualcuno volò sul nido del cuculo (*One Flew Over the Cuckoo's Nest*)
di *Miloš Forman*
con *Jack Nicholson, Louise Fletcher, Will Simpson, Danny De Vito*
133' USA 1975

McMurphy, uno psicopatico intelligente e simpatico ma spaccone e provocatore, viene inviato dal carcere in osservazione in un ospedale psichiatrico. Qui si scontra con le regole consuetudinarie e cerca come può di rivitalizzare molti pazienti cronici, regrediti e con abitudini istituzionali. Sullo sfondo scorre la vita desolata di un ospedale psichiatrico ben organizzato e anche ricco di possibilità intrattenitive. L'atteggiamento *rivoluzionario* di McMurphy riceve soprattutto l'opposizione di una capo infermiera, attestata su posizioni rigide e conservatrici. Tra i due nasce una sfida personale inespressa che porterà alla fine al suicidio di un paziente e, reattivamente, al tentativo di omicidio dell'infermiera da parte di McMurphy, che sarà lobotomizzato e poi ucciso per pietà da uno dei degenti che grazie al suo sacrificio ha acquistato coscienza e autonomia.

Critica psicopatologica. Capolavoro assoluto dal punto di vista cinematografico, dal punto di vista psichiatrico è un film che, pur mostrando il carattere mortifero delle prassi istituzionali, ne pone anche in risalto la logica ed evita una contrapposizione tra buoni e cattivi mostrando soltanto i fatti, la loro concatenazione, i conflitti che nascono quando due logiche di pensiero diverse si danno battaglia. McMurphy, nella sua psicopatia, è l'unico sano in grado di contrapporre la propria volontà a quella dell'altra sana (l'infermiera), trascinando dalla sua parte, con la sua vitalità, il gruppo degli altri degenti. Riuscirà, maniacalmente, a raggiungere risultati impensabili, ma a costo di distruggere l'intero reparto, dopo una notte di divertimento, alcol e sesso tra le mura del manicomio. Impietosa è la risposta istituzionale, che porta a curare (con elettroshock e lobotomia) chi viene ritenuto dai medici sano ma pericoloso.

Scene. Memorabile la fuga dei degenti, organizzata da McMurphy, per portarli in barca a pescare. Ineccepibile la rappresentazione delle pratiche terapeutiche dell'epoca, gruppi espressivi, bagni caldi, somministrazione rituale dei farmaci, elettroshock. [RDL]

 I quattrocenti colpi (*Les quatre cents coups*)
di *François Truffaut*
con *Jean-Pierre Léaud, Albert Rémy, Claire Maurier*
b/n 93' Francia 1959

È la storia, resa quasi con la semplicità di un documentario, di un preadolescente figlio poco desiderato e nato dalla relazione occasionale di una donna molto centrata su di sé, infedele anche al buon uomo che ha sposato e che ha dato il cognome al ragazzo. In questo contesto il ragazzetto finisce per marinare la scuola, scappare, gironzolare con un amico, raccontare madornali scuse e bugie, infine per commettere dei furtarelli. I genitori, dopo alcuni infruttuosi tentativi educativi, si vedono costretti *loro malgrado* a denunciarlo e affidarlo a un riformatorio, dal quale fugge.

Critica psicopatologica. Il film è in gran parte basato sulle esperienze autobiografiche infantili del regista. Compie il miracolo di non cedere alle rivendicazioni e al sentimentalismo, e riesce a narrare la perturbante vicenda del proprio disadattamento preadolescenziale con un'oggettività lucidissima, dalla quale atteggiamenti, ragioni e caratteri dei vari personaggi (il ragazzo e i suoi genitori, l'amichetto, l'insegnante e l'istituzione in genere) risultano perfettamente delineati e comprensibili. L'esito, purtroppo per il piccolo Antoine, risulta l'evidente e totale incomprensione, ma soprattutto l'indifferenza degli adulti verso ciò che il ragazzino possa provare. L'intero film, nonostante la fondamentale tristezza e l'estremo realismo delle vicende e delle ambientazioni, riesce come sempre nelle mani di Truffaut a trasmettere un messaggio di leggerezza vitale. Il titolo è un modo di dire francese che equivale al nostro "fare il diavolo a quattro".

Scene. Restano nella mente il colloquio che Antoine ha con la psicologa del riformatorio, dal quale si capisce che non è realmente figlio di suo padre, e come la madre, senza volere, riesca perfino a minare il valido rapporto con sua nonna. Infine la fuga finale, bellissima, che porta Antoine fino alla riva del mare nel quale entra vestito, finché non avverte la sensazione del bagnato: un famoso esempio di come realismo e metafora possano coniugarsi magicamente nel cinema. [RDL]

12

Ragazze interrotte (*Girl, Interrupted*)
di *James Mangold*
con *Winona Rider, Angelina Jolie, Vanessa Redgrave*
127' USA 1999

Negli anni Settanta, Susanna, una ragazzina timida e inquieta, che nel contesto di una relazione con il suo professore compie un tentativo di suicidio ingerendo un tubetto di Aspirina, viene ricoverata in un ospedale psichiatrico modello. Lei e la maggioranza delle altre ospiti sono etichettate come borderline e i trattamenti prevedono, oltre alla terapia farmacologica (che spesso le ragazze fingono di assumere), sedute di psicoterapia, l'assistenza di amichevoli infermiere e impegni occupazionali. Tuttavia i continui controlli e le restrizioni della libertà sono quelli di ogni istituzione di cura residenziale. Inizialmente Susanna subisce il fascino di Lisa, una ragazza fin troppo esuberante, ribelle e sfrontata, e ne segue gli insegnamenti trasgressivi. Lentamente si rende conto che gli atteggiamenti e l'aggressività di Lisa sono distruttivi anche per le altre pazienti. Nel corso di una fuga con lei, a casa di una ragazza dimessa, quest'ultima, impietosamente messa a confronto da Lisa con i suoi limiti e problemi, si impicca. La presa di coscienza di Susanna e la compliance alle cure, soprattutto alle sedute con un'eccellente psicoterapeuta, la porteranno alla dimissione, mentre per Lisa e le altre i tempi terapeutici restano *indefiniti*.

Critica psicopatologica. Tratto fedelmente dalle memorie di Susanna Kaiser, ricostruisce con accuratezza metodi terapeutici e atmosfere delle strutture residenziali per pazienti giovani, genericamente definiti borderline, allo sguardo di oggi con reazioni depressive (Susanna), problematiche alimentari, edipiche, post-traumatiche o anche palesemente bipolari (Lisa). Sono proprio la descrizione degli ambienti e dei rituali istituzionali, delle loro infrazioni (Susanna ha un agito sessuale con un assistente), l'ottima caratterizzazione delle infermiere e dei terapeuti e delle relazioni che i pazienti instaurano con loro, a prevalere rispetto alla storia e alla caratterizzazione dei personaggi, un po' stereotipata e sentimentalistica. Pur con i suoi limiti pedagogici la struttura ne esce positivamente e i suoi standard, già molto lontani da quelli manicomiali classici, richiamano quelli di strutture private per ricchi e prefigurano quelli odierni delle comunità terapeutiche per pazienti psichiatrici o con disturbi alimentari.

Scene. Il film è didattico e da vedere un po' tutto.
[RDL]

La seconda ombra
di *Silvano Agosti*
con *Remo Girone*
84' Italia 2000

Franco Basaglia, travestito da inserviente, fa il giro dell'Ospedale psichiatrico di Gorizia prima di assumerne la direzione. Vede le condizioni degradate dell'istituzione, la segregazione, le violenze, l'uso indiscriminato dell'elettroshock terapia, le morti bianche. Assunta la direzione si presenta con un discorso dal balcone con il quale restituisce ai *matti* una certa libertà all'interno della struttura. Dà loro voce, acconsente ai loro deliri, inizia un percorso di formazione per il personale volto all'educazione piuttosto che alla repressione della follia. Alla fine coinvolge un vasto gruppo di ricoverati nel gesto simbolico dell'apertura del muro di cinta del-l'ospedale, un'operazione collettiva durata un'intera notte e realizzata grazie al provvidenziale intervento di una ruspa.

Critica psicopatologica. A distanza di venticinque anni da *Matti da slegare*, Agosti ritorna sul tema dell'istituzione manicomiale girando un film accorato e raffinato anche dal punto di vista visivo. Girato nei luoghi originali, è quasi del tutto interpretato, evidentemente e anche esplicitamente, da ex degenti. Incisiva è la ricostruzione delle nefandezze manicomiali, anche se si tratta di un'antologia di tutto il male possibile. Basaglia è interpretato dal somigliantissimo Girone, appare come un buon padre carismatico tollerante e aperto che, per odio contro l'istituzione, non esita a coinvolgere i suoi pazienti come vere truppe armate per compiere il gesto simbolico dell'abbattimento del muro. Neppure un paio di suicidi di pazienti fermano la sua opera rivoluzionaria. Il suo strapotere è tale da far partorire una degente all'aria aperta, in mezzo al gruppo dei matti impegnati con il piccone ad abbattere il muro.

Scene. Film tutto da vedere e da discutere, confrontandolo con l'eccellente reportage televisivo di Sergio Zavoli *Il giardino di Abele* (TV7 del 3 gennaio 1969). In questo documentario compaiono gli stessi luoghi del film all'epoca del processo di deistituzionalizzazione, e vengono intervistati sia Franco Basaglia sia molti malati in merito alle condizioni prima e dopo l'apertura dell'Ospedale psichiatrico. [RDL]

Session 9
di *Brad Anderson*
con *David Caruso, Peter Mullan*
101' USA 2001

Una ditta specializzata nella rimozione dell'amianto ottiene l'appalto per lo smantellamento dell'ex Ospedale psichiatrico di Danvers, ora in stato di abbandono. Uno degli operai racconta come l'ospedale chiuse anche in seguito a uno scandalo che aveva coinvolto una ragazza che, sostenuta dagli psichiatri, denunciò abusi sessuali risultati poi inventati. Lo stesso operaio rinviene i nastri delle registrazioni di un caso di personalità multipla; un altro trova dentro un muro un tesoro di monete e altri oggetti appartenuti ai ricoverati e mentre tenta di portare via il malloppo diviene preda di allucinazioni. Sarà ritrovato confuso, con uno strumento per le lobotomie conficcato in un occhio. Il titolare della ditta, Gordon, ha problematiche familiari e avverte la presenza di uno spirito che dà comandi allucinatori. In un crescendo di presentimenti e intuizioni deliranti svilupperà una psicosi omicida che lo porterà a sterminare la propria famiglia e tutti gli operai che lavorano con lui.

Critica psicopatologica. Il fascino del film è legato alla struttura manicomiale residuale nella quale si svolge, con tutti i suoi resti e ricordi, dalle registrazioni di narcoanalisi alle stanze per la lobotomia, alle camere tappezzate di foto ricordo (progressivamente sostituite dalle foto familiari di Gordon). Gli spazi enormi, fatiscenti, ma con parti ancora inquietantemente conservate, come le cucine, i lunghi corridoi per le celle dei malati più gravi e i sotterranei, rinviano a un passato prossimo che comincia a sapere di antico. Questi aspetti ci ricordano che lo smantellamento degli ospedali psichiatrici e l'abbandono di strutture architettonicamente pregevoli non è un problema solo italiano. Si prova una certa nostalgia per l'epoca in cui gli psichiatri inseguivano la veridicità dei deliri dei ricoverati in sedute registrate. Il caso che l'operaio rivisita attraverso le registrazioni è quello di una personalità multipla da manuale, in realtà oggi rarissima.

Scene. Film da guardare tenendo sempre presenti i dettagli ambientali. Si vedono bene i ferri utilizzati per le lobotomie e viene descritta con esattezza la tecnica impiegata per l'operazione per via orbitaria transfenoidale. Le allucinazioni acustiche e visive sono sempre occasionali e incerte, ma sono nondimeno altamente perturbanti e terrifiche. Bella anche la ricostruzione per accenni e flashback del dramma familiare di Gordon.

[RDL]

Si può fare
di *Giulio Manfredonia*
con *Claudio Bisio, Anita Caprioli, Giuseppe Battiston, Giorgio Colangeli, Bebo Storti, Carlo Giuseppe Gabardini, Andrea Bosca, Michele De Virgilio, Andrea Gattinoni, Giovanni Calcagno, Natasha Macchiniz, Rosa Pianeta, Pietro Ragusa, Franco Pistoni, Daniele Piperno, Franco Ravera, Giulia Steigerwalt, Ariella Raggio, Maria Rosaria Russo*
111' Italia 2008

Nel 1983, Nello dirige una cooperativa sociale i cui soci sono ex degenti manicomiali, la Cooperativa 180. Non sa niente di psichiatria, ma crede nell'affrancamento attraverso il lavoro. In contrasto con lo psichiatra Del Vecchio, che lo mette in guardia dall'attivare processi emancipativi, trasforma i cooperativisti da addetti a lavori assistenziali a soci di un'impresa di posatori di parquet capace di mettersi sul mercato. I benefici sulle abilità sociali e relazionali e sulla nascita di una nuova autoconsapevolezza dei malati sono indubbi, ma l'entusiasmo acritico e la banalizzazione della malattia causano la tragedia e, con questa, la crisi personale di Nello. In seguito, tutto verrà risolto.

Critica psicopatologica. Ispirato alla storia vera di una cooperativa di Pordenone, il film propone – in modo un pò semplicistico – alcune questioni fondamentali. Il messaggio più positivo è "si può fare", vincendo i pessimismi riguardo le potenzialità dei pazienti psichiatrici. Quello negativo è il tono lieve e scanzonato che fa apparire tutto semplice, che cioè basti lo spirito di iniziativa per superare la disabilità. Un po' di utopia è forse utile per far superare lo stigma al grande pubblico, ma di fatto si banalizza ed edulcora la malattia mentale, impedendo un ragionamento più articolato. Per esempio, nel film sembra che, a parte Nello, i cooperativisti siano tutti ex degenti manicomiali; in realtà, già allora la cooperativa era composta sia da ex pazienti sia da operatori della salute mentale, aspetto non secondario ai fini di un ragionamento sull'integrazione necessaria. Invece gli psichiatri, che piaccia o meno, sono rappresentati secondo due tipologie storicamente corrette: beceri professionisti dello psicofarmaco (il dottor Del Vecchio, che pure si riscatta), oppure colpevoli paladini dell'inutilità farmacologica (il dottor Furlan).

Scene. Diverse le scene gustose, dall'entusiasmo iniziale di Nello ("Quello che fa stare bene me, farà stare meglio anche loro"), alle sue significative interazioni con lo psichiatra di vecchia scuola, alle sue discussioni nel gruppo di *matti*, tutti caratterizzati in modo eccellente.

[MB]

Vincere
di *Marco Bellocchio*
con *Filippo Timi, Giovanna Mezzogiorno*
128' Italia/Francia 2009

Ida Dalser iniziò una passione amorosa con il giovane e ardente socialista Benito Mussolini. Da lui ebbe Benito Albino, che Mussolini riconobbe come proprio figlio. Ida stette accanto a Mussolini nelle difficoltà, lo aiutò economicamente, e forse nel 1914 lo sposò in chiesa. Mussolini, che negò sempre di avere sposato Ida, sposò invece Rachele Guidi durante un ricovero per una ferita di guerra. Egli cercò invano di allontanare Ida, mentre lei continuava a proclamare il suo amore e ad affermare di averlo sposato. I documenti del matrimonio non sono mai venuti alla luce, cancellati per sempre o forse mai esistiti, ma il film lascia intendere che Ida li avesse con sé. La polizia politica costringerà Ida a un internamento psichiatrico: ricoverata nel 1926 nei manicomi di Pergine (Trento) e di San Clemente (Venezia), verrà forzosamente separata dal figlio, il quale a sua volta reclamerà i propri diritti di figlio del Duce, fino a essere a sua volta internato. Entrambi, a pochi anni di distanza e lontani l'una dall'altro, moriranno in manicomio (lei per emorragia cerebrale, lui per *marasma,* probabilmente conseguenza di torture) e saranno sepolti in fosse comuni.

Critica psicopatologica. La drammatica vicenda è ricostruita con lo stile espressionista e futurista dell'epoca. La figura di Mussolini risalta per calcolo e aggressività narcisistica sia nell'interpretazione attoriale, sia nei documentari storici del vero Duce. Il personaggio di Ida Dalser è volutamente ambiguo: le sue rivendicazioni, anche se fondate sul dato reale di un figlio riconosciuto dal padre, giungono comunque a raffigurare il comportamento di una stalker. Il giornalista Pieroni, che ha cercato di fare luce sulla verità storica, afferma che nella realtà Ida raccontava anche a passanti sconosciuti, e in termini esaltati, che Mussolini era stato il suo amante e le aveva dato un figlio. Nella rappresentazione filmica l'ideazione di Ida supera il limite dell'inaccessibilità alla critica, con l'incapacità a scendere a compromessi (come suggerito da un giovane psichiatra di San Clemente), fino a un vero sviluppo delirante, quando afferma che Mussolini la stava mettendo alla prova per poi riprenderla con sé. Il valore psicopatologico del film risiede nella riproduzione degli ambienti spersonalizzanti e alienanti dei manicomi di Pergine e San Clemente, e nella rappresentazione di come ancora una volta la psichiatria sia stata complice nel reprimere e cancellare gli individui più deboli.

Scene. Le arrampicate delle recluse sulle inferriate dei manicomi, le internate legate ai letti.

[MB]

Indice delle schede filmiche per capitolo

Disturbi pervasivi dello sviluppo, ritardo mentale e disturbi mentali organici (Capitolo 6)
Paolo Iazzetta

All That Jazz – Lo spettacolo continua (*All That Jazz*), di Bob Fosse 55
A proposito di Henry (*Regarding Henry*), di Mike Nichols 56
A spasso con Daisy (*Driving Miss Daisy*), di Bruce Beresford 56
The Big White, di Mark Mylod 57
L'enigma di Kaspar Hauser (*Jeder für sich und Gott gegen alle*)
    di Werner Herzog 58
Il figlio della sposa (*El hijo de la novia*) di Juan José Campanella 59
Forrest Gump, di Robert Zemeckis 59
Freaks, di Tod Browning 60
Idioti (*Idioterne*), di Lars von Trier 61
Iris – Un amore vero (*Iris*), di Richard Eyre 61
Memento, di Christopher Nolan 62
Nell, di Michael Apted 63
La pazzia di re Giorgio (*The Madness of King George*), di Nicholas Hytner 64
Rain Man – L'uomo della pioggia (*Rain Man*), di Barry Levinson 64
Un silenzio particolare, di Stefano Rulli 65

Psicosi (Capitolo 7)
Riccardo Dalle Luche

Psicosi schizofreniche
Anima persa, di Dino Risi 69
L'australiano (*The Shout*), di Jerzy Skolimowski 70
A Beautiful Mind, di Ron Howard 71
Come in uno specchio (*Såsom i en spegel*), di Ingmar Bergman 72
Diario di una schizofrenica, di Nelo Risi 72
Donnie Darko, di Richard Kelly 73
Fight Club, di David Fincher 74

Images, di Robert Altman 75
Piano, solo, di Riccardo Dilani 75
Psycho, di Alfred Hitchcock 76
Senza pelle, di Alessandro D'Alatri 77
Shine, di Scott Hicks 78
Spider, di David Cronenberg 78
Tetsuo. The Iron Man, di Shinya Tsukamoto 79
Videodrome, di David Cronenberg 80
La voce della luna, di Federico Fellini 81

L'esperienza paranoide
Adele H (*L'histoire d'Adèle H.*), di François Truffaut 81
L'ammutinamento del Caine (The Caine Mutiny), di Edward Dmytryk 82
Carrie, lo sguardo di Satana (*Carrie*), di Brian De Palma 83
Chi è Harry Kellerman e perché parla male di me? (*Who Is Harry Kellerman*
    and Why Is He Saying Those Terribile Things About Me?), di Ulu Grosbard 84
La conversazione (*The Conversation*), di Francis Ford Coppola 84
Il diario di Edith (*Ediths Tagebuch*), di Hans W. Geissendörfer 85
Dolls, di Takeshi Kitano 86
Don Juan De Marco, maestro d'amore (*Don Juan De Marco*),
    di Jeremy Leven 86
Duel, di Steven Spielberg 87
El, di Luis Buñuel 88
Essere John Malkovich (*Being John Malkovich*), di Spike Jonze 88
Femmina folle (*Leave Her to Heaven*), di John M. Stahl 89
Film, di Samuel Beckett 90
L'inferno (*L'enfer*), di Claude Chabrol 91
L'inquilino del terzo piano (*Le locataire*), di Roman Polanski 91
Inseparabili (*Dead Ringers*), di David Cronenberg 92
M'ama non m'ama (*A la folie... pas du tout*), di Laetitia Colombani 93
Le orme, di Luigi Buzzoni 94
Pi greco – Il teorema del delirio (*Pi greco*), di Darren Aronofsky 94
Il processo (*Le procès*), di Orson Welles 95
Repulsione (*Repulsion*), di Roman Polanski 96
La rosa purpurea del Cairo (*The Purple Rose of Cairo*), di Woody Allen 97
Rosemary's Baby, di Roman Polanski 97
Secret Window, di David Koepp 98
Shining (*The Shining*), di Stanley Kubrick 99
Stati di allucinazione (*Altered States*), di Ken Russell 100
Strade perdute (*Lost Highway*), di David Lynch 100
The Truman Show, di Peter Weir 101
Vero come la finzione (*Stranger Than Fiction*), di Marc Forster 102

Disturbi ansioso-fobici e ossessivo-compulsivi (Capitolo 8)
Matteo Balestrieri

Un anno a primavera, di Angelo Longoni 105
The Aviator, di Martin Scorsese 106
Copycat – Omicidi in serie (*Copycat*), di Jon Amiel 106
Il cuoco, il ladro, sua moglie e il suo amante (*The Cook, the Thief, His Wife and Her Lover*), di Peter Greenaway 107
Denti, di Gabriele Salvatores 108
La donna che visse due volte (*Vertigo*), di Alfred Hitchcock 109
Edipo Relitto (*Oedipus Wreck*, episodio di *New York Stories*), di Woody Allen 109
Elling (*Brøde i blodet*), di Petter Naess 110
Il genio della truffa (*Matchstick Men*), di Ridley Scott 111
Io e Annie (*Annie Hall*), di Woody Allen 112
In viaggio con Alberto, di Arthur Joffè 112
Maledetto il giorno che ti ho incontrato, di Carlo Verdone 113
Marnie, di Alfred Hitchcock 114
Ogni cosa è illuminata (*Everything Is Illuminated*), di Liev Schreiber 115
La parola amore esiste, di Mimmo Calopresti 115
Parole, parole, parole (*On connait la chanson*), di Alain Resnais 116
Picnic a Hanging Rock (*Picnic at Hanging Rock*), di Peter Weir 117
Il posto delle fragole (*Smultronstället*), di Ingmar Bergman 118
Qualcosa è cambiato (*As Good As It Gets*), di James L. Brooks 118
Terapia e pallottole (*Analize This*), di Harold Ramis 119
Tutte le manie di Bob (*What About Bob?*), di Frank Oz 120
Gli uccelli (*The Birds*), di Alfred Hitchcock 120
Lo Zoo di Venere (*A Zed & Two Noughts*), di Peter Greenaway 121

Disturbi post-traumatici (Capitolo 9)
Ignazio Senatore

Allucinazione perversa (*Jacob's Ladder*), di Adrian Lyne 124
L'amore molesto, di Mario Martone 125
Dal nostro inviato a Copenaghen, di Alberto Avallone 126
Jacknife – Jack il coltello (*Jacknife*), di David Jones 127
K-Pax, di Iain Softley 127
La leggenda del re pescatore (*The Fisher King*), di Terry Gilliam 128
Notte senza fine (*Pursued*), di Raoul Walsh 129
Omicidio a luci rosse (*Body Double*), di Brian De Palma 130
Santa sangre – Sangue santo (*Santa Sangre*), di Alejandro Jodorowsky 130
La scala a chiocciola (*The Spiral Staircase*), di Robert Siodmak 131
Il segreto del medaglione (*The Locket*), di John Brahm 132
L'uomo senza sonno (*El maquinista*), di Brian Anderson 133

La vita segreta delle parole (*La vida secreta de las palabras*),
di Isabel Coixet 133
La voce del silenzio (*The House of Cards*), di Michael Lessac 134

Disturbi somatoformi e dissociativi (Capitolo 10)
Stefano Caracciolo

Bella di giorno (*Belle de jour*), di Luis Buñuel 139
Confessioni di una mente pericolosa, di George Clooney 139
Doppia personalità (*Raising Cain*), di Brian De Palma 140
Hollywood Ending, di Woody Allen 141
Persona, di Ingmar Bergman 142
Pizzicata, di Edoardo Winspeare 142
Una pura formalità, di Giuseppe Tornatore 143
Stay – Nel labirinto della mente (*Stay*), di Marc Forster 144
Sybil, di Daniel Petrie Jr 145
Le vie del Signore sono finite, di Massimo Troisi 145
Zelig, di Woody Allen 146

Reazioni psicologiche alle malattie (Capitolo 11)
Stefano Caracciolo

Così è la vita (*That's Life*), di Blake Edwards 152
Di chi è la mia vita? (*Whose Life Is It Anyway?*), di John Badham 153
La forza della mente (*Wit*), di Mike Nichols 154
Go Now!, di Michael Winterbottom 155
Mare dentro (*Mar adentro*), di Alejandro Amenábar 155
Un medico, un uomo (*The Doctor*), di Randa Haines 156
La mia vita senza me (*Mi vida sin mi*), di Isabel Coixet 157
Million Dollar Baby, di Clint Eastwood 158
Patch Adams, di Tom Shadyac 159
Lo scafandro e la farfalla (*Le scaphandre et le papillon*), di Julian Schnabel 159

I contesti di cura (Capitolo 12)
Riccardo Dalle Luche

Amorfù, di Emanuela Piovano 163
Bedlam, di Mark Robson 164
Il corridoio della paura (*Shock Corridor*), di Samuel Fuller 164
Family Life, di Ken Loach 165
La fossa dei serpenti (*The Snake Pit*), di Anatole Litvak 166
Frances, di Graeme Clifford 166
Fuga di mezzanotte (*Midnight Express*), di Alan Parker 167
Gothika, di Mathieu Kassovitz 167
Lama tagliente (*Sling Blade*), di Billy Bob Thornton 168

Lilith, la dea dell'amore (*Lilith*), di Robert Rossen 169

Il papà di Giovanna, di Pupi Avati 170

Per le antiche scale, di Mauro Bolognini 171

Prendimi l'anima, di Roberto Faenza 171

Qualcuno volò sul nido del cuculo (*One Flew Over the Cuckoo's Nest*),
   di Miloš Forman 172

I quattrocenti colpi (*Les quatre cents coups*), di François Truffaut 173

Ragazze interrotte (*Girl, Interrupted*), di James Mangold 174

La seconda ombra, di Silvano Agosti 174

Session 9, di Brad Anderson 175

Si può fare, di Giulio Manfredonia 176

Vincere, di Marco Bellocchio 177

Indice alfabetico dei film

	Patologia[1]	Autori[2]
A		
A proposito di Henry (Mike Nichols) 56	ORG	IS
A spasso con Daisy (Bruce Beresford) 56	ORG	PI
Adele H (François Truffaut) 81	PSI	RDL
All That Jazz - Lo spettacolo continua (Bob Fosse) 55	ORG	RDL
Allucinazione perversa (Adrian Lyne) 124	PTS	PI
(L') ammutinamento del Caine (Edward Dmytryk) 82	PSI	MB
(L') amore molesto (Mario Martone) 125	PTS	SC
Amorfù (Emanuela Piovano) 163	CON	RDL
Anima persa (Dino Risi) 69	PSI	RDL
(Un) anno a primavera (Angelo Longoni) 105	ANS	MB
(L') australiano (Jerzy Skolimowski) 70	PSI	PI
(The) Aviator (Martin Scorsese) 106	ANS	MB
B		
(A) Beautiful Mind (Ron Howard) 71	PSI	PI
Bedlam (Mark Robson) 164	CON	RDL
Bella di giorno (Luis Buñuel) 139	DIS	RDL
(The) Big White (Mark Mylod) 57	ORG	IS
C		
Carrie, lo sguardo di Satana (Brian De Palma) 83	PSI	RDL
Chi è Harry Kellerman e perché parla male di me (Ulu Grosbard) 84	PSI	RDL
Come in uno specchio (Ingmar Bergman) 72	PSI	RDL
Confessioni di una mente pericolosa (George Clooney) 139	DIS	RDL
(La) conversazione (Francis Ford Coppola) 68	PSI	RDL
Copycat – Omicidi in serie (Jon Amiel) 106	ANS	MB

---

[1] *ORG*: Disturbi pervasivi dello sviluppo, ritardo mentale e disturbi mentali organici (Capitolo 6); PSI: Psicosi (Capitolo 7); *ANS*: Disturbi ansioso-fobici e ossessivo-compulsivi (Capitolo 8); *PTS*: Disturbi post-traumatici (Capitolo 9); *DIS*: Disturbi somatoformi e dissociativi (Capitolo 10); *REA*: Reazioni psicologiche alle malattie (Capitolo 11); *CON*: I contesti di cura (Capitolo 12)

[2] *MB*: Matteo Balestrieri; *SC*: Stefano Caracciolo; *RDL*: Riccardo Dalle Luche; *PI*: Paolo Iazzetta; *IS*: Ignazio Senatore.

(Il) corridoio della paura (Samuel Fuller) 164   CON   RDL
Così è la vita (Blake Edwards) 137   REA   SC
(Il) cuoco, il ladro, sua moglie e l'amante (Peter Greenaway) 107   ANS   RDL

D
Dal nostro inviato a Copenaghen (Alberto Avallone) 126   PTS   IS
Denti (Gabriele Salvatores) 108   ANS   PI
Di chi è la mia vita? (John Badham) 153   REA   SC
(Il) diario di Edith (Hans W. Geissendörfer) 85   PSI   RDL
Diario di una schizofrenica (Nelo Risi) 72   PSI   RDL
Dolls (Takeshi Kitano) 86   PSI   RDL
Don Juan De Marco, maestro d'amore (Jeremy Leven) 86   PSI   MB
(La) donna che visse due volte (Alfred Hitchcock) 109   ANS   IS
Donnie Darko (Richard Kelly) 73   PSI   RDL
Doppia personalità (Brian De Palma) 140   DIS   IS
Duel (Steven Spielberg) 87   PSI   RDL

E
Edipo Relitto (Woody Allen) 109   ANS   RDL
El (Luis Buñuel) 88   PSI   RDL
Elling (Petter Naess) 110   ANS   SC
(L') enigma di Kaspar Hauser (Werner Herzog) 58   ORG   PI
Essere John Malkovich (Spike Jonze) 88   PSI   RDL

F
Family Life (Ken Loach) 161   CON   RDL
Femmina folle (John M. Stahl) 89   PSI   PI
Fight Club (David Fincher) 74   PSI   RDL, PI
(Il) figlio della sposa (Juan José Campanella) 59   ORG   IS
Film (Samuel Beckett) 90   PSI   RDL
Forrest Gump (Robert Zemeckis) 59   ORG   RDL
(La) forza della mente (Mike Nichols) 154   REA   SC
(La) fossa dei serpenti (Anatole Litvak) 166   CON   RDL
Frances (Graeme Clifford) 166   CON   RDL
Freaks (Tod Browning) 60   ORG   RDL
Fuga di mezzanotte (Alan Parker) 167   CON   RDL

G
(Il) genio della truffa (Ridley Scott) 111   ANS   MB
Go Now! (Michael Winterbottom) 155   REA   SC
Gothika (Mathieu Kassovitz) 167   CON   RDL

H
Hollywood Ending (Woody Allen) 141   DIS   RDL

I
Idioti (Lars von Trier) 61   ORG   RDL
Images (Robert Altman) 75   PSI   RDL
In viaggio con Alberto (Arthur Joffé) 112   ANS   RDL
(L') inferno (Claude Chabrol) 91   PSI   RDL
(L') inquilino del terzo piano (Roman Polanski) 91   PSI   RDL
Inseparabili (David Cronenberg) 92   PSI   RDL
Io e Annie (Woody Allen) 112   ANS   MB
Iris – Un amore vero (Richard Eyre) 61   ORG   PI

J

Jacknife – Jack il coltello (David Jones) 180   PTS   IS

K

K-Pax (Iain Softley) 127   PTS   IS

L

Lama tagliente (Billy Bob Thornton)168   CON   RDL
(La) leggenda del re pescatore (Terry Gilliam) 128   PTS   IS
Lilith, la dea dell'amore (Robert Rossen) 169   CON   RDL

M

M'ama non m'ama (Laetitia Colombani) 93   PSI   RDL
Maledetto il giorno che ti ho incontrato (Carlo Verdone) 113 ANS   RDL
Mare dentro (Alejandro Amenábar) 155   REA   SC
Marnie (Alfred Hitchcock) 114   ANS   PI
(Un) medico, un uomo (Randa Haines) 156   REA   MB
Memento (Christopher Nolan) 62   ORG   PI
(La) mia vita senza me (Isabel Coixet) 157   REA   MB
Million Dollar Baby (Clint Eastwood) 158   REA   SC

N

Nell (Michael Apted) 63   ORG   RDL
Notte senza fine (Raoul Walsh) 129   PTS   IS

O

Ogni cosa è illuminata (Liev Schreiber) 115   ANS   MB
Omicidio a luci rosse (Brian De Palma) 130   PTS   IS
(Le) orme (Luigi Buzzoni) 94   PSI   RDL

P

(Il) papà di Giovanna (Pupi Avati) 170   CON   IS
(La) parola amore esiste (Mimmo Calopresti) 115   ANS   MB
Parole, parole, parole (Alain Resnais) 116   ANS   MB
Patch Adams (Tom Shadyac) 159   REA   MB
(La) pazzia di re Giorgio (Nicholas Hytner) 64   ORG   PI
Per le antiche scale (Mauro Bolognini) 171   CON   RDL
Persona (Ingmar Bergman) 142   DIS   RDL
Pi greco - Il teorema del delirio (Darren Aronofsky) 94   PSI   PI, RDL
Piano, solo (Riccardo Dilani) 75   PSI   RDL
Picnic a Hanging Rock (Peter Weir) 117   ANS   RDL
Pizzicata (Edoardo Winspeare) 142   DIS   MB
(Il) posto delle fragole (Ingmar Bergman) 118   ANS   RDL
Prendimi l'anima (Roberto Faenza) 171   CON   PI
(Il) processo (Orson Welles) 95   PSI   RDL
Psycho (Alfred Hitchcock) 76   PSI   RDL
(Una) pura formalità (Giuseppe Tornatore) 143   DIS   PI, RDL

Q

Qualcosa è cambiato (James L. Brooks) 118   ANS   MB
Qualcuno volò sul nido del cuculo (Miloš Forman) 172   CON   RDL
(I) quattrocento colpi (François Truffaut) 173   CON   RDL

R

Ragazze interrotte (James Mangold) 174	CON	RDL
Rain Man (Barry Levinson) 64	ORG	PI
Repulsione (Roman Polanski) 96	PSI	RDL
(La) rosa purpurea del Cairo (Woody Allen) 97	PSI	RDL
Rosemary's Baby (Roman Polanski) 97	PSI	RDL

S

Santa sangre – Sangue santo (Alejandro Jodorowsky) 130	PTS	IS
(Lo) scafandro e la farfalla (Julian Schnabel) 159	REA	SC
(La) scala a chiocciola (Robert Siodmak) 131	PTS	IS
(La) seconda ombra (Silvano Agosti) 174	CON	RDL
Secret Window (David Koepp) 98	PSI	RDL
(Il) segreto del medaglione (John Brahm) 132	PTS	IS
Senza pelle (Alessandro D'Alatri) 77	PSI	RDL
Session 9 (Brad Anderson) 175	CON	RDL
Shine (Scott Hicks) 78	PSI	RDL
Shining (Stanley Kubrick) 99	PSI	PI
Si può fare (Giulio Manfredonia) 176	CON	MB
(Un) silenzio particolare (Stefano Rulli) 65	ORG	RDL
Spider (David Cronenberg) 78	PSI	RDL
Stati di allucinazione (Ken Russell) 100	PSI	RDL
Stay – Nel labirinto della mente (Marc Forster) 144	DIS	SC
Strade perdute (David Lynch) 100	PSI	RDL, PI
Sybil (Daniel Petrie Jr) 145	DIS	RDL

T

Terapia e pallottole (Harold Ramis) 119	ANS	MB
Tetsuo. The Iron Man (Shinya Tsukamoto) 79	PSI	RDL
(The) Truman Show (Peter Weir) 101	PSI	RDL
Tutte le manie di Bob (Frank Oz) 120	ANS	MB

U

(Gli) uccelli (Alfred Hitchcock) 120	ANS	MB
(L') uomo senza sonno (Brian Anderson) 133	PTS	PI

V

Vero come la finzione (Marc Forster) 102	PSI	MB
Videodrome (David Cronenberg) 86	PSI	RDL
(Le) vie del Signore sono finite (Massimo Troisi) 145	DIS	SC
Vincere (Marco Bellocchio) 177	CON	MB
(La) vita segreta delle parole (Isabel Coixet) 133	PTS	IS
(La) voce del silenzio (Michael Lessac) 134	PTS	IS
(La) voce della luna (Federico Fellini) 81	PSI	RDL

Z

Zelig (Woody Allen) 146	DIS	SC
(Lo) Zoo di Venere (Peter Greenaway) 121	ANS	RDL

Finito di stampare nel mese di dicembre 2009